U0898709

主动医学

人工智能赋能人类健康

段玉聪　樊光辉——著

中国科学技术出版社
·北　京·

图书在版编目（CIP）数据

主动医学：人工智能赋能人类健康 / 段玉聪，樊光辉著. -- 北京：中国科学技术出版社，2025. 8.

ISBN 978-7-5236-1533-1

Ⅰ. R319

中国国家版本馆 CIP 数据核字第 20252RP071 号

策划编辑	王秀艳	**责任编辑**	孙　楠　王秀艳
封面设计	潜龙大有	**版式设计**	愚人码字
责任校对	邓雪梅	**责任印制**	李晓霖

出　　版	中国科学技术出版社
发　　行	中国科学技术出版社有限公司
地　　址	北京市海淀区中关村南大街 16 号
邮　　编	100081
发行电话	010-62173865
传　　真	010-62173081
网　　址	http://www.cspbooks.com.cn

开　　本	710mm × 1000mm　1/16
字　　数	261 千字
印　　张	22.5
版　　次	2025 年 8 月第 1 版
印　　次	2025 年 8 月第 1 次印刷
印　　刷	北京盛通印刷股份有限公司
书　　号	ISBN 978-7-5236-1533-1
定　　价	128.00 元

专家委员会

推荐序

在人类生存繁衍文明的长河中，健康与长寿始终是人类永恒的追求。从巫术与草药到现代医学，每一次医学模式的革新，都给社会进步带来了深远的影响。当我们站在21世纪的医学科技巅峰回望，现代医学虽已攻克无数疑难重症，却不得不面对一个令人深思的悖论：全球慢性病发病率持续攀升，老龄化加剧，医疗资源不均，新发传染病出现……传统先病后治的被动医疗模式已逐渐显现出疲态。作为躬耕内科临床四十余载的医者，我深切感受到医学发展正站在历史性的转折点——这正是《主动医学》与时俱进、应运而生的时代必然。

一、慢性病浪潮倒逼医学范式革命

世界卫生组织的统计报告敲响了警钟：非传染性慢性病造成了全球范围内最高的疾病负担。2019年全球4100万人死于慢性病，占死亡率的74%。4种主要慢性病发病率显著增加，包括心脑血管疾病、癌症、慢性呼吸道疾病和糖尿病。2024年，中国高血压患者超过3亿人，成人糖尿病患者达1.48亿人，恶性肿瘤年新发480余万例。这些数字背后是无数家庭在急诊室彻夜徘徊的脚步，是ICU（Intensive Care Unit，重症加强护理病房）和手术室门前签字时颤抖的手，也是拿到体检报告后面对异常指标时茫然的双眼。

现有医学模式已为人类健康与寿命延长做出重大贡献，但当面对高血压、糖尿病等慢性疾病发病率居高不下时，我们想到了芬兰模式：由30年前心脑血管疾病发病率、死亡率全世界排名第一到近年全球生活质量连续排名第一，这告诉我们，干预生活方式、养成健康良好的生活习惯十分重要。目前的被动治疗的线性思维已显不足。我们应该重新审视生活习惯，对健康的重视应该融入日常生活中的点滴：增加户外运动、接受阳光照射、保持松弛乐观的心态、搭配营养均衡的膳食、保持规律的作息。这些无须过多花费的生活方式，是最佳的健康投资。

二、主动医学：重构健康的底层逻辑

《黄帝内经》“上工治未病”的智慧穿越千年时空，在当代焕发出新的生机。本书提出的“主动医学”理念，不是简单地将健康管理前移，而是构建起全新的认知坐标系——在这里，每个人都是自身健康的“第一责任人”，医生转变为提供技术支持的“健康顾问”，良好的预防医学行为提升为贯穿生命全周期的“健康投资”。采取主动干预手段（如健康监测和生活方式调整），可减少心脑血管疾病、高血压、糖尿病和癌症等严重威胁生命健康的诱因，从而减少以上疾病发生的频率并延缓其发展进程，甚至逆转回到健康状态。

三、致每一位健康觉醒者

本书通过多个生动的案例并结合理论知识娓娓道来，三十余名各领域医学专家倾心撰写和分享国内外关于常见心脑血管疾病的防治、减重（肥）、肺小结节、阳痿、牙科、眼底病、年龄偏轻的心肌梗死、疼痛和人工智能赋能健康等常见健康问题的解决方案，将个体健康与家国命运紧密相连的宏大视野，彰显医学界对“人类卫生健康共同体”的深刻理解和实践智慧。本书既为专业学者、医生、公共卫生工作者、技术研发者和政策制定者提供系统化的理论与探索思路，也适合注重健康、热爱生活的读者。衷心希望读者在翻开这本书时，能够感受到那些在清晨阳光下健步的身影、在厨房精心搭配营养餐的巧手、在冥想中与身体对话的心灵，共同谱写人类健康史的新篇章。期待本书能成为健康追求者觉醒的火种，让中华大地涌现更多生命奇迹。这既是对先祖“治未病”智慧的现代传承，更是中华民族为人类健康贡献的文明方案。

中华医学会内科学分会主任委员

黄慈波

2025 年 4 月于深圳

前言

纵观人类发展史，每一次医学模式的革新，都给社会走向与文明形态带来了深远的影响。由上古时期的巫术与草药，到近代生物医学，再到当代纳入心理、社会及环境维度的综合诊疗医学在各个历史阶段都留下了鲜明的时代印记。然而，随着全球化进程不断加速、科技发展突飞猛进，当今社会也在公共卫生与医疗层面面临着前所未有的挑战：慢性疾病大范围流行，老龄化群体规模快速增长，医疗资源分配严重不均，新发传染病周期性出现，环境污染威胁愈演愈烈，以及人工智能与大数据给传统医疗体系发展和变革带来前所未有的机会。种种挑战交织之下，传统“被动医疗”，即“病后救治”的主导模式，逐渐暴露了其局限和不足。

在此背景下，不少从业与研究者提出了“主动健康”的概念，倡导个体与社会在疾病出现前就采取日常保健、运动与饮食管理、健康体检与心理调适等预防性举措，以减轻医院和个人医疗负担，这一理念推动了健身房、保健品、电商平台、可穿戴设备和健康App等市场的蓬勃发展。然而，“主动健康”仍停留在个人行为与商业市场层面，缺乏系统性的理论基础与体制保障，未能从医院组织架构、医疗政策及公共卫生资源配置等方面改变传统的“被动医疗”模式。在主动医疗的过程中，我们深刻体会到，不应等到疾病发展到晚期、治疗机会几乎丧失时才重视身心健康，而应在日常生活中就要注重：饮用清洁的水源、呼吸新鲜空气、多做户外运动、充分享受阳光、保持积极乐观的心态、均衡健康的饮食、充足的睡眠、整洁卫生且舒适的环境，以及保持善良和微笑。这些看似简单不需要昂贵费用且人人可以享有的生活方式，对于我们的健康至关重要。合理利用这些无须花费的“奢侈品”，远比在病重时再求医更为有效。例如，从城市到农村，广场舞成为许多人生活的一部分，人们的生活质量不断提高，平均寿命也得到了延长，这充分体现了主动医疗的价值和作用。

主动医学借鉴了中医“治未病”的理念，强调未病先防，并将常见疾病的防治关卡前移。采取主动干预手段，可以减少疾病发生的频率并延缓其发展。由此，主动医学的实践框架逐渐清晰：从个体干预的前移与社区公共卫生的联动，到可穿戴设备和人工智能（Artificial Intelligence，AI）算法赋能的人机协作，再到结合社会和环保政策的生态健康管理。

实现主动医学并非易事，须打破传统医学教育、医院绩效、医保模式和医患关系的惯性，依赖企业、政府、社区和个人的共同努力，并在国际层面达成数据与伦理共识。在此过程中，AI 在医疗中的应用发挥着关键作用，能够达到加强疾病预防、早期预测和个性化干预的效果。这不仅有助于改善健康状况、提高生活质量和延长寿命，还为实现主动医学目标提供技术支持，推动医学模式向更加注重预防和个性化的方向转变。

本书正是基于这样的初心与逻辑而撰写，全书围绕以下内容展开：① 分析被动医疗在慢性病与公共卫生中的局限；②探讨主动健康在市场化与社区实践中的短板；③阐述主动医学的哲学基础；④剖析健康理念的多维度衡量；⑤探讨 AI 和大数据在人机协同与公共卫生中的应用；⑥讨论主动医学如何延伸至经济、城市规划与国际合作；⑦展望未来学科建设与全球协同路径，让“健康”理念变为现实。

本书既为专业学者、医生、公共卫生工作者、技术研发者和政策制定者提供系统化的理论与实践思路，也适合对未来医疗感兴趣的读者。衷心期望读者在翻开本书时，不仅能获得对现实医疗困境的解答，还能从古今哲学与尖端科技的碰撞中激发思维火花，为个人健康与社会责任带来全新灵感。

目录

1

第一部分

医学模式的演进与反思

第一章 现代医学模式的演化

第二章 被动医疗模式的概念与现状

2

第二部分

主动健康的兴起及局限

第三章 主动健康的实践

第四章
主动健康与被动医疗的关系

第五章
主动健康的局限与瓶颈

3
第三部分
整体健康与主动医学

第六章
健康状态的整体定义

4

第四部分

从个体到群体的拓展——人机碳硅协同演化

第七章 主动医学的理论支撑

第八章 超越个体的医学视角

第九章 人机协同：碳基与硅基的融合

第十章 未来愿景：生态与文明的协同演化

第一部分

医学模式的演进与反思

PART 1

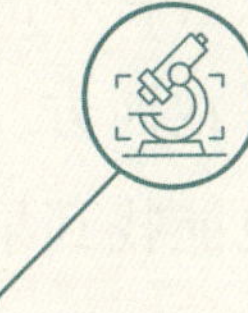

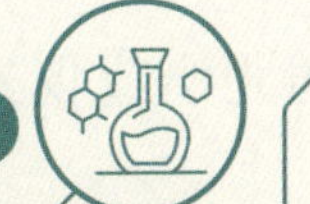

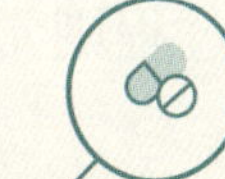

第一章

CHAPTER 1

现代医学模式的演化

一、医学模式的历史沿革

（一）从古代经验医学到近代科学医学

1. 早期文明与经验医学的萌芽

人类对疾病和健康的关注，可以追溯到史前时期。当我们回顾古代文明的遗迹和文字记载时，会发现早在数千年前，人们就已经意识到疾病对个体和群体生存的重要影响。原始社会的技术虽然落后，但先民凭借积累的生活经验，对某些简单的外伤治疗、毒草与药草的区分等已经有了初步的尝试。例如，在中国远古神话中，神农尝百草的故事就体现了先人为辨别草药功效而进行的大胆尝试；在西方，如古埃及、巴比伦留下的金字塔壁画或泥板文字中，也能找到早期处理创伤、外伤及利用植物药进行简单治疗的痕迹。

这些早期医学活动主要依托经验和传统，缺乏系统的理论模型。在部落或村落中，人们一般把疾病和治疗与宗教祭祀或巫术相结合：认为疾病可能是“神灵”或“鬼怪”带来的惩罚，治疗过程则常常伴随咒语或仪式。虽然这类方法在现代科学看来未必具有理论依据，但在当时确实起到了调节社会心理、凝聚群体力量的作用，某些药物或方法也可能因偶然的经验而有效。

随着农业和定居文明的兴起，人们对疾病的认识开始慢慢系统化：

农业定居带来的流行疾病：人口相对集中，易传播传染病，如天花、麻疹和霍乱等。

社会分工出现专门“医者”：部落首领或长老中出现专职“巫医”或“祭司”，将天文、历法、祭祀与简单医疗行为结合起来。

药物利用渐趋经验化：对常见植物、矿物甚至动物身体某些部位的使用日渐积累，某些部落慢慢筛选出了颇具疗效的药材，也形成了早期“方剂”与诊断经验（如望、闻、问、切的雏形）。

这个阶段的医学虽然带有强烈的神秘色彩，但奠定了人类医疗实践的初步基础。通过无数次试错，先民掌握了处理外伤、接骨、驱虫和止血等技能，而具备这些技能的人往往在群体中享有崇高地位，对后世医学发展的影响深远。

2. 古典文明中的医学理论雏形

随着文明的成熟与文字的发达，医学经验开始系统化，出现了诸多经典医术或医学理论。

古埃及与巴比伦医学：出土的木乃伊与泥板文献中记载了许多外伤处理、头痛止痛、肠胃不适等基础治疗方法。古埃及人注重对心脏地位的认识，在他们的宗教仪式与防腐技术中，都能看到对人体结构和疾病处理的经验性总结。

古希腊医学：希波克拉底被后世尊为“西方医学之父”，他提出了“四体液说”（血液、黏液、黄胆汁和黑胆汁）的理论，强调疾病来自体液失衡，认为人体应与自然界相协调。这是一种从自然现象角度阐释疾病的早期尝试，与此前的神鬼之说截然不同。

古印度医学：如《阿育吠陀》强调人体三大能量（风、胆、黏）的平衡，与古希腊的体液说有异曲同工之妙；同时注重瑜伽、冥想在身心健康中的重要作用，为后世提供了综合治疗与预防理念的雏形。

中国医学：在黄河流域和长江流域的文明兴起后，《黄帝内经》《伤寒杂病论》《神农本草经》等典籍相继出现。中医从阴阳五行、经络气血的角度诠释生命机理，提出“天人合一”与“治未病”的预防思想，兼具自然哲学与临床实践特色。

虽然这些古典文明的医学理论较现代科学标准有不少局限，但它们的共同点在于：试图用系统化思考来解释疾病起因与治疗原则，并与社会文化或宗教观紧密结合。这为后来的医学模式演变奠定了思想与经验的基础。

3. 从中世纪到文艺复兴：多元冲击与医学发展

中世纪的西方医学在教会主导下，神学对医学研究造成了严格的制约，导致医学停滞甚至倒退，但阿拉伯世界在翻译和保留古希腊和罗马经典医学著作的过程中，为西方医学再度兴起打下根基。与此同时，中国唐宋时期依然保持对医学的推陈出新，宋代政府建立“太医局”并编修大量医学书籍，推动针灸、方剂的传播。

文艺复兴时期，欧洲社会思想逐渐打破宗教神学的桎梏，人文主义和理性主义兴起，人们对解剖学、外科学等开始进行大胆实践与研究，达·芬奇和维萨里等的人体解剖研究，让人们对人类身体结构的认识出现巨大飞跃。火药与航海技术的发展带来了频繁的国际接触，也促使各地之间医学交流进一步加深。

总体而言，这段时期医学依旧以“经验”和“半经验–半理论”结合为主，但伴随自然科学的萌芽，人们开始渴望用更理性的方式解释疾病。尽管在防治传染病等方面仍力不从心，但现代医学模式所需的思维框架正逐步形成。

（二）近代科学医学的确立

1. 解剖学与生理学的突破

进入 17 世纪后，随着显微镜和实验技术的逐渐改进，解剖学和生理学得到空前发展。威廉·哈维（William Harvey）的血液循环理论（1628 年）证明了心脏如何驱动血液循环于全身，揭开了人体运作的神秘面纱；马尔皮基（Malpighi）与列文虎克（Leeuwenhoek）利用显微镜观察到了毛细血管和细菌等微观结构，为细胞—组织—器官—系统的多层次认知夯实了基础。

这段时期的医学研究，开始以实证实验为核心，打破了前现代医学中“体液平衡”或“阴阳五行”式的纯理论思考。虽然仍存在局部争议，但整体而言，医生与科学家们愈发相信人体疾病可从解剖学和生理学角度进行客观而系统的分析。

2. 细菌学与免疫学的兴起

19 世纪后半叶至 20 世纪初，细菌学与免疫学的进步改写了传染病防治的历史。巴斯德（Pasteur）和柯霍（Robert Koch）等通过实验，证实了微生物在引发疾病方面的关键作用，并利用“巴氏消毒法”“抗菌疫苗”等为后世奠基。

巴斯德：阐明了微生物在发酵和疾病中的作用，提出了免疫预防的思路。

柯霍：创立了柯霍法则，为辨识致病菌与疾病因果关系提供了严谨的实验标准。

疫苗与抗生素：如卡介苗（Bacillus Calmette-Guérin，BCG）对结核的预防和青霉素对细菌感染的“奇效”等，极大降低了传染病死亡率。在公共卫生层面，卫生工程（下水道建设、城市饮水净化等）与大规模疫苗接种使人类摆脱了许多流行疾病的噩梦。

这标志着近代科学医学的确立：以实验与实证为依托，用微观生物学解释疾病成因，并在药理和公共卫生等层面展开大规模干预。医学的客观性与科学性迅速攀升，也使医学在现代社会获得前所未有的权威。

3. 化学和物理学在医学中的应用

19 世纪到 20 世纪初，化学和物理学研究同样渗透到医学领域：

药物化学：基于化学合成与分子结构认识的深度拓展，出现了越来越多的化学药物，如麻醉剂、镇痛药、抗生素、磺胺类药物等。

影像学：伦琴（X 射线的发现）、计算机断层扫描（computed tomography，CT）与磁共振成像（magnetic resonance imaging，MRI）的逐步问世，显著提升了临床诊断的精确度。

外科学：消毒、麻醉和精密器械的发明让外科操作变得安全且复杂度提升，如大规模普及阑尾炎手术、剖宫产、心脏手术乃至器官移植等。

因此，近代科学医学在显微层面揭示疾病机理，在宏观层面构建系统诊疗方案，在外科与药物学中不断展现出前所未有的实效，并成为主导性的医学思维模式。

（三）当代生物—心理—社会医学模式的演变

1. 对“生物医学中心论”的反思

尽管当代医学在病原微生物、药物、手术和影像学方面取得突出成就，但自20世纪下半叶以来，人们发现传统的“生物医学中心论”过于注重生理机理，对心理、社会与环境因素关注有限。

精神科领域：患者的社会适应与家庭关系常与病情密切相关，若只用药物或躯体治疗难以取得满意疗效。

慢性病与生活方式病：糖尿病、高血压和心血管疾病等，单靠药物控制往往无力扭转其发生率攀升的趋势，背后蕴含饮食习惯、城市规划、心理压力等多重因素。

20世纪70年代，心理学家兼内科医师乔治·L. 恩格尔（George L. Engel）提出了生物—心理—社会医学模式（Biopsychosocial Model）。他指出，人的健康和疾病是身体、心理与社会多重因素交织的结果，不宜只用生物学指标解释。例如，一个患有慢性疼痛的人，可能在压力、焦虑和家庭冲突等方面同样陷入困境，若不综合考量，就难以真正改善其长期健康。

2. 公共医疗卫生与预防医学的崛起

第二次世界大战后，各国政府开始重视大规模公共医疗卫生项目，如疫苗接种、初级保健网络建设和传染病监测等。这些举措在消除或控制天花、脊髓灰质炎和白喉等疾病方面成效卓著，促使医学从以“临床个体治疗”为核心逐渐拓展到“人群健康管理”。

（1）20世纪70年代末，世界卫生组织在《阿拉木图宣言》中倡导“初级卫生保健”，强调社区与基层医疗服务对整体健康水平的重要性。

（2）慢性病患者激增后，“健康促进”概念兴起，如加拿大的《渥太华宪章》强调全民参与、社会支持和多部门协同等，对此后慢性病防治和健康教育带来深远影响。

在这种综合防治思潮中，生物—心理—社会医学模式被更多临床工作者和公共卫生专业人士接受，以实现对疾病的多层面干预，包括社会行为改变、心理疏导和社区支持网络建设等。

3. 信息时代与全球视野

进入21世纪，信息技术、基因组学和人工智能等新科技对医学模式冲击更大。微观层面的基因测序、分子诊断与宏观层面的全球疾病监测和大数据健康管理形成双向驱动。

（1）“精准医学”或“个性化医学”逐渐兴起，通过基因和组学数据来设计针对个人的药物及治疗方案。

（2）社交媒体与互联网让健康知识传播更加快速，但也滋生大量过度医疗消费或伪科学信息。

（3）AI算法在影像诊断、疾病预测中发挥显著作用，但也引发对伦理与数据隐私的担忧。

（4）同时，疫情频发（如甲型流感、埃博拉和新冠病毒感染）表明全球公共卫生联防联控的重要性。医学模式因而更强调跨国合作、多学科融合与提前干预。

当代医学模式已不再只是“生物学指标＋临床治疗”，而是逐步演变成“生物—心理—社会—技术—生态”的多元融合。但系统间依旧存在“被动医疗”惯性思维，尤其是对高层次“健康/非健康”概念的缺乏，常使医疗资源浪费或错配。此外，慢性病与新发传染病的叠加威胁也倒逼我们寻找新的模式，这为后续“主动健康”“主动医学”的出现埋下了伏笔。

二、当今医疗的突出矛盾

（一）慢性病高发与人口老龄化

1. 慢性病成为主要死因

世界卫生组织统计显示，心脑血管疾病、癌症、糖尿病和慢性呼吸道疾病等慢性非传染性疾病占全球死亡人数的70%以上。这些疾病背后往往与生活方式、环境污染、心理压力及社会经济地位等有复杂联系，传统生物医学单一“对症治疗”难以从根本上抑制发病率上升。

2. 老龄化社会的医养难题

发达国家和越来越多的发展中国家都面临人口老龄化：65岁以上人群比例迅速扩大。老年人常伴随多重慢性病，需长期护理与康复，既对医疗成本形成巨大压力，也给传统“急症—修复”型医疗服务带来挑战，急需从预防、社区康复和长期照护层面综合应对。

（二）医疗资源错配与社会不平等

1. 过度医疗与欠医疗并存

发达城市或私立医院里，检查昂贵、过度用药和重复治疗现象仍然普遍，浪费医疗资源并抬高整体费用。偏远农村和落后地区则连基本医疗设备和专业医生都不足，待疾病拖到晚期才就医，导致患者治疗效果差且成本更高，形成社会经济的恶性循环。

2. 医保与药价的双重压力

高昂的医疗费用与昂贵药品价格压迫医保系统，特别是当创新药物或高端器械引入市场后，更是削弱全民医疗保障的可持续性。对“看病贵、看病难”的怨声在许多国家和地区长期存在，这背后既有体制原因，也与医学定位于“事后修复”而非“事前预防”有关。

（三）新发传染病频发与 AI 医疗的崛起

1. 全球化与传染病新威胁

人口流动加速、动物与人类关系更紧密以及气候变化等因素使各类新发或再发传染病频现。新冠病毒感染、甲型流感和埃博拉等疫情事件提醒我们：疫情暴发后才快速投入资源的做法被动且代价高昂，需要常态化监测与预防体系。

2. AI 医疗与信息技术冲击

AI 在医学影像、诊断辅助、手术机器人和健康管理 App 等方面发展迅猛，给临床决策与医疗流程带来革命性变化。但也引发诸多伦理与法律问题，如 AI 诊断失误、数据隐私泄露和算法歧视等。倘若只追求技术指标而忽视宏观健康理念，可能造成更严重的资源浪费或道德风险。

（四）背后的深层问题

上述种种矛盾表面上是技术、经济或政策难题，但更深层次在于：

（1）医学依旧绕不过“以疾病为中心”的运行逻辑。

（2）缺少将个体、社会与生态系统统筹起来的“健康 / 非健康”基准。

（3）当医学在应对急性病时表现卓越，但遇到慢性、复杂、全局性健康问题（如肥胖流行、老年失能和精神心理疾患大规模滋生等），单纯的临床对策往往力不从心。这为“主动健康”“主动医学”等理念的孕育与登场埋下必然需求。

三、“主动健康”与“主动医学”的出现

（一）“主动健康”的初步实践

面对上述难题，许多学者与业者从“预防、保健和健康管理”的角度进行外围改良尝试，形成了“主动健康”理念。

个体层面：倡导经常体检、运动健身、合理膳食和减压训练等，以降低发病率。

社区与企业层面：鼓励单位或政府投放健康教育、健身设施和健康 App 等资源，提升大众健康素养与自主管理意识。

市场与商业：保健品、营养补剂和穿戴设备等行业迅速扩张，让人们能在日常就进行健康监测与干预，不再“有病才就医”。

但“主动健康”因缺乏宏观哲学与伦理支撑，多以个人或商业行为为主，难以突破当前医疗体制并深度改变社会对“健康”的定义。尽管它向“主动式保健”方向迈出一大步，却没有高屋建瓴的“健康”理论框架来支撑。

（二）“主动医学”理念的诞生

1.“主动医学”的提出

笔者等学者认为，当代医学若想彻底摆脱“病后救治”逻辑，就需要一种更高维度、更整体性的健康基准。“主动医学”主张从哲学与人文高度为“健康”赋予更系统的定义，将人与宇宙、人与自然、人与社会的多层关系一并纳入“健康”追求之中。

2. 主动医学与被动医疗、主动健康的根本区别

主动医学：提出“整体健康”的终极目标，从个体到社会再到人机协同与生态文明，全面实现预防、干预、修复的前移与升级，把医学从“修修补补”带到“整体塑造”的新境界。

被动医疗：聚焦于病症—治疗，缺乏对健康与生态的宏观视角。

主动健康：注重个人生活方式管理，但局限于外围补充，尚难改变医疗主流结构。

（三）本书的核心命题与线索

综合以上脉络，本书将探讨以下关键命题：

被动医疗模式的成就与局限：为什么在面对急性病时卓有成效，却在解决慢性、群体与生态维度问题时收效甚微？

主动健康的努力与不足：如何看待自我监测、生活方式干预在当代社会的崛起？为什么它仍无法撼动医疗体制的根本结构？

主动医学的哲学根基：为何要从“道—德—仁—义—礼”和斯宾诺莎“自然”理念出发？怎样将个人与宇宙的关系纳入健康讨论？

健康的高格局目标：如何打破单纯的生物医学指标，构建对

个体、社会、生态都具有前置意义的“健康”概念？

从个体到群体的未来演化：在AI、大数据、机器人乃至人机协同时代，如何践行主动医学理念，实现人—机—自然的三元共生？

本章小结

本章通过梳理从古代经验医学到近代科学医学，再到当代生物—心理—社会医学的演变史，指出了当下医疗体系所面临的几大关键矛盾。被动医疗曾创造令人瞩目的成就，却在慢性病与生态危机及医患矛盾等方面收效甚微。主动健康作为外围改良方式虽有进步，但也局限于个体或市场层面，尚未形成对“健康”高维度基准的系统构建。

本章附录

附录 A　模拟案例与思考题

A. 1　情境背景

（1）神农氏作为上古时期“尝百草”的先贤，代表远古经验医学。

（2）一位现代实验科学家（可设定为巴斯德式人物，或另一位专注于细菌学、免疫学的研究者），代表近代科学的医学模式。

（3）双方在一次“跨时空”对话中，各自介绍本时代所处的医学环境、面临的主要疾病挑战，以及应对疾病的典型方法。

A. 2　对话大纲示例

1）神农氏的视角

- 靠观察自然现象、亲自尝试不同的草药来辨别其毒性与疗效。
- 治疗常与巫术和祭祀相结合，以凝聚部落人心。
- 主要问题：外伤处理、驱虫和容易感染（在当时可能无明确的“感染”概念）。

2）现代科学家的视角

- 通过显微镜和实验来确认病原微生物的存在。
- 采用接种疫苗、使用抗生素、无菌操作等手段。
- 主要问题：如何解决细菌耐药、病毒变异和新发传染病等更复杂的问题。

3）共同探讨

- 经验医学与实证科学各自的优势与局限。
- 为什么古代会依赖经验和祭祀？现代医学又如何走到“病原微生物”这一微观层次？

A. 3　思考题

（1）当工具和知识储备极度匮乏时，古人依靠经验和部落祭祀能解决哪些问题？又无法应对哪些问题？

（2）现代科学让我们对疾病有了更深入的认识，但在面对全球化疫情、多因素慢性病等问题时，是否也有收效甚微之处？

（3）如果把这两种医学思维放到当下的视角，有什么可以相互借鉴或各自反思的？

附录 B　补充资料与总结表格

表 B.1　世界主要古代医学文明与典型代表（扩展版）

文明、地域	典型文献或代表人物	核心医学思想、特点	对后世影响
古埃及、巴比伦	《埃伯斯纸草文献》、泥板文献	- 常见外科操作、防腐术（木乃伊） - 医学与宗教仪式紧密结合 - 早期对心脏器官的重视	外伤处理、防腐技术传至地中海地区，影响后续希腊罗马医学
古希腊	希波克拉底	-“四体液说”（血液、黏液、黄胆汁和黑胆汁） - 强调自然与人体平衡 - 注重道德与临床经验记录	开创西方理性医学的先河，“希波克拉底誓言”奠定了医生职业伦理

续表

文明、地域	典型文献或代表人物	核心医学思想、特点	对后世影响
古印度	《阿育吠陀》	- 三大能量（风、胆、黏）平衡 - 兼顾饮食、草药、瑜伽和冥想等综合干预 - 重视身心互动与预防	影响南亚地区传统医疗，预防与调养理念在全球现代整合医学中也受到重视
中国	《黄帝内经》《伤寒杂病论》《神农本草经》等	- 阴阳五行，经络气血 - “治未病”，预防思想突出 - 注重整体观，强调“天人合一”	与西方解剖学、生理学并行发展，形成完整的中医理论体系，至今仍具影响力
阿拉伯世界	翻译并保留了希腊、罗马经典著作，著名学者，如拉齐（Rhazes）、艾维森纳（Avicenna）	- 系统整理希波克拉底、盖伦等经典著作 - 注重临床诊断与药理学研究 - 在数学与天文学成果的基础上拓展解剖学	为欧洲中世纪后期医学复兴奠定理论基础

使用建议：读者可根据表格选择一个文明或人物，查阅更多原典或相关史料，进行小专题汇报。对比观察不同文明对“身体—疾病—治疗”的理解，有助于认识古代医学的多样化与共性（如都强调“平衡”）。

表 B.2　近代医学演进里程碑（更详尽时间轴）

时期	关键事件、人物	重要意义
17 世纪	- 威廉·哈维提出血液循环（1628 年） - 借助解剖学兴起	颠覆古希腊“气血平衡”观念，奠定现代生理学基础

续表

时期	关键事件、人物	重要意义
18 世纪	- 显微镜改进（列文虎克等） - 病理学萌芽	观察到微生物与组织细胞，为后续细菌学发展铺路
19 世纪中后期	- 巴斯德、柯霍开创病原微生物学 - 麻醉、消毒手段推广	传染病因果关系确立，大幅降低手术死亡率
20 世纪初	- 疫苗普及（卡介苗、白喉疫苗等） - 抗生素发现（1928 年青霉素）	有效控制多种感染性疾病，现代公共卫生与药理学迅猛发展
20 世纪中后期	- 生物—心理—社会医学模式提出 - 分子生物学与免疫学扩张	强调疾病的多因素交织，慢性病与精神心理干预的重要性
21 世纪	- 基因组学、精准医学 - AI、大数据、全球公共卫生互联	从宏观到微观的多维度突破；同时需要跨学科、跨国界协同

表 B.3　当代医学模式的多元维度（释义增补）

维度	主要内容	典型应用或课题
生物学维度	- 聚焦器官系统、病原微生物、遗传基因等 - 强调实证科学与临床试验	外科手术、疫苗研发、精准医学（基因检测和分子诊断）
心理学维度	- 关注患者的心理状态、情感与认知 - 研究精神心理疾病的成因和干预方法	抑郁、焦虑、创伤后应激障碍（Post-traumatic stress disorder，PTSD）的治疗；综合身心医学
社会学维度	- 社会、家庭、文化和经济地位等对健康的影响 - 公共卫生政策与社区干预	健康教育、社区支持网络建设、社会资本与健康关系研究

续表

维度	主要内容	典型应用或课题
技术与信息维度	- 强调 AI、远程医疗、大数据监测和可穿戴设备等创新手段 - 帮助实现个体化健康管理与宏观卫生决策	医疗影像 AI 诊断、智慧医院、远程监护平台、医疗数据可视化分析
生态、环境维度	- 关注环境污染、气候变化、生物多样性与人类健康的关系 - 强调可持续发展与生态保护	生态流行病学、自然灾害与疫情传播研究，环境健康风险评估

附录 C　西地兰的故事：从洋地黄到心脏守护者的百年历程

C. 1　植物启示录：洋地黄的民间智慧（18 世纪）

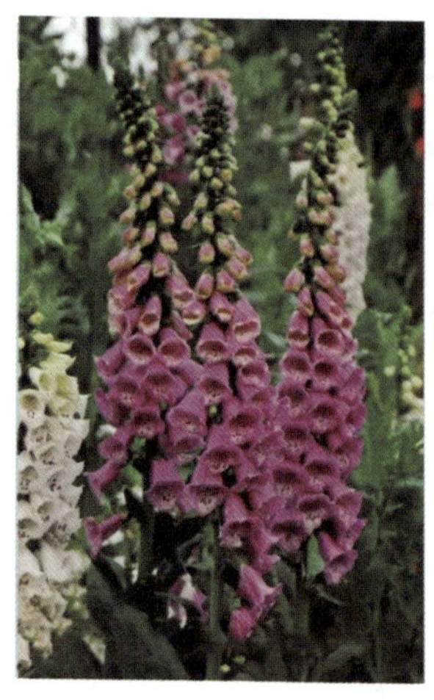
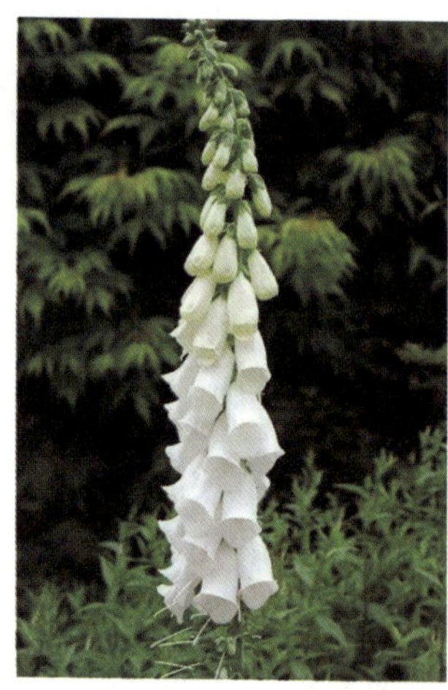
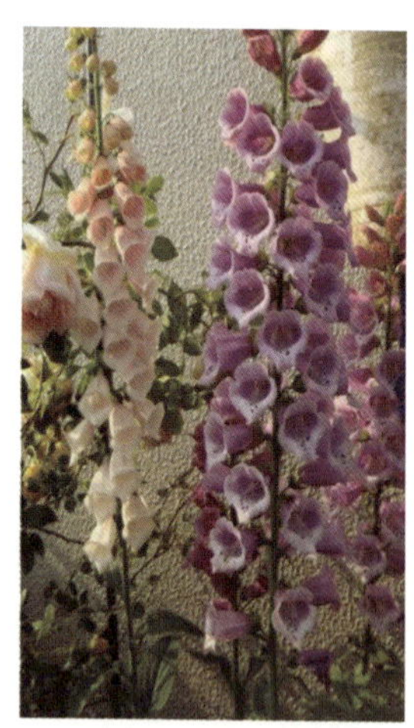

洋地黄为二年生或多年生草本植物。常用于花境、花坛及岩石园中，还可作自然式花卉布置。

1）命运般的相遇

1775 年，英国医生威廉·维瑟林（William Withering）偶然发现一位农妇用紫花洋地黄煎剂治疗水肿，效果奇佳。他敏锐地意识到这种植物可以用来治疗各种原因引起的严重心力衰竭，并将这种植物取名为“心脏草”，此后，历代医学专家开始对这种药物进行系统性的药理研究。

维瑟林通过解剖患者尸体发现，洋地黄能显著增强心脏收缩力，但过量会引起“黄视”、恶心和呕吐，甚至危及生命，这种不良反应，医学上称为洋地黄中毒。他耗时 10 年进行试验，最终在 1785 年发表了《洋地黄及其医学用途》，奠定了洋地黄的“正性肌力、负性频率、负性传导”是治疗和抢救各种原因导致的严重心力衰竭最重要的作用机理。

2）从“巫术”到科学

洋地黄最初被民间视为“巫草”，维瑟林通过定量实验首次明确其安全剂量范围，将其转化为可被现代医学认可的规范药物，并确定了静脉注射西地兰、口服地高辛的规格和剂量。洋地黄从最初被命名为“心脏草”，历经两百余年，人们研究清楚了它的分子结构、作用机理、使用剂量、毒副反应防治，洋地黄成为心血管内外科、重症医学科、急诊科不可缺少的重要药物。

C. 2　化学的胜利：强心苷的分离与优化（19—20 世纪）

洋地黄别名“心脏草”，为重要的强心药，可使心肌兴奋、增强心肌的收缩力，改善血液循环，或直接抑制心内传导系统，使心率减慢，主治慢性充血性心力衰竭，对心脏性肺水肿、腹水、上下肢浮肿有显著利尿消肿作用。但使用过量，将引起洋地黄中毒，危及生命。

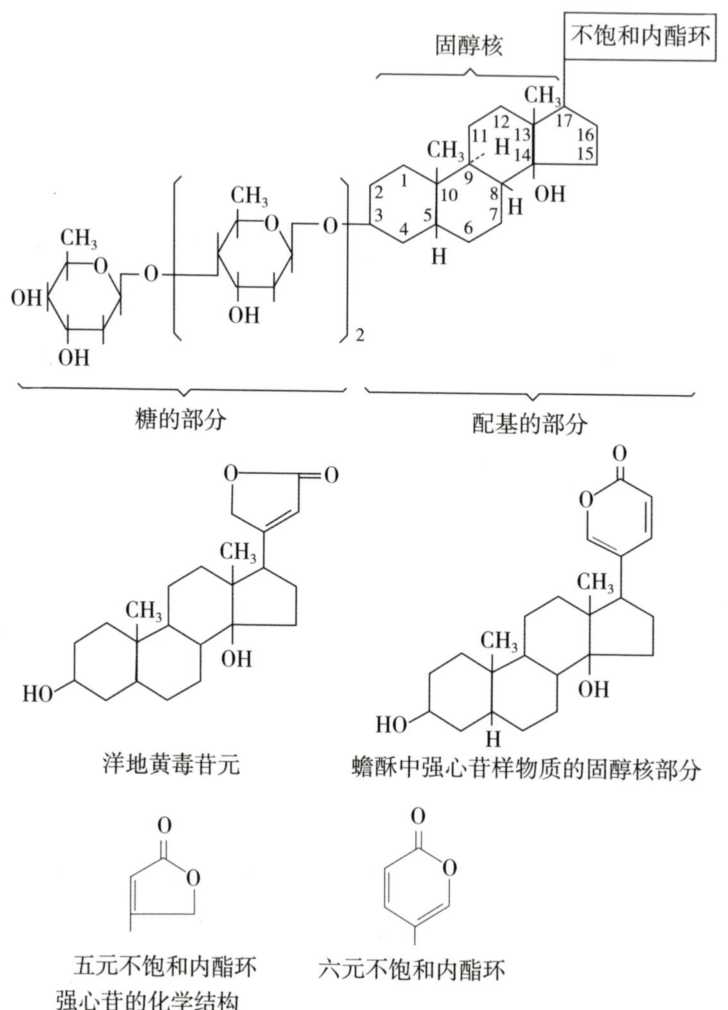

强心苷的化学结构

1）德国实验室的突破

1874 年，德国药理学家奥斯瓦尔德·施密德伯格（Oswald Schmiedeberg）成功分离出首个洋地黄强心苷——洋地黄毒苷，开启强心苷化学研究的黄金时代。

20 世纪初，德国科学家从毛花洋地黄中提取出毛花苷丙，其去乙酰化产物正是西地兰。

2）西地兰的诞生

科学家通过结构修饰去除毛花苷丙的乙酰基，使其变成去乙酰毛花苷（西地兰），显著降低其毒性和蓄积性，同时保留强心作用。西地兰因其“静脉注射 10—30 分钟起效”的特性，迅速成为抢救急性心力衰竭的“黄金药物”。

C. 3 战场与病床：西地兰的医学传奇

1）第二次世界大战中的生命线

在第二次世界大战期间，西地兰被广泛用于战地医院。其快速强心作用拯救了大量失血性休克导致心力衰竭的士兵，甚至被写入军医手册作为标准急救。

2）“心脏草”演变成“救命草”的启示

作家毕淑敏在小说《最后一支西地兰》中，以药剂师抢救危重患者为线索，隐喻医者对生命的执着：“最后一支西地兰，是绝望中的希望，也是医学科学家在大自然中探索有效救治濒临死亡的患者最鲜活的例子！”李时珍的《本草纲目》记载了 1893 种药物的作用和分类，对中华民族的生存繁衍做出巨大的贡献。中医中药是一个伟大的宝库，我们应当努力挖掘，加以提高，进一步造福中国及全世界人民。

C. 4 现代重生：从心脏到抗癌的跨界探索（21 世纪）

1）抗癌新星

2024 年的研究显示，西地兰可通过抑制钠钾泵（Na^+/K^+-ATP

酶）调控钙信号通路，可诱导前列腺癌细胞凋亡并抑制其转移。在动物试验中，西地兰治疗组的肿瘤体积缩小 80%，为癌症治疗开辟新路径。

2）技术革新

通过脂质体包裹技术和葡萄糖基改性，现代药学家成功延长了西地兰半衰期，同时降低心脏毒性。这种靶向化改造让老药焕发新生。

西地兰的故事告诉我们：草药里含有丰富的防治各种疾病的药物，在已知的人类上万种疾病中通过医疗干预能完全治愈的还不到三分之一，剩余的三分之二其中一半是自愈，另一半还完全不了解。由于科学研究手段的局限，能够防治常见心脑血管病、代谢性疾病与恶性肿瘤的中西医药的作用机理、作用靶点和路径目前还不清楚，但这并不妨碍我们对这些中西医药进行临床研究，为严重危害人类健康的疾病找到可以防治的药物。这是摆在全人类医护工作者、公共卫生工作者和关爱人民健康的政府部门面前的重要课题。

第二章 CHAPTER 2 被动医疗模式的概念与现状

一、被动医疗模式的定义与特征

本小节将首先明确被动医疗模式的核心定义与主要特征，探讨其在制度设计、医患关系和社会认知等方面所呈现的主要特点，以及其取得的“救治”成就与存在的局限。

（一）以“病后救治”为核心

1. 救急与修复：被动医疗模式的历史功绩与命名缘由

被动医疗模式，是指医学行为在“出现可见或可检验出并确诊的病症后”才启动干预。患者只有在身体出现明显不适、体检指标超标或急性发作时才会前往医院就诊，而医生则主要负责诊断、开具处方或实施手术等，以“对症下药”或“修复异常”。

这一模式在传染病控制、外科手术突破、创伤急救和危重病救治等方面取得了巨大成功。例如：

（1）抗生素与疫苗的普及使得传染病死亡率大幅下降。

（2）现代外科显著提升了从简单阑尾炎手术到复杂器官移植的成功率。

（3）急诊科和重症加强护理病房的建立，挽救了大量急性心梗、严重外伤和重症感染患者的生命。

这些成果使被动医疗模式在大众视野中具备高度权威性，也塑造了现代医院和医学教育的主流结构。

然而，正因为这种模式主要以“救急与修复”为导向，人们往往在“病症凸显”后才投入资源和精力进行治疗，预防与全面健康管理被放在次要位置。随着疾病谱从急性传染病转向慢性非传染性疾病，这种“有病才治”的惯性思维愈发显得捉襟见肘。

2. 核心逻辑：围绕“病症—治疗—修复”展开

疾病定位：在被动医疗模式中，疾病多被视为“病因侵袭或身体机能紊乱导致的异常状态”。医学介入的目标主要是“发现病因、对症修复”，而预防和整体健康维护往往被边缘化或被视为“可选”。

医患关系：医生掌握专业知识与技术，患者相对被动，通常在出现症状后求助。医患交流以“告知症状—开具处方—施行治疗”为主，缺少关于健康管理、生活方式调整和心理疏导等更广泛领域的长程沟通。

资源使用：医疗资源和研究经费多倾斜于终端的诊断和治疗手段，如手术器械更新、先进药物研发和ICU扩容等。公共卫生、社区预防和康复等环节得到的资源有限。

在此情况下，被动医疗模式在应对急性与危重病症时高效而有力，但在慢性病、心理健康以及群体层面的社会病因防控方面仍显不足，导致在资源配置、公共卫生管理存在诸多盲区。

（二）医患关系多由医生主导，病人被动接受

1. 传统权威式医患关系的来源

临床医学教育与制度：现代医学教育通过大量解剖、生理、

病理和药理等课程，培养了医生的专业知识与技能，医生成为治“病”的专家；在被动医疗模式中，患者在出现不适后才求医，常无力或不具备充分知识与医生对话。

大众对医学的“神圣”认同：传染病与急救医学的成功，让公众普遍对医院和医生抱有极高信赖，一些人认为“医生讲什么就是什么”，自我掌控意识较弱。

2. 治疗决策流程

医生作出诊断：医生依据病史、体检和检查结果进行诊断，往往掌握全面信息和最终决策权。

患者被动签署同意：患者在知情同意程序中大多处于“听从专业建议”的立场，若缺乏专业背景也难以质疑或参与深层讨论。

“后端付费”模式：医保或个人支付主要集中在治疗环节，疗效与费用的监督机制常有缺失或盲点。一些地区因为诊疗量直接影响医生收入或医院绩效，容易引发过度治疗或检查。

虽然现代医疗体系中医患关系已有所改进，如“告知—同意—选择”程序更透明化，患者权益保护意识也在增强，但整体上仍继承了被动医疗模式下“病人需求—医生掌控”的传统架构，且主要聚焦“治疗已发生的疾病”这一终端场景。

（三）对当代医学的影响与内在矛盾

1. 成就与贡献

必须承认，被动医疗模式为人类社会解决了大量急性病、创伤和重症等问题，挽救了数亿人的生命，让过去无法治愈的病症（如各类感染或复杂手术）变得可控乃至可治。正是这种“应急—治疗”思维在20世纪带来医学范式的巨大成功。

2. 内在矛盾与局限

1）预防地位不足

● 过于强调“发现问题再解决”，对潜在健康风险缺乏前瞻性布局；

● 临床资源与科研项目大多投入“治病”端，公共卫生与健康教育往往居次要地位。

2）应对慢性病与心理健康挑战存在困难

● 慢性非传染性疾病凸显，病程漫长、病因复杂，单纯“等出现症状再处理”难以及时防控；

● 心理健康问题更需持续陪伴与干预，被动医疗难以在发病前或康复期提供足够支持。

3）医患关系紧张与经济负担加重

● 医患信息不对称，患者只在出现病症后才寻医，容易对治疗过程、费用和效果产生怀疑或不信任；

● 医疗费用日益攀升，医保系统不堪重负，也与“病后昂贵干预”而非前期低成本预防的结构性矛盾相关。

在该背景下，若医疗模式要从根本上实现转型，就要对健康进行更高维度的定位，对预防与人文关怀进行更系统的制度安排。

二、过度医疗与欠医疗并存

“过度医疗”与“欠医疗”是被动医疗模式在现实中经常同时出现的两极现象。发达城市或私立医院的过度医疗并不一定带来整体健康收益，与此同时，欠发达地区或经济落后群体因资源不足或信息不对称，常遭遇欠医疗，给公共卫生与社会公平带来严重威胁。

（一）过度医疗（发达地区因商业利益或技术泛化造成）

1. 商业利益、技术与制度共同驱动

1）过度检查

● 在某些经济发达地区或私立医院，“安全至上”与商业利益交织，往往为轻微症状安排昂贵的 CT、MRI、PET-CT（正电子发射计算机断层显像）等高精度影像或基因筛查套餐；

● 医患双方“多做检查总比漏做好”的心态配合医院创收动机，导致大量不必要的检查，推高了医疗成本。

2）过度用药与手术

● 原本只需干预生活方式或轻量药物管理的慢性病人，可能因医生为获取处方提成或迎合患者“用好药”心态，而被开具昂贵新药；

● 一些手术虽疗效不一定优于保守治疗，但因经济利益或避免设备闲置被不恰当地使用。例如，某些不必要的关节镜检查、微创手术和支架置入等。

3）保险和医疗报销制度的结构性影响

● 如果医院或医生收益与“服务量”直接挂钩，则倾向于增加不必要处置；

● 保险公司若缺乏有效监管和费用审核机制，也可能在高额检查或新器械项目上放宽报销，埋下浪费的隐患。

2. 资源浪费与负面影响

1）经济与心理负担

● 过度检查、用药或手术的费用通常比较高昂，让个人负债或医保基金快速消耗；

● 过度诊断也会让患者心理恐慌，尤其是某些“可能性病变”被过度解读为癌前病变，导致精神压力与不必要治疗。

2）挤占本可用于公共卫生或弱势人群的资源

● 当高端设备或新药等超出实际需求使用时，这些资金本可用来强化基层公共卫生，提升健康教育或基本医疗服务，却被集中于某些“奢侈医疗”项目；

● 结果形成“服务供给结构性不平衡”，对整体健康收益并无显著提升作用。

3）医患关系与信任危机

● 随着公众对过度医疗的批评与报道增多，一部分患者对医院产生怀疑，认为医生“为了创收”就多开检查，导致整体信任度下降。

● 医护人员在经济和职业考核压力下，也难以坚持学术与职业道德平衡，容易在临床决策中倾向“多做多开”，而非真正以患者最佳利益为核心。

（二）欠医疗（欠发达地区因经济与公共卫生不足导致）

1. 区域经济与设施落后的宏观因素

1）基础医疗设施与专业人员短缺

● 在落后或边远地区，医院规模小，设备老旧甚至缺乏常规检验仪器；专业医生尤其是专科医生严重短缺；

● 患者若患上稍微复杂或急重的疾病，需要长途奔波到大城市求治，增加经济和时间成本。

2）社会与教育层面的局限

- 当地居民教育程度较低，缺乏对疾病的早期症状、保健知识的了解，导致“病了也不看”或“熬到严重才就医”；
- 缺乏基本卫生观念或公共卫生服务，容易暴发地方性传染病或寄生虫病等问题。

3）经济能力不足

- 自费或保险报销比例低，使很多经济困难群体无法承担手术和住院费用，导致轻症拖成重症，甚至干脆放弃治疗；
- 政府财政投入不足，医疗机构运营困难，也无力维持基本运营与人员培训。

2. 公共卫生隐患与社会影响

1）疾病拖延到晚期，治疗效果更差

- 老年慢性病，如高血压或糖尿病长时间未受管理，血管和器官损伤逐渐积累；
- 一些可防可治传染病，如结核、乙肝等，在信息闭塞与资源匮乏地区蔓延，损害社会生产力。

2）高额医疗负担与因病致贫

- 当疾病拖到晚期才治，医疗费用更高，家庭经济和社会资源都面临巨大压力，陷入“因病致贫、因贫致病”的恶性循环；
- 对社会整体而言，欠医疗造成大量潜在劳动力丧失或劳动效率降低，也引发公共卫生危机。

3）社会与区域不平等加剧

- 欠医疗不仅是健康问题，也是社会不公的体现。经济落后地区人们平均寿命更短，患病率更高，将社会和国家的健康指数拉低；

● 偏远地区难吸引优质医疗人才及配置先进设备，造成“越穷越弱、越弱越穷”的恶性循环。

（三）难以单靠技术或政策调配解决两极化问题

虽然各国都在尝试缩小医疗资源差距，如兴建基层卫生院、推行医保制度改革、运用远程医疗技术等，但在被动医疗模式下，“过度”与“欠缺”这两种极端往往无法彻底消除。

1. 制度动力与利益结构

在发达地区或市场化医院中，“收入 = 服务量 × 单价”驱动易导致重复检查、昂贵药物或器械滥用；欠发达地区基础投入不足，缺少专业人才和政府财政支持，欠医疗现状难以根本改变。

2. 缺少对“健康”或“健康”整体目标的引导

如果医疗资源配置与绩效考核缺乏对“早期预防、减缓慢性病发病和整体人群健康”指标的重视，那么人们还是习惯“发现了问题再处理”。任何技术升级（如远程会诊和 AI 诊断）或局部政策调配（如医保目录扩充）只能在一定程度上得到缓解，却未触及模式的根本结构。

3. 被动逻辑带来的管理困境

当一个地区或群体保持“等病出现才行动”的习惯，公共卫生工作者的工作就更多是事后救援或突发应对；对健康素养、社会环境和个体行为方式等更深层次的干预无法落地或持久，需要更全面且更宏观的理念与实践框架。

由此可见，过度医疗与欠医疗并存是被动医疗模式天然的副产物，无法仅靠技术与财政投入进行“修修补补”来彻底矫正，需要在理念、制度与目标层面进行根本改造。

三、健康评估的局限

前文提到，被动医疗模式中，“健康”常被粗略地划分为“有病”或“健康”两种状态。但当今社会疾病谱复杂、慢性病和心理疾病高发，这样的简单定义已不足以应对系统性健康挑战。本小节将讨论“健康评估局限”的三个关键维度：生理指标至上、心理社会因素缺位，以及缺少对伦理和价值考量的整合。

（一）大多是“有病—健康”二元区分

1. 主流临床诊断和检测流程的现状

1）体检与检验项目

- 常规体检，如血常规、尿常规、心电图和 B 超等，或高级体检，如 CT 和 MRI 等，往往以“异常 / 正常”数值或结果来区分；
- 若所有指标均在参考区间内，则被视为“健康”；任一指标超限，则需进一步观察或进入诊治流程。但此过程仅反映一段时间内的生理数据。

2）门诊与住院诊疗

- 患者因症状明显或检验异常来到门诊，医生依据医学指南和以往经验，开具新检查或作出初步诊断；
- 最终形成“确诊—治疗”的方案。如果指标恢复至“正常范围”，即视为痊愈或病情好转。

这种基于数值和影像等生物学指标的评估，在应对急性病时快速而有效，但对长期健康维护或慢性病潜伏阶段，却缺少连续化、动态化的视角。

2. 忽略亚健康或临界状态

1）亚健康人群

许多人的血糖、血脂或血压并未严重超标到临床诊断，但已接近临界；久坐、失眠或心理压力大等风险因素都可能在未来引发疾病。被动医疗模式下，若检查暂时未显示明确病灶，医院并不主动干预，错失了预防机会。

2）潜伏期与非典型症状

某些慢性病和癌症在早期无明显症状或体检无特异性异常，如肿瘤标志物不一定敏感，等到症状明显时已是晚期。被动式的“指标正常 = 健康”假设易造成侥幸心理与延误发现。

（二）缺少对心理、社会和伦理层面的整合评价

1. 心理健康往往被忽视

1）抑郁、焦虑和睡眠障碍等心身疾病

临床上有大量躯体症状其实伴随精神因素，如焦虑可加重心慌、胸闷，抑郁可降低免疫力，慢性失眠导致内分泌失调等。然而，体检指标或常规生理检测往往难以捕捉这些心理状态的演变，患者也可能因社会压力或对精神科的污名化而逃避就医。

2）心理科和精神科处于弱势地位

在许多医疗机构，心理科或精神科地位依然边缘化，与躯体科室缺乏沟通。很多慢性病科室医生对心理干预缺乏培训，难以给患者提供综合支持。

2. 社会与家庭因素未被纳入

1）社会关系与文化背景

个体是否面临社会压力、家庭矛盾或经济困难，对其健康影

响甚大。例如，失业者患抑郁或慢性病加重的风险明显提升，家暴环境中往往产生隐形的身心创伤。但被动医疗模式下，诊断工具主要聚焦生理指标，社会环境很少被关注。

2）家庭或社区层面支持系统

对慢性病或老年病管理尤其需要家庭护理与社区支持，如糖尿病人若能在家得到严格饮食管理与心理关怀，控制效果会更佳。被动医疗通常在医院内完成“处方—复诊”流程，对于家庭层面的后续管理缺少制度化介入或考量。

3. 伦理与价值维度缺失

1）缺少对人文与价值观的衡量

当医学把“健康”局限在生物学指标层面，就难以评估“生命质量”“生存意义”“道德发展”等更深层次的问题。某些患者虽“医学指标正常”，但心灵空虚或社会功能障碍，难言“健康”，被动医疗体系无从介入。

2）社会公正与生态责任

从伦理角度看，医疗资源分配和环境污染对健康的侵害和对弱势群体的基本健康权益保障等，都影响群体健康。仅用“体检指标”衡量是否“健康”，显然无法体现社会与生态维度的正义与可持续。

（三）对整体健康管理与预防的不利影响

基于以上分析，“健康评估局限”在被动医疗模式中具有深远影响。

1. 预防策略缺位或滞后

当只有在“临床指标异常”时才算“有病”，则对亚健康人群或潜伏性疾病不予关注或投入有限，延误干预时机。公共卫生部门或医疗机构难以通过全面衡量“社会—心理—生理”多层面风险，而只能被动等待患者主动前来就医。

2. 康复与长期管理乏力

在被动医疗模式下，“离开医院 = 疾病基本痊愈”往往是常见观念，但慢性病或术后康复需要长期监测和生活调整，若缺乏后续跟踪，病情极易复发或加重。

3. 强化生物还原论倾向

过于依赖生理指标让医学继续停留在“病理学”与“修复病灶”的思维，对健康的社会伦理和生命意义层面关注不足，也阻碍了医学与其他学科的深层合作。

4. 临床案例：过度诊断与治疗的心理和经济负担

1）乳腺癌筛查中的“过度诊断”

在一些发达国家进行大规模乳腺癌筛查后发现，确实能提前发现部分潜在肿瘤，但也造成一些“并不发展或危害很小”的病变被过度治疗。大量患者接受手术、放疗或化疗后，不仅产生不良反应，还承担高额经济支出，心理压力剧增。

2）体检套餐中的“豪华项目”

某些私立医院向健康白领推销昂贵的“全身多部位 MRI、基因测序和 PET-CT 体检套餐”，价格不菲，有人一次体检花费数千元至上万元，却不见得对其真实健康状态有更多实质帮助。部分受检者发现一些“可疑阴影”或“基因突变倾向”，实际上可能终生也不会有进展发作，却导致深深恐慌和过度治疗。

5. 区域医疗资源分配不均造成的社会影响与公共卫生威胁

1）某经济落后山区“无医生村”

某村地处偏远山区，交通不便，经济匮乏。当地唯一的卫生所只有一个村医，设备简陋，缺少必要检验仪器。许多村民连感冒或腹泻也只能扛着，易暴发肠道传染病。有些女性孕产没有产检甚至在家生产，最终导致孕产妇死亡率、新生儿夭折率明显高于全国平均水平。

2）城市贫民窟中的慢性病困境

在某个发展中国家大城市的贫民窟里，大量的人挤在简陋棚屋中，卫生条件差，垃圾堆积。居民日常劳碌无暇关注健康管理，待罹患严重高血压或糖尿病时才去医院急诊科就诊，常已出现肾衰、眼底出血或足部溃烂等并发症，不仅医疗费用高昂，预后也甚差。

这些案例说明，被动医疗模式虽在急救和重症方面有效，但在面对系统性、长期性、社会性健康问题时暴露短板，也进一步凸显人们对“主动医学”这种更宏观且更整合理念的需求。

本章小结

本章围绕被动医疗模式的困境展开三大核心论点：①被动医疗模式的优点在于快速应对急性、重症疾病；②过度医疗与欠医疗并存，在经济与社会结构下形成两极化失衡；③健康评估的局限，导致心理、社会、伦理等维度缺失，在临床实践中难以真正纳入。通过案例分析可见，这些现象不仅影响个人经济与健康，还对社会的公共卫生乃至生态平衡产生深远影响。

由于被动医疗模式“事后救治”的思维惯性，单靠技术升级或局部政策无法根本解决过度与欠医疗并存、缺少整体健康评估等问题。因此，为了推动医学向“预防为主、整体健康”的更高维度转型，需要更深入的哲学与伦理思考，也需要对现行医疗体系进行体制化与价值观层面的重构。下一步，我们将在后续章节探讨“主动健康”与“主动医学”的演进脉络与理念基础，逐层剖析其与被动医疗模式的联系与差异，以期为读者呈现一幅完整的医学模式升级图景。

本章附录

附录 A　模拟案例与思考题

A.1　案例背景

张大爷，65 岁，在某城市企业退休，平时自己感觉“没啥大病”。最近单位组织了福利体检。常规体检项目结束后，体检中心工作人员又向他推荐了一个“豪华升级套餐”，包含数千元的 PET-CT、全套肿瘤标志物检测和基因筛查等。

（1）工作人员表示：多花点钱就能“全面排查癌症隐患”，让张大爷的家人都放心。

（2）张大爷既担心钱花得太多，又害怕万一不做这些检查就错过了重大疾病早期发现。

（3）他思前想后，最后还是咬牙做了昂贵的升级套餐。结果报告显示“可能存在某些微小结节，疑似恶性可能性很低，但建议进一步随访”。

（4）张大爷回到家开始坐立不安，四处求医咨询，还做了额外的活检，花了不少费用，依旧没有得到一个“绝对放心”的结论。

A.2　思考题

（1）这是“过度医疗”还是“必要的早筛”？二者如何区分？

（2）从经济成本、心理压力和实际健康收益看，张大爷最终得到了什么结果，付出了哪些代价？

（3）在被动医疗模式下，为什么类似的“过度检查”现象屡见不鲜？

（4）如果有更完善的“主动健康或主动医学”体系，是否能给张大爷一个更合理的选择或指导？

附录 B　补充表格与要点说明

表 B.1　过度医疗与欠医疗的主要诱因对照表

诱因类型	过度医疗常见情形	欠医疗常见情形
经济、政策	- 医院收入与“检查、处置”挂钩 - 私立医院过度推销昂贵项目 - 保险报销机制不健全	- 欠发达地区财政投入不足 - 当地政府缺乏医疗基础建设支持 - 医保报销比例低、覆盖率不够
技术、设备	- 新药、新器械或尖端影像设备过度使用 -“为用而用”或“为设备回本”	- 基础医疗设备短缺 - 检验、诊断技术落后或无人维护
社会、认知	- 患者或医护存在“多做检查更安全”的心理 - 商业营销诱导“过度焦虑”	- 大众健康意识不足，缺乏对疾病的早期识别能力 - 交通不便、信息闭塞，难以及时就医
教育、人才	- 城市高水平医护人员扎堆，竞争导致重复过度服务	- 偏远地区缺医少药 - 优质医护人员流失或不愿到基层

解析：

- **经济、政策层面：**两极化的激励机制同时导致“过度”与“欠缺”；
- **技术、设备层面：**发达地区高端设备被过度使用，而欠发达地区则买不起或用不起基础设施；

- 社会、认知层面：人们对未知疾病的恐惧、对医疗机构的盲目依赖，与健康教育不足互为因果；
- 教育、人才层面：人才与资源流动失衡，加剧两端极化。

表 B.2　对照：被动医疗与主动健康 / 医学在健康评估上的差异

评估视角	被动医疗	主动健康或主动医学（简要）
生理指标	主要聚焦“异常指标→确诊→用药、手术”	动态监测“关键风险指标”，提前干预或管理
心理、精神层面	多数科室不主动纳入心理评估	强调心身结合，常规筛查、支持心理健康问题干预
社会、家庭环境	住院或门诊时偶尔询问，但缺乏后续跟进	深度整合家庭、社区资源，促成持续性健康支持
生态、伦理视角	较少关注	关注人与自然、资源可持续，兼顾社会公正与伦理
干预时点	以“发病或异常”为启动点	以“风险积累和趋势”为启动点，尽量前移

附录 C　案例进一步延伸

C. 1　临床案例：过度诊断的社会影响

1）甲状腺癌筛查

（1）某些国家进行大规模甲状腺超声筛查后，甲状腺癌的检出率飙升，但死亡率并未显著变化。

（2）研究指出，很多小结节或早期病变不会对患者寿命造成威胁，却被当作恶性病变进行手术甚至放化疗，不仅浪费医疗资源，还给患者带来不必要的身心创伤。

2）思考

（1）假如没有清晰的循证依据或分层管理策略，大规模筛查是否一定是好事？

（2）如何制定更科学的筛查指南，避免“过度诊断”泛滥？

C.2 公共卫生案例：欠医疗引发的“沉默危机”

1）农村高血压失控

（1）某偏远地区 60 岁以上老人中，高血压患病率高达 40%，但大多数人从未接受过规范治疗，甚至不知道自己血压高；

（2）等到出现头晕或中风才赶往当地医院，往往已经造成不可逆脑损伤或生活自理能力下降；

（3）家庭与社会背负极大负担，防治成本大幅攀升。

2）思考

（1）如果早期普及血压测量及社区干预，能否减少后期的高昂成本？

（2）在被动医疗模式下，当地政府、医院为何也难以开展有效筛查和预防？

附录 D 年轻不是“免死金牌”，心梗离你并不远！

近年来，心梗（心肌梗死）不再是中老年人的“专利”，越来越多的年轻人也被它盯上。熬夜、压力大、饮食不规律、久坐不动……这些日常的不良生活习惯，可能正悄悄为心梗埋下隐患。今天，我们就来聊聊年轻人如何远离心梗，守护心脏健康！

D. 1　心梗年轻化，这些数据触目惊心！

《中国心血管健康与疾病报告 2023》显示，25 岁至 40 岁的心梗患者逐年增加，年轻人发病率上升速度远超老年人。

心梗不再是“老年病”，30 岁左右的心梗患者已不罕见，甚至有些患者才 20 岁出头。

D. 2　什么是心梗？

心梗是由于冠状动脉（为心脏供血的主要血管）突然阻塞，导致心肌缺血、缺氧，进而引发心肌细胞坏死的严重疾病。典型症状包括剧烈胸痛、胸闷、气短、冒冷汗、恶心等，严重时可导致猝死。

D. 3　为什么年轻人也会得心梗？

1）不健康的生活方式

饮食失衡：高油、高盐、高糖饮食，加上外卖和快餐的普及，导致血脂异常和动脉粥样硬化。

缺乏运动：久坐不动、缺乏锻炼、肥胖导致心血管功能下降。

熬夜成瘾：长期睡眠不足会扰乱内分泌，增加心脏负担。

吸烟酗酒：烟草中的有害物质会损伤血管，而过量饮酒则会升高血压，增加心梗风险。

2）慢性病年轻化

高血压、高血脂和糖尿病等“老年病”在年轻人中越来越常见。这些疾病是心梗的重要诱因，但许多年轻人并未重视，甚至不知道自己已患病。

3）压力与情绪问题

现代年轻人面临工作、学业和经济等多重压力，长期处于紧张或焦虑状态，容易引发血压升高、心律失常，增加心梗风险。

4）忽视早期信号

年轻人往往认为自己“身体好”，忽视胸痛、胸闷、乏力等早期症状，错过最佳治疗时机。

D. 4　心梗年轻化的典型案例

案例：2025 年 6 月 13 日，34 岁的唐先生工作压力大，经常吸烟、喝酒，长期熬夜加班、饮食不规律。因突发胸痛 2 小时就诊，既往有吸烟史和冠心病家族史，心电图提示广泛前壁 ST 段抬高，考虑急性广泛前壁心肌梗死，立即进行急诊冠脉介入治疗开通血管，于前降支植入一枚药物球囊，术后患者恢复良好。

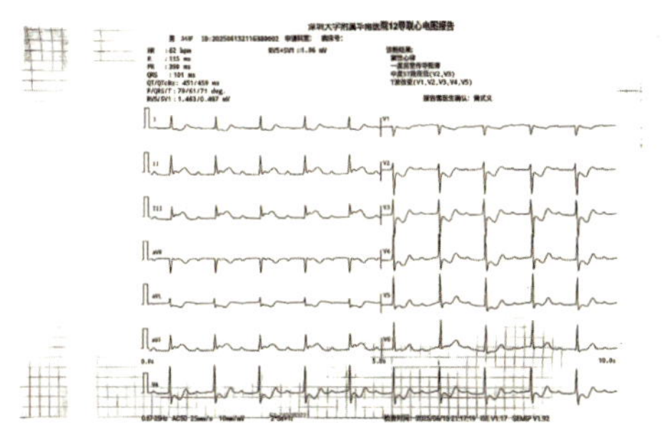

术前心电图

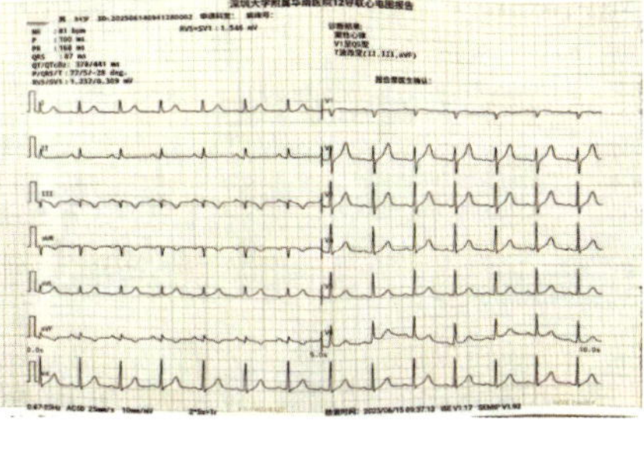

术后心电图

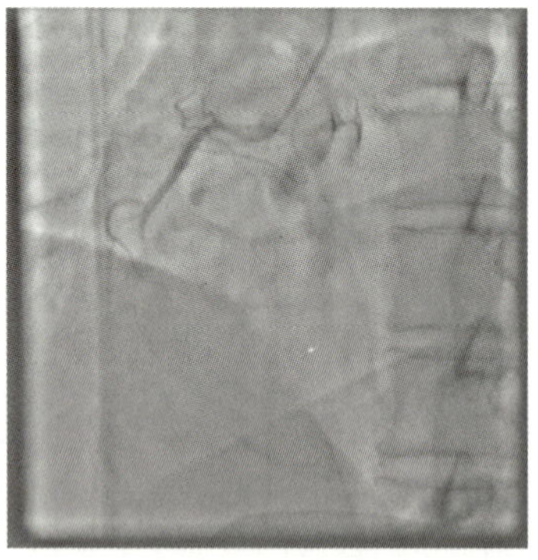

术前造影（前降支中段狭窄 95%—99%）

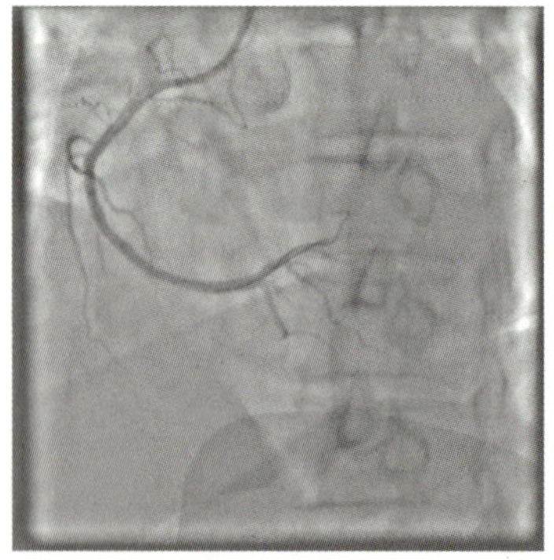

术后造影

这一典型案例提醒我们：心梗不再是老年人的“专利”，年轻人同样需要警惕。

D.5　心梗发作，这些信号要警惕！

胸痛：胸口压榨性疼痛，持续数分钟不缓解，可能放射到左肩、背部或手臂。

呼吸困难：感觉喘不过气，伴随冒冷汗、头晕。

恶心、呕吐：部分患者会误以为是肠胃问题，耽误救治。

不明原因的疲劳：突然感到极度疲惫，可能是心脏供血不足的信号。

注意：年轻人心梗症状可能不典型，容易被忽视，一旦出现上述症状，务必及时就医。

D.6　年轻人如何预防心梗？

1）改掉坏习惯

保证充足睡眠，避免熬夜。饮食清淡，多吃蔬菜水果，少吃油炸食品。戒烟限酒，远离二手烟。

2）坚持运动

每周至少进行 150 分钟的中等强度运动，如快走、游泳、骑车等。

3）学会减压

通过冥想、瑜伽或听音乐等方式缓解压力，保持心情愉悦。

4）定期体检

关注血压、血脂和血糖指标，发现问题及时干预。

5）重视身体信号

不要忽视任何不适，尤其是胸痛、胸闷等症状，及时就医检查。

6）AI 帮助监管身体状态

目前有很多智能穿戴设备来帮助人们监控自己的身体状态，如智能手表、手环，可以检测心率、心律、血压、血氧饱和度和心电图等。

D. 7　心梗急救，记住“黄金 120 分钟”

心梗发作后，120 分钟之内是抢救的黄金时间。一旦怀疑心梗，立即采取以下措施：

（1）拨打急救电话（120）。

（2）让患者平躺休息，保持安静。

（3）如果患者意识清醒，可舌下含服硝酸甘油（如有）。

（4）等待救护车，不要自行驾车去医院。

D. 8　心梗威胁大，预防是关键！

年轻人不要以为自己“年轻力壮”就能为所欲为，心梗可能就在你放纵的下一秒找上门。心梗年轻化是现代生活方式带来的健康危机，但它并非不可预防。通过健康饮食、规律运动、戒烟限酒、控制体重和管理压力，年轻人完全可以降低心梗风险。让我们从现在开始，关注心血管健康，远离心梗的威胁。别让心梗成为人生的“拦路虎”。

小结

通过以上模拟案例、对照表格、教学活动和精选文献的综合呈现，读者可更深刻地理解被动医疗模式在当代面临的结构性挑战及“过度医疗”与“欠医疗”并存的现实。

- **核心启示**：仅靠局部技术升级或资金投入，无法从根本上解决两极化医疗资源浪费或短缺的难题；
- **制度与理念瓶颈**：生物学指标的单一评估思维、医患关系的“医生主导—患者被动”定位、对心理和社会因素的忽视，都是被动医疗模式无法应对慢性病与社会健康问题的原因；
- **链接后续**：第一部分为读者在“为什么需要主动健康、主动医学”方面奠定了现实根基，亦为后续探讨“更高格局”的医学理念铺陈了必要的事实与分析。

在第二部分，我们将集中讨论“主动健康”的兴起及局限，看看围绕生活方式干预、健康管理 App 和商业保健等的一系列努力，如何尝试弥补被动医疗的不足，但又为何难以撼动医疗体制的核心结构。这样，读者便可逐步理解为什么最终要借助“主动医学”的宏观哲学与整体愿景，才能真正打破“被动”思维框架，实现医学模式的深层变革。

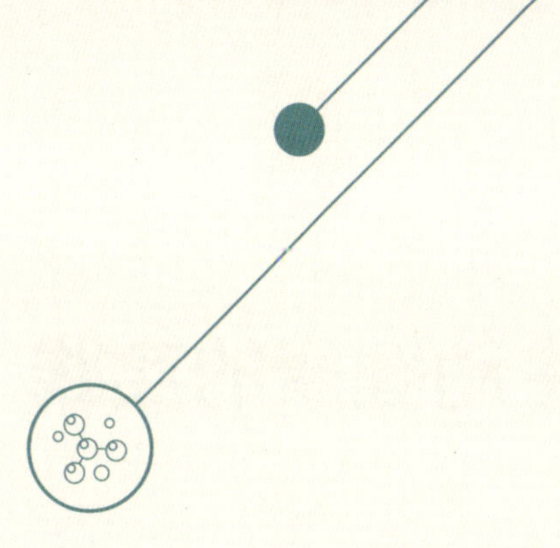

第二部分

主动健康的兴起及局限

PART 2

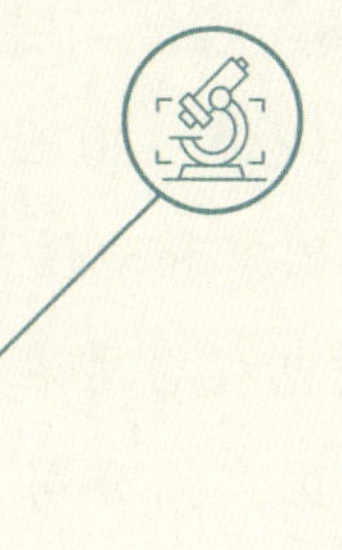

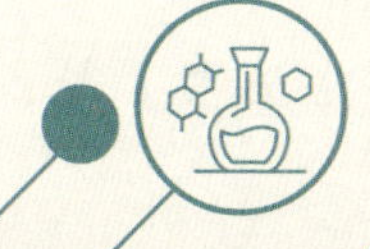

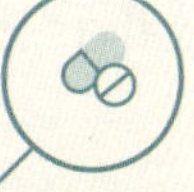

第三章 CHAPTER 3 主动健康的实践

一、社会意识与生活方式的转变

主动健康在现代社会的崛起并非“无源之水”，它与公众健康意识的增强、生活方式的转变和自我健康意识的强化紧密相关。过往几十年里，人口结构变化、社会媒体发展和科学知识传播的加速，均塑造了人们对健康的重视与态度，让更多人愿意为“未病先防”投入时间和精力。

（一）健康意识增强

1. 多渠道的健康科普与社交媒体传播

1）传统媒体与健康专栏的作用

传统媒体：20世纪后期，在电视、广播和报纸等传统媒体上，不少国家和地区开始设立固定的健康科普节目或专栏。例如，中国中央电视台曾在健康类节目中邀请医学专家普及保健知识，BBC（英国广播公司）也在英国民众中推广疾病预防和家庭急救常识。

健康类图书与杂志：国内外畅销的《求医不如求己》《人体使用手册》《家庭医生丛书》等，帮助读者学习基本的生理构造、常见病预防与营养学基础。对于互联网尚未普及的年代，健康类图书与杂志在大众中扮演了相当重要的科普角色。

2）互联网时代的信息爆炸

PC（个人计算机）互联网到移动互联网：当人们开始普遍使用搜索引擎时，获取疾病资讯或保健知识的方式相较以往更加主动与便捷。Web2.0 与社交平台：各种医疗科普网站、论坛（如“寻医问药网”早期版本）在网络世界开辟专门板块。病患及其家属可在线咨询或分享经验，一定程度上形成自发的“健康互助群”。

移动应用及社交媒体：2010 年后，智能手机普及率迅速攀升，微博、微信和短视频平台（抖音、快手和哔哩哔哩等）崛起，让健康类内容以更加碎片化、社交化的方式渗透进人们的日常生活。

3）官方与专业人士线上输出

越来越多的医生、护士、营养师、心理咨询师甚至院士级别的医学专家，通过微信公众号或短视频平台制作健康科普内容，帮助大众了解疾病机理或保健技巧。医院和科研机构也纷纷建立官方新媒体账号，通过直播手术室、带领网友“云看病房”，解读大众常见健康误区。这种线上输出提高了专业医学信息的可信度，拉近了医生和患者之间的距离。

4）社交媒体与网络大 V

在微博、微信、知乎和哔哩哔哩等平台上，一批“医学科普博主”或“健身达人”拥有数万乃至数百万粉丝。他们通过图文、音频、短视频或多媒体形式介绍常见疾病预防、运动营养知识等。这种社交媒体传播为大众提供了更便捷也更亲民的健康知识获取渠道。但与此同时，也存在信息良莠不齐、虚假宣传或商业推广过度的风险，需个人具备一定辨别能力。

在此背景下，“主动了解健康知识、主动进行自我检测和主动寻求改进措施”逐渐成为许多人日常认知的一部分。可以说，多渠道的健康科普与社交媒体传播，为主动健康理念打下了广泛的社会心理基础。

2.“健康要从日常生活中管理”理念的逐渐形成

1）从重大公共卫生事件到生活方式干预

慢性病管理启示：20世纪后期以来的大规模流行病学研究（如弗雷明汉心脏研究、七国研究等）均证明，心血管病、高血压、糖尿病和癌症等的发生与人们的饮食、运动、睡眠和情绪管理等生活方式高度相关。

全球预防策略：世界卫生组织以及各国卫生健康等部门陆续将“生活方式干预”写进慢性病防治指南，如鼓励定期测量血压血糖、减少高盐高脂饮食、增加户外活动等。这种前瞻性预防思路对于大众而言，开启了“健康在我手中”的新认识。

2）传统文化和现代科学的融合

在中国文化中，“治未病”理念可追溯至《黄帝内经》，强调提前调理身体以防疾病发生，与现代预防医学不谋而合。在西方，也有如古希腊“健康生活四要素”（合理饮食、规律运动、平和情绪和良好睡眠）的思路。如今结合流行病学证据，很多古老观念被赋予了新的科学化解释，进一步推动人们注重日常作息和身体自检。

3）减肥、健身风潮的社会影响

随着城市化和久坐办公的普及，肥胖与亚健康状态日益突出，各种减肥营、马拉松赛事或健身打卡活动成为城市白领乃至大学生群体的热潮。社交媒体上的“打卡”功能帮助人们在朋友圈、群组中相互监督或鼓励，提高坚持度。许多企业乃至政府部门也举办“健身挑战赛”，促进健康文化融入社交与工作氛围之中。

4）个人与公共场所健康设施的提升

不少城市开始进行公共空间改造，如建设健身步道、共享单车骑行道、社区篮球场或健身器械，使民众在休闲与通勤中都能开展低强度运动。商业综合体和写字楼也逐渐引入健身房、健康餐厅和健康驿站等，让人们在有限时间内获得更多运动与保健机会。

上述举措说明，健康不再被动地停留在“有病才治疗”的末端，而是浸透到日常生活、工作与娱乐的各个角落，借由社会环境及设施的改造而变得更易实践。这种思想升级，为主动健康理念的普及打下了坚实的社会与文化基础。

（二）自我健康意识的崛起

伴随着社会意识与生活方式的转变，“自我健康意识”概念逐渐浮现。个体在面对身体状况与就医决策时，不再被动依赖医生指令，而更倾向于发挥积极主体性。这种转变背后离不开互联网、大数据、在线医疗平台及患者组织兴起等多重因素。

1. 个人通过网络、自媒体等渠道获取信息

1）从“被动依赖”到“主动搜索”

过去，患者通常只能在医院里听医生讲解或阅读少数科普书籍；现在，凭借搜索引擎和医疗论坛，人们可在就医之前就掌握症状、可能诊断及治疗方案的大致信息。一些人甚至利用专业期刊或医学数据库（如 PubMed）了解相关文献，尽管这需要一定专业背景，但也反映出健康信息早已不再是医生的专属知识。

2）线上医疗咨询与问答平台

类似好大夫在线、春雨医生等应用出现，患者可在平台上向医生付费咨询，部分平台可提供图文、电话或视频问诊。此外，细分领域，如精神心理咨询（壹心理等平台）、营养师在线咨询等也日益繁多，让个人在确诊前就能进行初步筛选或自我判断。

3）网友互助群与患者组织

针对某些慢性病或罕见病，社群内患者或家属分享长期治疗、用药不良反应和康复心得等。比起传统医患沟通，这种“病友”或“康复者”视角的信息更具同理心、实用性。患者之间的互助组织在倡导权益、推动公共政策和进行公益宣传方面发挥积极影响，也让病人感受到社会支持，减少孤立感。

2. 患者对医疗决策的参与度提升

1）共同决策在医疗中的推广

在被动医疗模式下，“医生说了算”是常态；但随着患者教育水平、信息获取能力提升，以及医学伦理的发展，一些国家已率先出现“共同决策”（shared decision making，SDM）理念。具体做法包括：医生提供多种诊疗选项并阐明利弊，患者基于个体偏好与对风险的态度选择最合适方案，双方通过充分沟通达成一致。

2）知情同意制度与法律责任

许多国家和地区在法律层面要求医生对重大治疗（如手术、化疗等）必须进行详细的风险、效益和替代方案等告知，患者签字才可执行。若医方未尽告知义务或强行干预，即便疗效不错，也存在法律风险。这种制度不仅保障了患者权益，也增加了患者对医疗决策的话语权。

3）价值观与个性化需求的考量

部分患者宁可牺牲一定治愈率以保有更高生活质量，或者在宗教信仰、心理状态上有特殊需求（如拒绝某些血制品或要求家庭式病房等），临床医生需尊重这一点。这在肿瘤晚期、器官移植和安宁疗护等情形中特别显著，医患之间不仅讨论“能否治”，更关心“是否符合病人整体价值观或人生目标”。

3. 对医疗体制的压力与启示

1）时间与资源分配难题

当越来越多患者要求充分告知并参与决策时，门诊和病房的时间压力陡增，医生需要更长的咨询、解释与记录时间。一些医疗机构因此提出“延长门诊时间”“设置专门健康管理科室”或“引入人工智能辅助答疑”的改进措施，以应对新兴需求。

2）推动医患沟通质量提升

医学院校教育中逐渐重视人文课程，培养学生进行有效沟通的能力，例如：如何倾听患者诉求、如何阐述专业术语、如何协商而非命令。同时也需要建立相应的绩效评价体系，将医患沟通、患者满意度等纳入对医生的考核，而不再单纯以“手术量”“处方量”衡量业绩。

3）对公共卫生与社会结构的辐射

当个体自发意识到健康的重要性，就更容易接受公共卫生政策，如疫苗接种、环境卫生改进和健康教育等。企业或社区若主动参与健康促进项目，也可降低医药开支并提升员工或居民的整体健康水平，从而形成正向循环。

简言之，自我健康意识的崛起使“主动健康”理念在社会文化与个体心理层面具备了更强的推动力。个人寻求更大知情与决策权，结合不断丰富的健康信息渠道，形成对医疗机构的倒逼，也让政府与学界反思传统医患关系及公共卫生策略的局限。

二、技术与市场推动

除社会心理层面，主动健康的兴起还深受技术与市场运作的影响。可穿戴设备、App 和大数据在健康管理领域的渗透，加上商业保健产业、健身产业以及企事业单位健康项目的活跃，都为主动健康提供了落地环境。然而，这些力量亦带来过度商业化、信息不对称等问题，需要我们客观审视。

（一）自我监测设备与智能健康管理 App 的普及

1. 可穿戴设备及传感技术的突破

1）从简单计步器到多维度生理监测

早在 20 世纪 80 年代，日系厂商开发初代“计步器”用于测量步数；随着电子技术进步，运动手环可记录卡路里消耗、速度以及地理位置。如今的智能手表、贴片式传感器或智能 T 恤，可捕捉心率、呼吸速率、体温和汗液成分，甚至进行心电波形、动脉血氧饱和度等高级测量，为健康管理提供更多参考维度。

2）硬件升级与生物传感交织

苹果手表（Apple Watch）、华为手表和菲特比（Fitbit）等每一代产品都增加新的健康功能，如房颤检测、睡眠分期监控；一些专业运动品牌亦开发针对运动员的高精度监测器材。某些医疗科技公司开始研发可连续监测血糖的“皮下传感器”，可穿戴皮肤贴片可实时采集血糖波动并传至手机 App，大幅便利糖尿病患者的自我管理。

3）智能手机与云端技术带来的数据整合

这些设备借助蓝牙、Wi-Fi与智能手机、平板电脑或PC互联，将海量生理参数上传到云端，利用大数据和AI算法进行筛选、分析与可视化。用户可随时查看个人的健康曲线、指标变化趋势，后台系统则可根据AI算法对异常情况或潜在风险进行预警。

2. 大数据与AI算法的应用

1）个性化健康指导

借由多维传感器获取的运动、饮食和睡眠数据，App可为用户生成“身体数据画像”，并对比同年龄、同性别或相似环境的群体均值，给出个性化生活方式建议。例如，通过分析步数、心率变化和睡眠时长，App可以判定用户是否过劳或失眠，结合算法推荐减压运动或呼吸练习，鼓励用户阶段性地改善作息规律。

2）AI识别与早期预警

对于慢性病患者而言，设备采集的血压、血糖和心电数据若出现显著波动，系统会启动“主动干预提示”，并可提示联络家庭医生或紧急服务。AI可识别个体健康轨迹中潜在异常，如连续数天心率在夜间飙升，或呼吸节律紊乱，这可能提示心肺问题，鼓励用户或家属尽早就医排查。

3）社交与社区化平台

不少健康App除了具备数据管理功能，还提供“朋友圈”或“社区”模块，让用户互相观摩、激励或挑战打卡任务，如每天1万步、10千米晨跑或戒糖打卡等。部分平台配合积分或虚拟奖励机制，调动用户积极性，形成一种游戏化、社群化的“主动健康”氛围。

3. 优势与局限

1）优势

个体对自身健康指标更敏感：数据可视化降低了对专业医疗知识的依赖，促使用户把数字变化与身体感受关联起来。

早期干预：一旦AI检测到潜在异常，可在疾病显现出症状前“敲响警钟”，避免严重后果或昂贵治疗。

持续动力与互助：社交化功能让用户更易坚持健康计划，也能获取大家支持与经验分享。

2）局限

硬件精度与数据算法问题：很多市售设备准确度仍达不到医疗级别，加之用户操作不当（未定期校准、不连续佩戴等），数据可信度不足。

隐私与信息安全：云端存储与传输过程存在数据泄露或被商业滥用的风险，一旦被保险公司或雇主获取用户隐私，或许会带来歧视或利益冲突。

长期依赖与“懈怠”：部分用户刚开始热情高涨，但在短期内看不到显著改善就放弃使用，或对过多警报信息产生“疲劳”，使得这一模式后劲不足。

（二）疾病预防、保健、运动和营养学科的快速发展

对主动健康理念来说，并非只有科技企业和穿戴设备是助力因素，疾病预防、保健、运动和营养这几大学科本身也在蓬勃发展，为大众提供了更为系统化的服务与理念。

1. 专业体检与疫苗接种普及

1）年度体检成为常态

在许多城市中，无论是政府机关、国企还是私营企业，都为员工提供年度或半年一次的健康体检，检查项目包含血液常规、B超、心电图和胸片等。个人也可自费升级到“VIP套餐”，包括更高精度的CT/MRI筛查、基因检测以及肿瘤标志物检测等。对早期发现潜在健康隐患起到积极作用，但同时也易滋生过度体检。

2）疫苗接种的倡导与实施

公共卫生部门大力推广儿童基础疫苗，如乙肝、百白破、脊髓灰质炎疫苗等；部分地区也将流感、肺炎、HPV（human papilloma virus，人乳头状瘤病毒）等纳入可选接种项目，建议普通民众或高危人群积极参与。许多发达国家的数据表明，通过疫苗接种与常规健康管理的融合（如定期体检＋疫苗提醒），可显著降低特定传染病发病率，也减少了后续住院和医疗费用。

3）体检、疫苗与商业保险的结合

部分商业保险公司与体检中心、疫苗生产商合作，推出“预防＋保险”方案，鼓励用户在保单内享受定期免费体检或疫苗优惠。这在一定程度上强化了“主动健康”理念，让保险公司也更重视降低理赔风险，推行健康管理。

2. 专业健身与运动市场兴盛

1）健身房多样化与专业化

各种类型的健身房涌现：24小时自助健身房、女性专属健身房、私教小班健身房、综合体能训练健身房、高强度间歇训练训练营以及舞蹈工作室等。专业教练团队越来越重视“功能性训练”“康复训练”“运动营养”结合，为用户提供更具针对性的指

导。对于慢性病患者或健身初学者而言，这种专业化能有效避免运动伤害、提升训练效果。

2）大众运动赛事与全民健身浪潮

马拉松、半程马拉松、夜跑、山地越野和铁人三项等在城市中举办频率极高，形成大规模群众参与的运动盛会。政府部门、社会组织或企业赞助这些赛事，不仅是商业营销，也向大众传递“运动强体”的公共健康观。越来越多的初中、高中、大学乃至公司也设立内部运动竞赛，员工或学生可在同事、同学的互动中培养更长久的运动习惯。

3）运动医学与康复医学结合

运动医学与康复医学学科在医院体系中的地位提升，从为运动员或术后人群提供专业诊疗，拓展到面向普通大众的运动康复服务。一些慢性疼痛或肥胖患者，也开始从被动吃药转向主动运动，在医生、运动教练合力下实现减重、缓解疼痛，并且改善心肺功能。

3. 营养补剂与保健品市场扩张

1）保健食品与营养补剂的繁荣

大量维生素、矿物质、蛋白粉、胶原蛋白、美容养护品和草本制剂等在市场上热销，消费者希望通过补充营养或“功能性成分”来增强免疫力、抗疲劳和对抗衰老。老年人群也十分青睐抗衰老以及防治骨质疏松类的保健食品，形成庞大的产业规模。

2）功能性食品与“药食同源”

结合传统中医“药食同源”与现代营养学，功能性食品［如谷物早餐强化维生素、益生菌酸奶和低 GI（glycemic index，血糖生成指数）面包等］成为超市货架的新宠。宣称产品有调节肠道菌群、强化免疫力和控制血糖等作用，通过广告和社交媒体推广普及，但实际效果需结合科研证据和专业指导。

3）争议与监管难题

行业鱼龙混杂，部分小厂或微商夸大宣传，把普通营养粉吹捧成“神药”，甚至鼓吹可替代正规治疗。政府和相关部门对保健品的审查力度与法律约束仍不足，市场上标榜的营养概念常缺乏科学验证，易引发消费者盲从与经济损失。

在这些行业的推动下，主动健康在全球市场里形成多元业态与服务生态：健身会所、保健品、智能 App 和专业咨询等，吸纳了大量资本和人力，这令健康产业成为不可忽视的经济增长点，同时也带来对商业欺诈、数据隐私和产品安全等方面的质疑。

（三）企事业单位的健康保障投入及由此引发的社会影响

在追求企业竞争力与组织文化的当代背景下，不少企业、机构意识到员工健康不再只是个人课题，也关乎组织绩效和社会责任。企业、单位切入健康管理领域，对主动健康的推广起到助推作用。

1. 企业健康福利兴起

1）年度体检与运动福利

许多企业与体检中心合作，每年为员工安排一次或多次全身体检，涵盖基础检查与常见慢性病筛查等。有的还提供健身房、瑜伽课和团体运动比赛等活动，让员工在下班时间或午休时进行锻炼，减少久坐对身体的损害。

2）健康保险与补充医疗

许多跨国公司或大型企业为员工购买商业医疗保险、补充意外险或重疾险等，部分还鼓励员工配合健康管理方案以享受保费优惠。一些初创企业或小企业也通过“健康津贴”“健身补贴”“心理咨询报销”等方式吸引人才与增强员工忠诚度。

3）心理健康与 EAP

出于关爱员工心理状态与预防职业倦怠、焦虑、抑郁等考虑，越来越多企业推出 EAP（employee assistance program，员工帮助计划），包括心理热线、专业心理咨询服务，或减压训练、冥想课程等。这种介入亦是“主动健康”理念在企业界的扩展，体现出对员工身心整体关怀的趋势。

2. 组织文化与企业形象

1）提升工作效率与减少病假

有研究指出，员工若能长期坚持健身或合理饮食，慢性病发生率会下降，工作精力也相对充沛。在企业视角下，推动健康管理可减少因病假或医疗费用造成的财务损失，且对企业形象和雇主品牌有正面加分。

2）“以人为本”与社会责任

在公司文化中强调健康、安全与环保，倡导员工多运动、不抽烟或适度饮酒，形成内部社群氛围，亦可向外传播企业社会责任。一些企业还主动与社区或 NGO（非政府组织）合作，在周边区域开展健康知识讲座或健康义诊活动，树立“健康企业”的正面形象与公益影响力。

3）潜在争议与挑战

并非所有企业都愿意投入大量资金和精力对员工进行健康管理；有的企业只在宣传方面标榜健康关怀，实际工作强度却超负荷或缺少实质支持。人力资源政策若与员工健康数据挂钩，如定期体检结果影响绩效考核或晋升，可能引发争议，如泄露隐私或变相歧视病患。部分公司试图通过“强制健身”或“打卡考核”来减少员工医疗成本，但忽视个体差异与人性化需求，结果也可能适得其反。

3. 对社会整体健康的带动

1）企业间竞争与社会示范效应

大型企业若以健康福利作为招揽人才的手段，中小企业可能也跟进学习，竞争中使更多员工受益。社会范围若组织“健康组织”或“健康单位”评选活动，那将带动公共部门和民间组织的积极参与。

2）与政府、医疗机构等联动

有些政府部门与企业形成健康管理联盟，通过政策优惠或行业指导，鼓励更多企业加入员工健康促进项目。医疗机构或专门健康管理机构也能更有效地为企业提供服务与技术支持，促进医疗资源的合理分配与预防提前介入。

综上，企业在主动健康推广中扮演双重角色：既是执行者（为员工提供福利）也是推动者（承担社会责任）。这让主动健康理念不仅停留于个体或市场运作层面，也从组织文化与政策制高点打破原本被动的医疗思维。

本章小结

本章围绕“主动健康的实践”进行多方面剖析。从社会生活方式与心理转变，到自我健康意识崛起，再到技术与市场推动、企业健康保障的兴起，构成了主动健康在当代社会蔚然可观的发展面貌。其确实在推动人们更积极地进行身体管理、预防疾病、改善亚健康状态方面发挥了相当作用。然而，也应看到，其中难免存在商业炒作、碎片化管理、可持续性不足及总体规模和深度不够等瓶颈。更关键的是，主动健康对于整个医疗体系的核心逻辑——“病症—治疗—修复”，尚无法进行根本性改变。只有进入更高层次的哲学与社会维度思考，才能为医学模式注入整合个人与宇宙、社会与生态等更深广的理念支撑。这正是后续“主动医学”所着力实现的宏大愿景。

本章附录

附录 A 模拟案例与思考题

A. 1 情境背景

小王与小李是同一家公司的同事，工作环境与收入水平接近，但他们对“主动健康”的追求却大不相同。

1）小王的做法

每天佩戴智能手表，记录步数、心率、睡眠质量；

下班后会到健身房打卡或通过运动 App 跟跑，并经常在朋友圈晒成绩；

有意识地控制饮食，尝试低盐低脂饮食，并定期进行自费体检或营养检测；

偶尔会购买保健品，如蛋白粉或维生素补充剂，但也会去看专业的营养建议。

2）小李的做法

不喜欢戴手表或用 App，认为时间花费多且金钱投入过高；

平时下班后喜欢宅在家玩游戏或看电影，觉得“健康主要靠基因，折腾没用”；

认为每年公司组织的体检只是走过场，即便发现一些指标偏高，生活方式也没有太大改变；

对保健品持怀疑态度，认为很多都是商家炒作，缺乏真正的科学依据。

A.2 思考题

（1）为什么同样的工作、类似的健康科普环境，两个人会对“主动健康”抱有不同态度？

（2）小王的方式看起来更积极，但可能存在哪些隐患或过度商业化的风险？

（3）小李若长期缺乏预防和自我监测，未来可能面对哪些健康风险？

（4）若从企业和社会的角度看，如何更好地引导员工进行适度且持续的健康管理？

附录 B 补充表格与要点说明

表 B.1 主动健康的关键推动因素与可能局限

推动因素	具体体现	可能局限、风险
社会意识与观念转变	- 社交媒体科普、健康教育 - 生活方式干预理念普及	- 信息碎片化、真假难辨 - 健康意识强但行动力不足
技术与市场驱动	- 可穿戴设备、健康 App 和大数据等 - 保健品、营养补给产业繁荣	- 数据隐私风险 - 商业过度营销，易导致“焦虑消费”
企事业单位健康投入	- 员工体检、健身房和健康津贴 - 心理辅导、EAP 项目	- 若缺乏长期规划或真实支持，可能流于形式 - 员工隐私与考核冲突
学科与专业服务发展	- 运动医学、营养学和预防医学兴盛 - 线上线下健康咨询平台多样	- 监管不足，服务质量参差不齐 - 科研证据与商业推广之间的鸿沟

表 B.2　对比：被动医疗模式与主动健康实践的主要特征

指标	被动医疗模式	主动健康实践
干预时机	病后就医，等待明显症状	日常管理、提早发现潜在风险
知识获取	医生主导，患者被动获取	多途径搜集信息（网络、App、互助群等）
个人责任与参与	患者多半依赖医生或医院的安排	个人主动调整生活方式、监测指标、寻求资源
经济支出方式	主要用于治疗、药品、手术和住院	体检、可穿戴设备、健身、保健品等（前置或日常投入）
医患角色	专家与病人是权威从属关系	医患互动更平等，甚至“医患共同决策”
社会与企业作用	政府、医院在公共卫生和疾病救治中发挥主导作用	企业、个人和社会组织联合推动健康促进

补充说明：

- “主动健康”并不会完全替代“被动医疗”。在急症和重症面前，临床救治依然不可或缺；
- 但是，“主动健康”将医疗触角从“事后处理”扩展到“日常防护”和“个体持续参与”，为整个社会和医疗系统带来新思考。

附录 C　案例进一步延伸

C. 1　“网红”健身教练的商业化与专业性冲突

（1）某健身达人在社交媒体上拥有数百万粉丝，每日更新各种高强度健身动作示范和“速效减脂”课程，但其专业背景并非运动医学科班出身；

（2）大量粉丝跟随其动作“打卡”，短期收效明显，但也有不少人在尝试后出现膝盖损伤、肌肉拉伤或急性腰痛；

（3）该达人由于带货健身器材、保健品而获利颇丰，但部分产品被曝光是“三无”产品或夸大效果，引发粉丝质疑与退订。

思考：

（1）为什么“网红教练”在社交媒体上能迅速吸引受众？

（2）如果缺乏专业指导或规范监管，用户如何被引向“错误的主动健康”模式？

（3）如何平衡“商业利益”和“科学专业”之间的关系？

C.2 “健康型”企业文化的落地与挑战

（1）某互联网公司曾多次在内部推进“员工跑步打卡”“健康餐补贴”，起初员工积极性很高，但三个月后活动热度逐渐下降；

（2）公司管理者发现，不少员工加班严重，或在家庭责任与工作压力间难以协调，跑步打卡反而成了一种负担，甚至有人为凑步数深夜刷圈；

（3）员工反馈健康补贴并不能解决更深层的休息时间不足问题。企业最终对加班制度和工作流程做出调整，结合心理支持课程才渐渐改善员工健康状况。

思考：

（1）单纯鼓励运动或给予补贴，为何无法持久调动员工“主动健康”的积极性？

（2）企业若想真正塑造健康文化，需要在哪些方面做出系统性改革？

（3）如何避免将“健康”变成另一种“绩效考核”或“强制

指标”，伤害员工自主性？

附录 D　芬兰奇迹：如何逆转心血管疾病危机——35 年健康变革的启示

芬兰北卡累利阿地区的冬天寒冷而漫长，这里的居民习惯用黄油涂抹每一片面包、用烈酒驱散寒意或用香烟缓解疲劳。在 20 世纪 60 年代末，芬兰男性中冠心病死亡率和绝对死亡率是世界上最高的，当时的北卡累利阿是芬兰乃至全球的“健康黑洞”。

D. 1　转折：一场全民健康革命——北卡累利阿项目的诞生

北卡累利阿项目于 1972 年正式启动，是在芬兰北卡累利阿地区开展的，史无前例地以社区为基础的心血管疾病危险因素干预研究，主要是通过降低北卡累利阿人口的胆固醇和血压水平及控制吸烟来预防心血管疾病。该研究显著降低了当地的心血管疾病发病率和死亡率，在芬兰全国范围内推广后也取得了显著的效果。

D. 2　三大核心策略[①]

1）饮食革命：从农场到餐桌的颠覆

北卡累利阿地区居民饮食习惯的变化主要表现在两大方面：一是黄油和高脂牛奶的消耗量急剧下降；二是植物油和新鲜蔬菜的消费量有所上升。例如：1972 年，86% 的男性和 82% 的女性主要用黄油抹面包；在 21 世纪初，这一比例降低到 10% 和 4%，后

---

① 郇建立．慢性病的社区干预：芬兰北卡项目的经验与启示 [J]. 中国卫生政策研究，2016，9(07):8-14.

来 42% 的男性和 47% 的女性用低脂酱（脂肪含量低于 60% 的人造黄油）抹面包。又如，1972 年，北卡累利阿地区仅有 2% 的人群使用植物油烹饪食物；1973—1978 年，该比例约为 6%；21 世纪初，约有 40% 的北卡累利阿地区居民使用植物油烹调食物。

北卡累利阿地区以乳制品业为主，水果和蔬菜多数需从国外进口。随着健康饮食理念的兴起，人们对水果和蔬菜的消耗日益增加，对黄油和脂肪乳制品的消费量急剧减少，使乳制品农场主和乳制品企业遇到了经济困难。社区和项目代表讨论发现可以利用北卡累利阿地区的气候条件，大面积种植既营养又美味的浆果。1985 年，在当地农户、浆果企业、商业部门和卫生机构的通力合作下，浆果项目正式启动。为了促进当地浆果消费，项目组开展了许多创新活动，涉及信息和教育，以及促销、新产品开发和各类辅助活动。随后，北卡累利阿多个地区浆果种植数量大幅度增加，许多农民由生产乳制品改为生产浆果产品。

北卡累利阿项目还与食品制造商和餐饮商开展经常性的合作，其根本目标是帮助人们买到健康的食品，而具体目标则是减少饱和脂肪的摄入，并增加蔬菜、植物油和浆果的消费。项目开展以后，许多工作场所主动联系项目组，开展多种活动，包括健康风险因素监测、健康知识宣传、联合活动（如体育竞赛和减肥小组）及食堂饭菜改善（如提供更多的蔬菜和低脂肪食品）等。

2）控烟行动：打破文化惯性，画出“吸烟者地图”

“吸烟者地图”：公共卫生员逐户登记吸烟者，提供尼古丁贴片和心理咨询；鼓励在工作场所、学校和家庭等地创立无烟区。早期的“禁止吸烟”（No smoking）标语已经转变为更为正面的说法——“无烟场所”（smoke-free）。目前，芬兰的绝大多数公共场所都已经是无烟区。

教堂牧师在礼拜时宣读戒烟成功者的名单，小学开展“给吸烟爸爸的一封信”征文比赛；项目组从北卡累利阿不同地区选择了 8 个中等规模的公司参加北卡累利阿项目的电视节目，并分别邀请一名吸烟者在电视节目中尝试戒烟、改善饮食、加强锻炼及其他健康促进活动，取得了良好效果。

3）健康生活方式教育和监测：用数据驱动改变

项目实施前，项目办首先对当地卫生中心的内科医生和公共卫生护士进行了培训，并与他们一起开发了各种预防活动和预防指南。在项目实施过程中，项目办要求他们帮助每位患者及来访者纠正健康风险因素，主要工作包括：①询问并记录吸烟史，提出戒烟建议；②询问饮食习惯及血清胆固醇和血压的测量情况，并提出建议；③向心脏病患者提供建议。

在项目执行期间，项目组印刷了大量的宣传资料，新闻界对项目活动做了数以千计的报道。项目开展的前 5 年，项目办印刷了近三万份健康教育宣传单、两万余份海报和三千份项目信息公告，制作了两万余份墙报、数万份反吸烟标牌和反吸烟标贴，当地报纸刊发了一千余篇项目报道。自 1978 年以来，项目组与电视台合作录制并播出了有关戒烟和健康秘诀的全国性大型电视系列节目。电视节目无疑是一个有力的干预方法，也是北卡累利阿项目从“试点项目”变为国家“示范项目”和“模范项目”的重要途径。

项目组通过关键知情人访谈，找出当地村庄的意见领袖，并引导其在日常生活中全面关注健康生活方式和必要的环境改变，然后努力促成人们做出相应的改变。例如，让意见领袖与人讨论吸烟和饮食问题，宣传无烟会议和无烟机构，督促当地商店店主多提供低胆固醇食物等。1979—1995 年，800 多名意见领袖参加了项目办的培训会。该项目进展顺利，明显促进了北卡累利阿项目的成功。

D.3 数据背后的胜利：35 年——从危机到全球典范

北卡累利阿项目的成效主要体现在三个方面：一是慢性病死亡率下降；二是风险因素减少；三是健康行为增加。事实上，北卡累利阿慢性病死亡率的大幅度下降，主要是因为项目干预所导致的风险因素减少和健康行为增加。北卡累利阿男性人群的冠心病死亡率下降了 85%。在 20 世纪 70 年代，北卡累利阿男性冠心病死亡率的下降速度远远高于对照区库奥皮奥省（Kuopio）和芬兰全国。自 20 世纪 80 年代中期以来，由于北卡累利阿项目的示范效果，整个芬兰的男性冠心病死亡率都在急剧下降。

同期，男性的中风死亡率下降了 69%，癌症死亡率下降了 67%（其中，肺癌死亡率下降了 80%）。除女性生理方面的癌症外，所有主要死因的死亡率都大幅度下降。例如，男性心血管病死亡率的下降幅度超过 80%，而女性超过 83%，男性和女性的全死因死亡率分别下降了 63% 和 51%

每隔 5 年的风险因素评估调查表明，1972—2007 年，北卡累利阿男性的胆固醇水平下降了 21%，女性则下降了 23%；男性收缩压和舒张压水平分别下降了 12mmHg 和 11mmHg，女性收缩压和舒张压水平分别下降了 21mmHg 和 14mmHg；男性吸烟率下降了 21%，2002 年以前，女性吸烟率呈缓慢上升趋势，2002 年之后有所下降。总体而言，北卡累利阿地区的主要风险因素水平有大幅度下降，下降趋势最为明显的是项目初期的 10 年。此后，随着全国性活动的展开，整个芬兰的风险因素水平普遍降低。

D. 4 健康是一场终身革命

芬兰用 35 年证明，疾病预防的力量远胜于治疗。尤哈的故事告诉我们：健康不是基因彩票，而是日常选择的累积。每一口食物的替换、每一支烟的拒绝和每一步行走的坚持，都在重塑生命的轨迹。

2025 年 3 月 9 日，十四届全国人大三次会议举行记者会，国家卫生健康委员会主任表示，将持续推进体重管理年行动，普及健康生活方式。国家卫生健康委员会办公厅向公众发布《体重管理指导原则（2024 年版）》指出，有研究预测，如果得不到有效遏制，2030 年我国成人超重肥胖率将达到 70.5%，儿童超重肥胖率将达到 31.8%。超重和肥胖受多种因素的影响，其中包括了遗传、饮食、身体活动水平、生活习惯及社会环境的改变等。身体质量指数（BMI）是衡量人体胖瘦程度的标准。

$$\text{BMI}=\text{体重（kg）}/\text{身高（m）}^2$$

我国健康成年人的 BMI 正常范围在 18.5—24，BMI 在 24—28 被定义为超重。达到或超过 28 就定义为肥胖。在国家卫生健康委员会办公厅发布的《成人肥胖食养指南（2024 年版）》中，手把手教学科学减重，其中食谱细化到了全国不同地区的示例。

优选食物：

（1）鼓励主食以全谷物为主，适当增加粗粮并减少精白米面的摄入。

（2）保障足量的新鲜蔬果摄入，但要减少高糖水果及高淀粉含量蔬果的摄入。

（3）优选低脂肪高蛋白量食材，如瘦肉、去皮鸡肉和鱼虾等。

（4）优选低脂或脱脂奶类。

这些食物要少吃：

（1）油炸类食物、含糖烘焙糕点、糖果和肥肉等。

（2）食盐。每天摄入量不超过 5 g，烹调油不超过 25 g，添加糖的摄入量最好控制在 25 g 以下。

（3）限制饮酒。

《成人肥胖食养指南（2024 年版）》建议，三大宏量营养素的供能比分别为：脂肪 20%—30%、蛋白质 15%—20%、碳水化合物 50%—60%，推荐早中晚三餐供能比为 3 ∶ 4 ∶ 3。

D. 5　健康生活小窍门

（1）规律作息。经常熬夜、睡眠不足可引起内分泌紊乱，脂肪代谢异常，导致“过劳肥”，肥胖患者应按昼夜生物节律，保证每天 7 小时左右的睡眠时间。

（2）加强运动。身体活动不足及久坐的静态生活方式是肥胖发生的重要原因，肥胖患者减重的运动原则是中低强度有氧运动为主，抗阻运动为辅。每周进行 150—300 分钟，中等强度的有氧运动每周 5—7 天，至少隔天运动 1 次；抗阻运动每周 2—3 天，隔天 1 次，每次 10—20 分钟；每周通过运动消耗能量 2000 千卡（1 千卡 = 4.18 千焦）或以上。

（3）少坐。每天静坐和被动视屏时间要控制在 2—4 小时，长期静坐或伏案工作者，每小时要起来活动 3—5 分钟。

D.6 每日行动指南

（1）合理膳食。控制总能量摄入，推荐每日能量摄入男性为 1200—1500 千卡、女性为 1000—1200 千卡的限能量平衡膳食。

（2）适当运动。长期静坐或伏案工作者，每小时做好起身活动 3—5 分钟。下班后坚持适当运动，增加户外活动时间。

（3）戒烟。吸烟者尝试戒烟，家庭成员中有吸烟者，建议到户外吸烟点或单独场所吸烟，以免二手烟影响其他成员身体健康。

（4）保持愉快心情。

健康的第一责任人是自己，让我们坚持“主动健康”！

小结

在本章的探讨与附录内容的补充下，读者可更全面地感受到“主动健康”在当代社会已形成的多元实践图景：

- 从个人生活方式转变、可穿戴设备、营养保健品，到企业健康管理和社会文化变迁，均为“主动健康”提供了蓬勃的动力；
- 市场化过度、信息混杂和短期效应难延续等问题的暴露，说明“主动健康”尚不足以根本革新目前的医疗模式；
- 这为下一步走向更高格局的“主动医学”提供了现实基础和迫切性思考。

在后面的章节中，我们将继续深挖“主动健康”与“被动医疗”之间的互动关系，探讨其尚未能触及的伦理维度、学科定位，以及“主动医学”如何在哲学和宏观理念层面带来新的突破。

第四章

CHAPTER 4

主动健康与被动医疗的关系

一、体制层面：尚属“外围”或“补充”

（一）医保制度对“治疗端”优先投入

1.“按病种付费”或“项目付费”逻辑

在大多数国家和地区的医疗保险体系中，医疗服务的付费机制都是围绕“疾病”或“病症处置”来设计的。例如，住院、手术、检查和药品等环节可以通过医保报销，而常规的保健咨询、健康教育和长期生活方式干预等环节常被视为“非必须”或“附加”，报销力度有限。这种“病后救治”式的报销标准导致医患双方更多把注意力放在如何发现并治疗疾病上，而不是在健康尚可的状态下主动投入保健。

2. 早期预防项目的报销缺失

虽然一些国家和地区在公共卫生条例中规定了若干免疫接种、基本公共卫生服务，如血压测量、糖尿病筛查和孕期保健，但其覆盖范围与深度仍局限于部分疾病或人群。对于大多数个人健康管理行为，如运动健身、营养指导和心理咨询等，多数医保并不予补贴或报销，这就使得“主动健康”行为往往需要个人自费承担成本，从而把相当一部分人排除在外。

3. 相对忽视亚健康与慢性病干预的阶段

许多慢性病（如2型糖尿病、高血压和心血管病）在早期干预阶段，如果有专业指导（如每月一次的营养师跟进或社区运动小组）的费用得到医保支持，可大幅度降低后期病情恶化与住院的成本。然而，由于医保主要围绕确诊病症后的治疗“医疗行为”来付费，社区预防项目资金有限，导致大规模慢性病防控在实际执行中并不理想，主动健康的前置价值难以充分体现。

（二）医院运作绩效导向与“治疗量”挂钩

1.“以治病为中心”的医院绩效指标

传统医院绩效考核多采用“床位使用率”“手术台次”“药品或设备使用量”等指标，医生和医院收入也与此关联。病患住院、检查、手术越多，医院和医生收入越高，也更容易得到上级主管部门或社会评价认可。相比之下，开展健康教育、组织主动健康管理、开具运动处方等“预防或辅导”项目，因为缺乏直接、立竿见影的经济收益或“出勤量”加成，医院并不积极投入这类项目，人力和资源也倾向于流向高收益的外科、影像和药物等领域。

2. 门诊结构对“大量保健咨询”支持不足

在门诊中，一位医生常常要在几分钟内完成数十位患者的接诊与问诊，对于主动健康需求，如详细饮食建议、个性运动方案或心理疏导等，很难挤出时间与精力。若医院缺少专门部门或专职人员（如健康管理中心、营养科和运动医学科），患者即便想获取这类主动健康指导，也常常找不到合适渠道或得不到专业对接。这进一步阻碍了主动健康成为医院主流业务。

3. 住院部门与门诊部门的资源倾斜

医院的重点科室往往是外科、重症加强护理病房、心内科和肿瘤科等救治重症、急性病的高收益领域；保健科、营养科和健康管理科等通常规模较小、设备和科研经费有限。医院管理层通常把更多资金与人员投入在“能迅速带来经济收入或科研成果”的治疗端。因而，主动健康在医院体系内成为较低优先级的补充项目，缺乏动力去扩张或升级。

（三）政府公共卫生规划中对主动健康的支持不足

1. 公共财政资源分配偏好

政府公共卫生项目多侧重大型疫情防控、环境卫生工程、传染病免疫接种、突发公共安全应急等领域，主动健康这种“个体化、日常化”的健康管理并未得到充分预算。即便在慢性病防治战略中，政府投入也多偏向社区基层医疗，主要关注高血压、糖尿病的基本筛查和用药管理，而对运动干预、减压课程以及营养咨询等更深入的主动健康服务无力提供足够财政支持。

2. 缺乏跨部门协同

推动主动健康需要教育、体育、卫生和社区建设等多个部门联动才能落地，如在学校推广运动习惯、在社区或企业倡导健康饮食和在城市规划中预留运动空间等。现实中，各部门条块分割，往往缺少高效的协调机制或共同投入，导致主动健康项目零星分散，难以形成大规模社会效应。

3. 短期政绩与长效收益的矛盾

从政治与行政视角来看，公共卫生决策者往往倾向于“见效快、可量化”的项目，而主动健康所需的行为改变和生活方式干预往往周期长、效果隐性，不易在任期内体现。因此，尽管理论上投入预防与健康管理可减少后期医疗负担，但在实际施政中不一定能获得优先度，这便限制了主动健康融入公共卫生主流工程的机会。

小结：被动医疗模式在体制层面拥有强势根基，医院和医保的核心逻辑是“治病”；主动健康常因缺乏付费支持、缺乏资源和部门协同而局限于“外围或补充”。这也解释了为何主动健康在社会层面虽受欢迎，却难以与主流医学及医疗机构平起平坐。

二、经济与意愿层面：群体差异明显

除了体制层面的问题，主动健康在推广中还面临“个人经济能力、文化认知、意愿投入”的多重挑战，导致它在某种意义上表现出“精英化”或“中产化”特征，难以真正惠及社会底层或弱势群体。

（一）费用与门槛

1. 自费体检、健身和营养咨询等成本

1）不同类型服务的价格差异

从基础年度体检到贵宾体检套餐，费用从几百元到几千元甚至上万元不等；对经济困难人群来说，仅一次高级体检就可能是一笔不小负担。健身房年卡或私教课收费在一、二线城市普遍较高，往往是年轻白领或高收入者买单；保健品或补充剂亦存在高昂品牌溢价，新兴科技，如基因检测项目花费动辄几千元到几万元。

2）长期投入的经济压力

健康管理并非一次性消费，而是持续性的，如营养师或心理

咨询师要每周或每月多次见面，运动器材或健身房都需持续付费。许多中低收入者可能难以承担这类长期固定支出，导致他们对主动健康项目兴趣有限或力不从心。

3）缺乏医保报销或财政补贴

前文所述体制缺失决定了大多数个人化健康管理服务需要自费。此外，商业保险中虽然有些计划会涵盖少量体检与保健费用，但仍是“补充”性质，覆盖人群有限且门槛较高。

2. 经济不发达地区的基础匮乏

1）经济困难人群优先解决温饱与劳作

在农村或偏远地区，许多人面对的首要压力是就业、住房和子女教育，身体微恙也因缺钱或缺时间而不愿早期介入健康管理。主动健康理念对于他们而言显得“奢侈”，其中的体检、健身房和心理辅导等更是难以想象。

2）社区公共设施不足

有些城市富裕社区配有健身步道、公园或全民健身中心，方便居民运动；但落后地区的公共运动场地或者健康教育宣传少之又少。缺乏环境支撑，人们就更难养成运动或自我保健的习惯，这在一定程度上抑制了主动健康的推广。

3）保健品与营销诱惑

经济不发达地区的健康教育不足，但“三无”保健品和“神奇疗法”却可能以“会销”“地推”等方式侵入，误导民众花大价钱购买无效或劣质产品。因此，本就经济拮据的人群反而容易被虚假宣传吸引，花钱却未获得真实健康收益，造成新的社会伤害。

小结：在经济层面，主动健康对于中高收入群体而言是“可负担、可持续”的生活投资，但对低收入者乃至一般社会阶层仍是“负担高、门槛高”的消费品，自然呈现出“圈层”特征，难以达到全民普及。

（二）认知与意愿

1. 一些群体对保健理念缺乏认识

1）受教育程度对健康认知的影响

大量研究表明，受教育程度越高，人们越能理解“预防”的价值，也更倾向于相信科学证据。受教育程度低者，往往对主动健康的内涵、可行性存疑，更容易受偏方或民间传言影响，有时甚至觉得“体检＝花冤枉钱”“健身＝浪费时间”而拒绝尝试。

2）健康信息的碎片化与虚假宣传

虽然社交媒体上有大量健康科普，但其中也混杂许多伪科学、夸大广告，引导人们盲目依赖某个产品或疗法。部分人难以筛选出真正科学严谨的信息，对主动健康理念产生误解或排斥心态，如认为“某保健品＝包治百病”，或者“运动没啥用，吃药才是王道”。

3）对潜在疾病风险的忽视

在疾病的潜伏期或初期阶段，身体并无明显不适，一些人就抱着侥幸心理，不愿投入时间、金钱做检查或改善生活方式。习惯性地以“拖一拖再说”“反正也不严重”心态对待亚健康症状，直至病情严重才去就医。

2. 缺乏持续动力与环境支持

1）行为改变的困难

健康心理学和行为医学反复证实，改变一个人的饮食习惯、运动习惯、戒烟等都异常困难，需要一定时间、外部支持和内部动机。即使开始了“跑步打卡”或“蔬果餐计划”，持续几周后可能因工作压力、社交娱乐或生理疲惫而放弃，主动健康就难以见成效。

2）社会与家庭的阻力

若一个人所在的家庭或朋友圈并不重视健康，而且认为其在运动或体检上花费太多而对其进行干扰会导致其坚持不下去。传统文化中“病了就吃药、住院”的认识根深蒂固，有预防理念的人少，人们往往认为“未病先防”是浪费资源或不切实际。

3）工作与生活节奏的冲击

现代都市白领群体虽有经济基础，但繁忙的工作、加班和高压力可能导致他们没有时间或能量长期进行运动或健康管理。在身体与精神双重疲惫下，许多人宁愿用娱乐、社交或睡眠填补空闲，而缺少深入学习健康知识或刻意规划科学饮食的决心。

（三）企业或社会的参与意愿

尽管如第三章提到的企业健康福利或社会健康项目对主动健康有助推作用，但就整体而言，许多单位或社会层面并不主动或全面投入，这也削弱了主动健康的大范围普及和纵深发展。

1. 企业对健康福利的迟疑

1）经济成本与短期回报

企业应推出健康体检、健身房和心理咨询等福利，一次性及持续成本均较高，小微企业可能无力承担。即便是中大型企业，也关心能否在短期内看到效益，如减少病假或医疗支出、增加员工满意度，否则不愿加大投入。

2）企业文化与管理意识

一些企业管理层并不认同“员工健康管理”能带来更多收益，

或者认为劳动力市场可替代性强，“人员流动”比“健康福利”更符合成本－效益逻辑。在考核体系缺乏健康指标或注重长远收益的设计下，人力资源部门和经营者对员工健康干预项目积极性不足。

2. 社会组织与社区层面的动力

1）社会组织的局限

虽然非政府组织、社区组织能在健康教育和公益筛查中发挥作用，但其资金与人力有限，规模化覆盖难度大。需依托政府或企业赞助，否则难以形成持续力量，也就难以构建深入社区的主动健康网络。

2）资源优先度的配置

社区层面常面对多种公共事务，健康只是其中一部分，且多关注老年人慢性病管理、传染病防控等显性问题，日常生活方式干预投入较少。社区健康管理人员的专业化程度也有限，难以系统性指导居民，导致主动健康更多是个人行动而非社区整体氛围推动。

3）公共舆论与健康观念

媒体与公众可能更关注突发性的“医疗事故”或“疾病暴发”，而非持久性的健康管理成就。缺乏对健康长期维护者或健康社区的正面宣传与表彰，也一定程度上使主动健康在社会话语中缺乏持续热度支持。

三、学科定位：未能深度融入医学主干

在前述体制及经济层面中，主动健康多处于外围或局部补充角色。进一步反观学术与教育层面，临床医学在传统或当代医学教育中占据最中心地位，而预防医学、营养学和运动医学等虽然存

在，却往往地位边缘化，与生物医学主流研究和临床实践缺乏真正的整合。本节将探讨这种学科结构对主动健康推广造成的限制。

（一）临床医学的传统权威

1.“如何治病”一直是医学院校与科研攻关的焦点

1）学科结构：病理学—药理学—外科学—内科学

医学院校核心课程从解剖学、生理学、病理学和药理学到临床学科（外科、内科等）的主干设置，目的是让学生具备对疾病发生、发展、诊断、治疗的系统认知。虽然也会有预防医学、公共卫生和营养等选修课或小课，但在学分与资源上相对处于弱势。医学生毕业后大多进医院从事临床诊疗，缺乏健康维护或预防行为干预的系统训练。

2）科研经费与成果导向

国家和社会科研资源常倾向于重大疾病攻关，如癌症、心血管病和神经退行性病变等，或针对基因编辑、细胞免疫、3D 打印手术等高精尖领域。主动健康的相关研究（如运动干预、饮食结构、心理调适和社会行为影响等）要么由社会科学或公共卫生部门小规模资助，要么由保健品、健身市场进行商业化研究，缺乏国家级学术项目的大力支持。

3）医师培养及临床晋升体系

医院往往以诊疗水平、手术成功率以及论文影响因子作为医生晋升、科室评优的重要考核；很少有明确的奖励或晋升通道专门面向在健康教育、社区预防、患者饮食与心理指导领域做出贡献的医生。因此，年轻医生在临床工作中也自然将重心放在疾病诊治上，缺少动力去深耕主动健康领域的知识或实践。

2.“救急—修复”在社会和医学界的历史声誉

1）拯救生命的直接效果

外科手术成功救治重症患者、传染病控制迅速遏制流行，往往能在较短时间内展示医学的强大影响力，也更能赢得社会赞誉和媒体关注。“治病救人”的直接可见成果远比“预防—难以量化—看不到病”来得震撼。公众和医学界对医术高明的临床专家往往给出较高评价。

2）慢性病防治与生活方式干预效果较为隐性

主动健康手段通常需数月或数年才能见成果，如降低肥胖率、延缓糖尿病进程、减少焦虑抑郁等，很难在短期呈现“医学奇迹”。这种“缓慢却长远”的特质使其在舆论或医学界缺少“爆发性”声望，很难与“成功切除了巨大肿瘤”之类的临床壮举获得同样影响。

3）文化与媒体对手术与新药的偏好

电影、电视和媒体报道中常聚焦于外科手术场景或癌症新药面市的“重大突破”，忽视缓慢却关键的生活方式转变或社区预防。人们更容易对外科专家或攻克癌症新疗法产生崇拜之情，对日常化的健康管理、公共卫生人员的细微工作却往往缺乏热情。

综上，临床医学在大众心智与学术界都保持强势地位，使得主动健康难以和其“肩并肩”，主动健康客观上被视为“补充”或“辅助”角色。

（二）研究与产业化的分割

1. 学术与商业之间的互动不足

1）预防、保健类学科科研经费相对匮乏

国家科研项目更愿意投资攻关类课题，如恶性肿瘤关键基因

靶点、心脑血管急救技术等。预防或保健学方面的课题常被视为“基础投入回报不显著”，难得到大规模资助，仅在公共卫生或小规模地方专项中获得有限支持，研究成果难以大规模转化或产业化。

2）商业市场以噱头和快速盈利为导向

在健身、保健品、营养咨询和医疗 App 等行业中，部分企业过度营销或利用概念炒作来吸引消费者，以短期利润为目标。这造成实际科学研究不足或并未得到深度支持，导致消费者对主动健康商业产品也产生怀疑：究竟是科学还是噱头？

2. 临床与主动健康体系隔绝

1）医患关系的固有模式

在大多数临床实践中，医生惯于处理“诊断—处方—治疗”流程；而主动健康服务，如运动处方、营养配方和心理辅导，则更像是另一套话语系统，没有在临床环境整合进医生常规工作。一些医院虽设有健康管理中心，但常独立运营或不被临床科室重视，形成两张皮。

2）产业研发与科学评价断层

在营养、健身和保健等行业中，企业进行产品创新和市场推广，却缺少临床大样本 RCT（randomized controlled trial，随机对照试验）或对照研究来评估效果。临床医学界则对缺乏循证证据的产品保持警惕甚至排斥，导致双方难以合作共赢。

3. 保健、运动、营养人才培养与临床人才培养的分离

1）高校专业分设

高校里，临床医学专业与体育学院、营养学院、护理学院、心理学院等往往归属不同院系，课程与研究方向相互独立。共同的跨学科项目有限。这使得培养的临床医生对营养或运动干预知识了解不足，而运动或营养专业人才亦难懂临床诊疗流程，营养

与运动干预无法深入主流医疗体系。

2）行业资格与监管

营养师、健康管理师和健身教练等行业性资格良莠不齐，缺少统一监管与评价标准。一些教练或顾问只经过短期培训就对外提供健康建议。临床医疗机构对这些从业者的专业水准与责任归属不放心，往往不正式聘用或合作。

因此，研究与产业化分割也导致了主动健康难以获得学科地位提升，更难融入医院或国家科研体系与临床诊疗形成人才与技术的双向联结。

本章小结

本章以“主动健康与被动医疗的关系”为主线，从体制层面、经济与意愿层面及学科定位三个维度阐述了主动健康在现行医疗体系中所面临的多重障碍。

1）体制层面

医保与医院绩效大都围绕“病后治疗”运作，预防与健康管理无论在经费报销、资源配置上都处于边缘，无法形成可持续的规模化服务。公共卫生政策虽有零星支持，但缺少跨部门联动与稳定财政投入，使主动健康只能作为补充或试点项目在部分社区或企业实践。

2）经济与意愿层面

高门槛的费用使得自费体检、健身和营养咨询等更易在中高收入群体中推广，经济困难人群难以承担。人们对主动健康的认知与动机亦受教育水平、工作生活环境所限，部分人群缺乏持续动力，或对保健理念产生误解，进一步造成推广难度。

3）学科定位

临床医学在医学教育与科研界地位至高，主要关注“诊断—治疗”；主动健康相关的预防医学、营养和运动医学等则往往处于次要地位，资源和话语权都显不足。研究与产业化之间的壁垒使得许多健康管理产品或服务缺乏循证支持，亦不被主流临床和公共卫生系统广泛认可，形成“外围补充”的尴尬局面。

正是由于这些多重因素的叠加，主动健康才难以在当代医学结构中担当“主流模式”的角色，只能作为对被动医疗的外围改善或补救措施。随着社会发展和技术进步，虽然主动健康在个人与社区范围内彰显出若干价值，但若要真正突破对“病后救治”的根本依赖，还需要更宏大的哲学与系统思考。后续章节将基于此结论，进一步探讨主动医学之所以能超越主动健康，成为变革医学模式的重要理念，是因为它融入了更高维度对健康及人与宇宙关系的定位，从而跳脱既有体制桎梏，为未来医学道路指引新的方向。

本章附录

附录 A 模拟案例与思考题

A. 1 背景介绍

在某大城市的一家社区健康中心，中心主任李医生多年来致力于主动健康推广。她结合社区情况，推出了多种健康管理项目：

慢性病管理：组织糖尿病、高血压患者每月免费参加营养讲座和运动指导；

健康咨询：设立健康驿站，为居民提供体脂测试、血压血糖检测及个性化运动方案；

线上服务：建立微信小程序，居民可随时查询自己的健康指标并与社区医护在线交流；

健康教育活动：与当地学校、企业合作，定期开展戒烟、控盐和减重等宣传。

运行一年后出现以下问题：

资金短缺：此项目经费主要靠市区卫生部门的有限补贴，远不及医院对诊疗项目的投入。

居民参与度下降：最初有 200 多人报名，但坚持下来的不足一半。一些人嫌麻烦，另一些人觉得效果“不够立竿见影”。

人力不足：社区中心只有 2 位全科医生和 1 位护士，既要应付日常门诊，还要抽时间做健康管理，加班加点工作却难获额外薪资。

医院不配合：大型三甲医院并未与社区中心建立转诊和信息

共享机制，居民若发现异常还要自己去大医院排队挂号才能就诊。

A. 2 思考题

（1）该社区健康中心在体制和资金上遇到了哪些阻力？

（2）为什么很多居民对“预防与健康管理”难以保持积极性？

（3）如何看待大型医院与社区健康中心之间缺乏协同的问题？

（4）如果要让此中心的主动健康项目可持续，体制或政策层面应做哪些改进？企业或社会组织又可提供什么支持？

附录 B 补充表格与要点说明

表 B.1 体制层面：被动医疗模式与主动健康模式在资源配置上的对比

对比指标	被动医疗模式	主动健康模式（现状）
医保支付	- 按病种或项目付费 - 侧重诊断、手术和药物报销	- 多属自费 - 仅在少数公共卫生项目或商业保险中可部分报销
医院绩效考核	- 以住院量、手术量和床位使用率为关键指标 - 高收益科室获得更多资源	- 一般缺乏直接经济收益 - 健康管理科、营养科常被忽视
公共卫生政策优先度	- 更关注传染病防控、重大疾病专项 - 偏向应急或集中式项目	- 少量慢性病筛查、社区教育投入 - 多部门协同不足，缺乏长效机制
医患关系	- 医生掌控诊疗决策，患者被动接受	- 强调患者自我管理，但医院提供支持有限
资源投向	- 高端设备、药物研发、重症监护等	- 社区健康干预、营养运动指导、心理支持经费少

解读：

- 表 B.1 直观呈现体制结构如何偏向“治病端”。当主动健康的核心项目（如慢性病早期干预、营养 / 运动指导）缺乏经费和报销支持，便难以在医疗体系中占有一席之地。
- 可结合实际案例或数据（如医保目录、医院科室经费分配）进行具体分析。

表 B.2 经济与意愿层面：不同收入群体对主动健康的可及性

收入、社会地位	对主动健康投入或接触的途径	主要障碍、瓶颈
高收入、精英阶层	- VIP 体检、私人医生和营养师 - 高端健身会所、海外医疗等	- 信息甄别困难（过度消费、过度检测） - 可能过于依赖商业化产品
中产、白领	- 企业体检、健身房年卡和商业健康险等	- 工作压力大，时间不足 - 需稳定经济能力支撑
普通工薪族	- 常规体检或基础健身（公园、跑步等）	- 经济与时间均有限 - 对专业营养、健身指导投入不足
低收入、弱势群体	- 基本公共卫生服务（社区义诊、廉价体检等）	- 缺乏资金、健康意识弱 - 可能被伪劣保健品欺骗

解读：

- 表 B.2 突显了收入水平与健康意识之间的关联，也说明为什么主动健康在社会基层推广更为艰难；
- 可进一步讨论如何设计公共政策或社区支持，降低门槛，让低收入群体也能享受高性价比的健康管理服务。

表 B.3　学科定位：临床医学与预防 / 保健学科的资源失衡

维度	临床医学主流	预防 / 保健学科（主动健康相关）
学科地位	医学院核心、课程重	课时少、以选修为主，往往在公共卫生院系或辅助学科中
科研经费与项目	重大疾病攻关、药物 / 手术技术	- 大多在小范围或隶属地方课题 - 缺乏大规模资助
人才培养与认可度	高水平医院、科研单位吸纳精英	- 健康管理、运动营养等专业毕业生受限 - 行业标准不统一
临床、科研产出影响力	- 论文高影响因子 - 媒体热度高	- 多为基础调查、干预长期观察 - 短期成果不显著
与社会、产业联动	新药、新设备研发易获得投资	- 保健或运动领域常被质疑商业化过度 - 循证研究不足
维度	临床医学主流	预防 / 保健学科（主动健康相关）

解读：

- 临床医学在医学院校、医院、科研资金方面占据绝对优势，也获得更高的社会声望；
- 预防与保健相关学科虽在理论上对健康维护至关重要，但由于“长周期、慢收益”，难以融入医学主流“病症—治疗”框架。

附录 C　案例进一步延伸

C. 1　“高端”体检中心与普通体检机构

高端中心：提供PET-CT、核磁共振和全基因检测等昂贵项目；就医环境舒适，但价格动辄数千元至上万元。客户多为富裕阶层或企业高管，检查项目“豪华”，但是否科学、是否存在过度检测争议不断。

普通机构：一般单位、社区安排的年度体检，项目相对简单，若需进一步精准筛查需患者自费或转诊；检查环境和服务也较为基础。

思考：

（1）为什么高端体检中心在城市里能迅速发展壮大？

（2）对比普通体检机构，这种高端模式能真正提高“早期防控”效率吗？还是更多地满足了客户心理需求？

（3）政策或社会该如何引导，避免“消费式健康”过度炒作又能让普通人享受“预防”实惠？

C.2　运动处方进医院——试点困难

试点医院：某市级医院设立运动医学科，尝试针对肥胖、糖尿病和高血压患者开具运动处方，结合营养师辅导。

遇到问题：门诊患者量少，医生报酬和科室绩效考核并未显著提升；院领导和其他科室也不太重视，运动处方还需要患者在家里坚持执行，执行率并不高。

收获：少数坚持运动处方与饮食管理的患者明显减少用药，血糖和血压趋于稳定。医生也认可其长期价值，但缺少资金及管理层的强力支持。

思考：

（1）这种运动处方与传统药物处方有何本质区别？

（2）为什么在医院体系中推动这类项目往往遇到考核、资源和配合度等多重障碍？

（3）对慢性病而言，若长期坚持运动能节省医疗费用，为何医院或医保却无法获得直接回报？这是否阻碍了预防类项目的持续发展？

附录 D 循环肿瘤细胞：癌症转移的“幕后黑手”

在医学领域，免疫系统被公认为人体健康的“守护神”，它时刻抵御着外界病原体的入侵，维持着身体的稳定与健康。然而，所有的疾病转归，包括癌症的发生和发展，都与免疫系统的功能状态密切相关。其中，循环肿瘤细胞（circulating tumor cells，CTC）在癌症的进程中扮演着极为关键的角色，它是免疫系统与变异细胞相互作用后的产物。

D. 1 免疫系统：人体健康的基石

免疫系统是一个复杂而精密的网络，由免疫器官、免疫细胞和免疫分子等组成。其主要功能是识别和清除外来的病原体，如细菌、病毒等，同时也能监测和清除体内异常的细胞，如癌变的细胞。免疫系统的正常运行对于维持人体的健康至关重要。

当免疫系统功能正常时，它能够有效地识别和消灭那些发生基因突变、具有癌变倾向的细胞，从而阻止癌症的发生。然而，当免疫系统出现功能障碍，如免疫监视能力下降、免疫调节失衡等，就可能导致这些异常细胞逃脱免疫系统的清除，进而发展成为癌症。

D. 2 循环肿瘤细胞：癌症转移的“种子”

CTC 是指从原发肿瘤病灶脱落，进入血液循环系统的肿瘤细胞。它们可能是自发地从肿瘤组织中脱离，也可能是由于诊疗操作而被释放到血液中。CTC 在血液中以极微量的形式存在，具有稀有性、非典型性细胞形态、显著的异质性及不同的形态与类别等特点。

CTC 的稀有性体现在每 10 毫升血液中仅存在几个至几十个。其非典型性细胞形态表现为体积较大、细胞核大且形状不规则、核质比高等。异质性则体现在细胞表面抗原标志物的表达差异及携带不同的分子信息和转移潜力上。此外，CTC 可分为间质型、上皮型或上皮间质混合型，既可以以单个细胞形式存在，也能聚集成团形成细胞团 CTC。

CTC 在癌症的发生和发展过程中起着至关重要的作用。它们是肿瘤远端转移的“种子”，一旦进入血液循环，就有可能被带到身体的其他部位，形成新的转移灶。这种癌细胞转移是导致癌症患者死亡的主要原因之一。

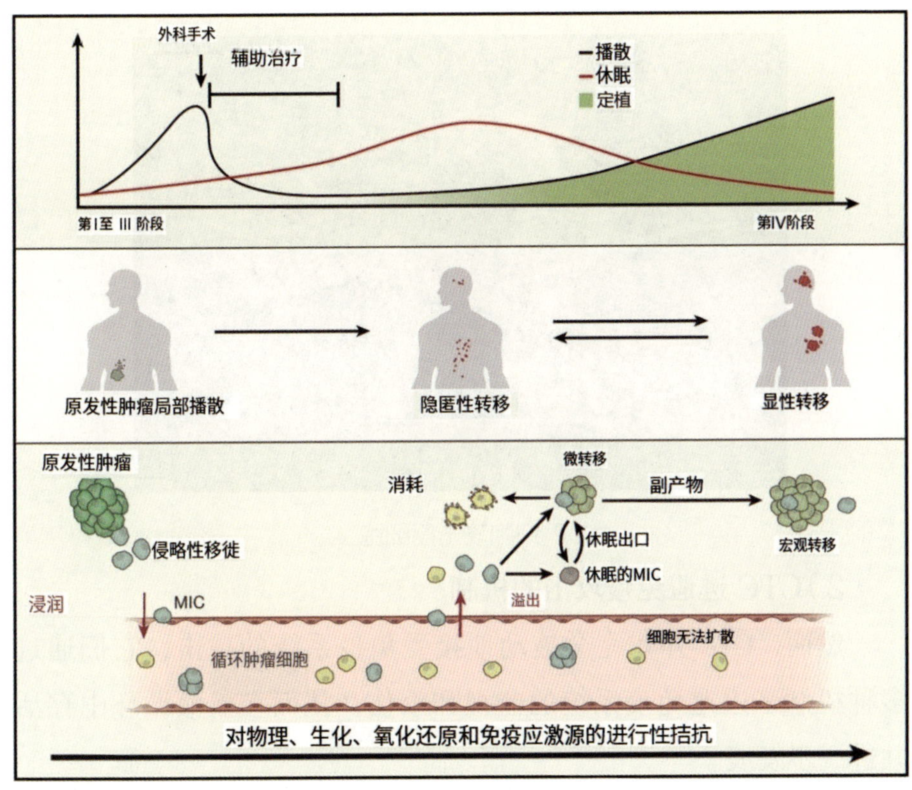

图片来源:《细胞》杂志，2023 年 4 月 13 日，186（8）：1564-1579。

D.3 CTC 与免疫系统的相互作用

CTC 在血液循环中并非孤立存在，而是与免疫系统有着密切的相互作用。这种相互作用既包括免疫系统对 CTC 的杀伤作用，也包括 CTC 通过多种机制逃避免疫系统的攻击。

1）免疫系统对 CTC 的杀伤作用

免疫系统中的多种免疫细胞，如 NK 细胞（自然杀伤细胞）、T 细胞等，能够识别和攻击 CTC。NK 细胞具有识别和杀伤 CTC 的能力，它们通过释放穿孔素和颗粒酶等物质，直接导致 CTC 的溶解和死亡。T 细胞则在免疫监视中发挥重要作用，能够特异性地识别并杀死被肿瘤抗原激活的 CTC。

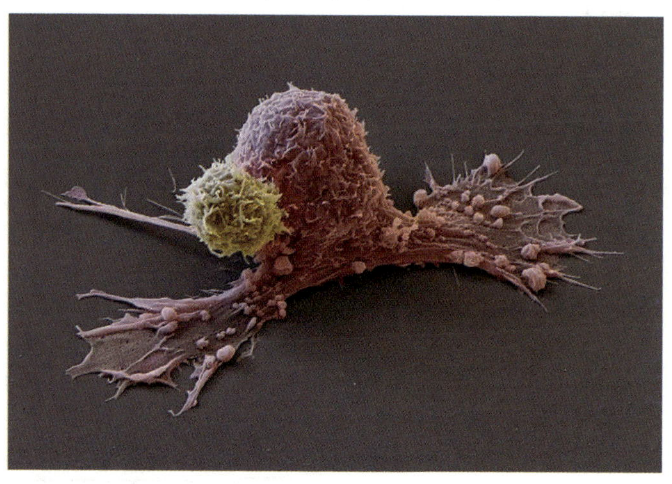

T 细胞攻击癌细胞

2）CTC 逃避免疫攻击的机制

然而，CTC 并非完全被动地接受免疫系统的攻击，它们通过多种机制来逃避免疫系统的监视和杀伤，从而在血液循环中存活并进一步发展。

与血细胞相互作用：CTC 可以与血液中的血小板、红细胞、中性粒细胞、巨噬细胞等相互作用，从而获得保护，增加其在血液中的存活和迁移能力。例如，血小板能够附着在 CTC 表面，形成保护层，使其免受免疫系统的攻击；中性粒细胞可以通过形成 NETs（中性粒细胞胞外陷阱）捕获 CTC，促进其增殖和转移。

表达免疫抑制分子：CTC 可以表达一些免疫抑制分子，如 PD-L1 等，这些分子能够与免疫细胞表面的相应受体结合，抑制免疫细胞的功能，从而逃避免疫系统的攻击。

免疫检查点的利用：CTC 在转移过程中会与免疫细胞之间发生相互作用，其中涉及免疫检查点分子的表达和作用。例如，CTC 高表达 HLA-E 分子，与 NK 细胞表面的 NKG2A 受体相互作用，导致 NK 细胞的活性受到抑制，从而逃避免疫系统的杀伤。

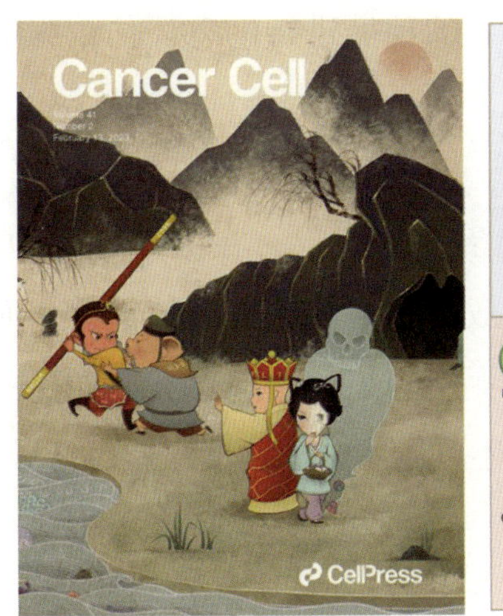

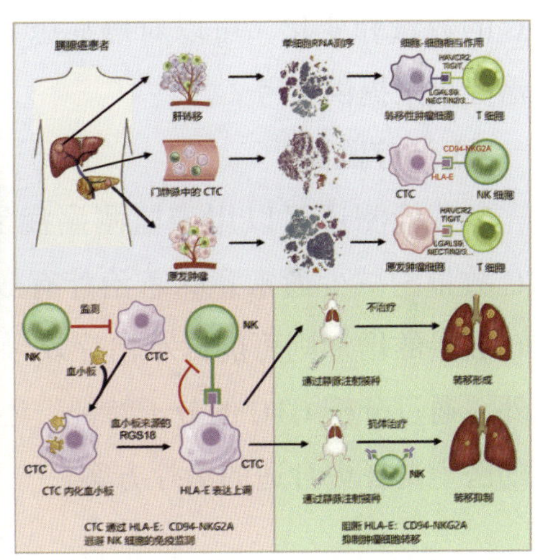

图片来源:《癌细胞》，2023 年 2 月 13 日，41（2）:272-287。

D. 4 CTC 检测技术及其临床意义

随着科学技术的不断进步，CTC 检测技术逐渐成熟并应用于临床实践。CTC 检测可以通过采集患者的外周血样本，利用特定的技术手段分离和鉴定其中的 CTC，从而为癌症的早期诊断、预后评估和治疗监测提供重要依据。

1）早期诊断

CTC 检测在癌症的早期诊断中具有潜在的应用价值。由于 CTC 在癌症早期就可能出现于血液中，因此通过检测 CTC 可以在肿瘤尚未形成明显肿块或出现临床症状之前，发现癌症的踪迹。这对于提高癌症患者的治愈率和生存率具有重要意义。

2）预后评估

CTC 的数量和特性与癌症患者的预后密切相关。研究表明，血液中 CTC 数量较多的患者往往具有较差的预后，而 CTC 数量较少或检测不到 CTC 的患者预后相对较好。因此，通过定期检测 CTC 的数量和变化，可以对癌症患者的预后进行动态评估，为临床治疗决策提供参考。

3）治疗监测

CTC 检测还可以用于监测癌症治疗的效果。在治疗过程中，CTC 数量的减少通常意味着治疗有效，肿瘤细胞被有效清除；而 CTC 数量的增加则可能提示治疗效果不佳或肿瘤出现耐药和复发。此外，通过分析 CTC 的分子特征，还可以为个体化治疗提供指导，帮助医生选择更合适的治疗方案。

D. 5 针对 CTC 的治疗策略研究进展

鉴于 CTC 在癌症转移中的关键作用，近年来针对 CTC 的治疗策略成为研究的热点领域。这些策略主要包括开发能够特异性靶向 CTC 的药物、增强免疫系统对 CTC 的杀伤能力等。

靶向 CTC 的药物研发：研究人员正在努力寻找 CTC 特异性的

标志物和靶点，开发能够特异性识别并杀死 CTC 的药物。例如，一些针对 CTC 表面特定抗原的单克隆抗体药物正在研发和临床试验中。

免疫的治疗强化：通过增强免疫系统对 CTC 的识别和杀伤能力，可以有效地抑制 CTC 的生长和转移。例如，免疫检查点抑制剂的应用可以阻断 CTC 与免疫细胞之间的免疫抑制信号，恢复免疫细胞对 CTC 的杀伤功能。

D. 6 未来展望

CTC 在癌症的发生和发展过程中扮演着极为重要的角色，它是免疫系统与变异细胞相互作用的结果。随着对 CTC 生物学特性、与免疫系统相互作用机制及检测技术的不断深入研究，我们有望更好地理解癌症的转移机制，开发出更有效的早期诊断方法、预后评估工具和治疗策略，从而为癌症患者带来更多的希望和更好的生存质量。

未来，针对 CTC 的研究将不断深入和拓展。一方面，需要进一步探索 CTC 在不同癌症类型中的异质性和特性，以及其与免疫系统的复杂相互作用机制，为精准医疗奠定更坚实的理论基础。另一方面，需要不断优化和创新 CTC 检测技术，提高检测的灵敏度和特异性，使其能够更广泛地应用于临床实践。例如，某公司的第三代 CTC 检测技术加入 AI 判读技术，通过机器学习和深度学习算法，AI 能够对 CTC 的检测数据进行高效的分析和处理，能够比传统影像学提前 3—10 个月发现恶性肿瘤，从而提高检测的准确性和效率。AI 技术还可以结合患者的多种临床数据快速识别 CTC 的特征模式，帮助医生更精准地诊断癌症。同时，针对 CTC

的治疗策略也需要进一步完善和验证，以期在临床治疗中取得更好的效果。

总之，CTC 作为癌症研究领域的一个重要热点，其与免疫系统的相互作用关系为我们揭示了癌症发生和发展过程中的关键环节。主动医疗理念强调预防为主、提前干预，将 CTC 检测与主动医疗相结合，可以在癌症的早期阶段甚至癌前病变阶段发现潜在的风险，从而及时采取措施，防止癌症的发生和发展。这种结合不仅有助于提高患者的生存率和生活质量，也为癌症的预防和控制提供了新的思路和方法。通过深入研究 CTC，我们有望在癌症的预防、诊断和治疗方面取得重大突破，为人类健康事业做出更大的贡献。

小结

通过以上模拟案例和补充表格示例的有机结合，读者可更深切体会到：

体制层面：医保、医院绩效、公共卫生资源等多环节均倾向于“病后救治”，对“预防—健康管理”的投资不足。

经济与意愿层面：主动健康在资金和观念上容易形成“圈层”特征，对弱势群体更显困难。

学科定位：临床医学在医学教育和科研体系中占据主导，预防与保健的地位与投入依旧偏低，阻碍了主动健康与医院深度融合。

这些正是主动健康在现实中无法与被动医疗平起平坐的主要原因。它更像一场“外围运动”，尽管对个人与社区生活方式改善有所裨益，却难触动医疗体系的根本结构。本章也为后续主动医学的理念落地埋下伏笔：要真正突破既有体制逻辑，必须从更高维度（哲学、人文、社会生态）重新定位“健康”的含义。接下来的章节将对主动医学背后的哲学基础与高格局理念展开进一步阐述，探讨如何弥合当前医疗模式的深层缝隙，实现整体而持续的健康提升。

第五章 CHAPTER 5 主动健康的局限与瓶颈

一、评估标准不统一

主动健康在实践中面临的首要挑战，是如何评估并检验“健康提升”或“风险降低”的效果。在传统医疗模式里，疾病诊断大都依赖确切的生化指标、成像结果和病理报告等，医生可以比较清晰地判断患者是否患病、病情处于何种分期。主动健康侧重于在病症出现前进行行为干预，不少项目基于可穿戴设备、自述问卷或运动打卡等来衡量成效，但这些数据或评估方式并不具备受到广泛认可的科学标准或统一指标，使得其在医疗体系中被质疑或边缘化。

（一）多维度健康指标的缺失

1. 传统生物医学指标难以囊括身心与社会面向

1）单维度与临床指标的局限

医学上常用血压、血脂、血糖和心电图等生理指标判断身体状态，也可能辅以BMI或腰围等测量个体肥胖程度。虽然这些指标的确能反映一定范围的身体健康状况，但它们集中于躯体机能，对于社会适应度、心理健康和精神需求等维度则几乎没有直接测量手段。

人体各项检测指标在正常值范围内，虽可表明近期无明显病症，但并不一定意味个体心理、社交和精神层面都良好。现代社会中，焦虑、抑郁等心理问题并不会呈现在常规体检的生化指标上。若只将“健康”定义为“暂未出现病理学异常”，显得过于狭隘，会忽略许多欲病状态或亚健康状态在心理与社会层面的预警信号。

2）不够动态灵活的度量机制

许多医学指标一次或数次体检即可获取，但健康状态往往呈动态变化，且易受季节、情绪、环境等影响，单次检测并不全面。更何况，人类生活方式和环境复杂多变，若缺乏日常化的综合追踪，许多亚健康隐患难以及时发现。

2. 主动健康需要更多心理、社会、生态维度

1）整体健康（Holistic Health）理念

一些公共卫生和心理学者主张将身体、心理和社会三方面的平衡统一视为“健康”的基础，这与世界卫生组织提出的“身心社会完全健康”理念相呼应。在主动健康实践中，理应建立一套整合了运动量、营养平衡、工作与生活压力、社交支持程度和情绪调适效果等多维度指标的评估体系。

2）社会角色与家庭支持

研究显示，家庭和社群在健康维持中扮演重要角色。如果个体缺乏配偶、子女或亲友的理解和辅助，难以坚持良好的运动习惯和饮食习惯。将此类家庭或社群支持度纳入健康指标中，有助于主动健康干预设计更具针对性，也便于医护或健康管理师识别潜在的社交孤立或心理风险。

3）环境与生态要素

个体健康还与居住环境、空气与水质量、城市规划和绿地资源等宏观因素相关。主动健康若仅局限在个体行为改变，不考量环境对运动、饮食或心理的影响，就难以取得彻底成效。若没有对个人所处环境（气候、污染程度和社区安全度）的评估，主动健康指标很难真正全面，毕竟在污染严重的城市，即便个人重视健康，也可能因长期接触雾霾导致呼吸道问题频发。

3. 国际与国内尚无统一权威标准

1）医学与公共卫生领域的多种指标体系

不同卫生组织或学术机构曾提出各自的健康量表、生活质量（QoL）量表，如SF-36、世界卫生组织生存质量测定男表简表QOL-BREF和欧洲五维健康男表EQ-5D等，用于评估身心健康及生活质量，但这些量表常在科学研究或临床试验中使用，并未大范围普及到大众日常生活。对于主动健康所倡导的自我管理、运动干预、营养均衡、心理调适等方面，并没有一个广受共识且应用广泛的综合健康评分来为个人或机构提供量化指导或评估。

2）商业机构自定义指标的互不兼容

各家健康管理App或可穿戴设备常有不同的步数算法、睡眠分析模型和心率区间划分等，结果相互不能通用。有的App注重卡路里消耗，有的注重体重/BMI变化，有的App则主要衡量压力指数或睡眠质量得分。用户难以在这些分散指标里对自身健康做统一评判，甚至同一人在不同设备上的健康评价截然不同，易造成困惑和怀疑。

3）缺乏政府或专业团体牵头制定规范

如果能由世界卫生组织或各国卫生主管部门推动跨学科专家，

基于循证研究制定一套标准化、多维度的主动健康指标体系，或许能为行业提供明确参照，但目前尚未实现。少数国家尝试在社区层面执行统一的健康档案与量化指标，但规模有限，尚未形成国际通行做法。

整体而言，评估标准不统一导致主动健康难以形成可被医学界或公共卫生系统普遍认可的体系，也阻碍了它与医院、医保及社会部门的有效对接。

（二）数据准确性与可靠性难保障

在主动健康实践中，数据收集与分析扮演关键角色：用户依赖可穿戴设备、健康 App、线上问卷等获取大数据，以期针对性制订或调整健康方案。然而，从技术到使用环境等各方面，此类数据仍存在相当的不确定性与挑战。

1. 可穿戴设备和 App 的硬件、算法差异

1）硬件质量参差不齐

市场上可穿戴设备厂商众多，在传感器和算法研发上投入情况不一，产品良莠不齐。硬件性能不稳定可能导致数据偏差，如血氧传感器受皮肤颜色、文身、佩戴位置影响较大，若开发商未做充分适配，就会出现测量不准的问题。

2）算法多样且封闭

各家厂商在运动识别、睡眠监测或心率变异性计算上使用不同的模型和参数，很少公开算法细节。用户无法确认这些统计或分析过程的科学严谨度。数据后处理也缺乏统一标准，如有的 App 心率划分区间严格，而有的较为宽松，导致相同心率曲线下得出不同运动负荷结论。

3）个人使用环境与操作习惯

设备佩戴方式（腕带松紧、佩戴位置）或使用场景（是否在冷天穿戴外套后测量皮肤温度）都可能影响数据准确度。用户可能在洗手或运动时短暂摘下设备，导致监测缺失，App又无法自动校正这些空白，最终分析也会产生偏差。

2. 用户自述与问卷调查的主观性

1）饮食、睡眠和情绪等自我报告的偏差

很多健康App要求用户自己记录每日饮食种类、数量等，但饮食记录对普通人来说难度相当大，如一碗面条的面量、配料和油盐量等都有不确定性。睡眠状况、情绪评分和疼痛感受等更具主观性，用户可能并不准确或持有“想达成目标”的倾向而填写虚假积极数据。调查研究表明，人们在报告热量摄入时往往低估，在报告运动量时又易高估，这些主观偏差影响数据真实度。

2）记忆局限与时间跨度

一些问卷要求回顾过去一周或一个月的饮食和运动，若用户并未及时记录，而是凭记忆回填，必然出现回忆偏差、遗漏或错误推断。即使用户非常诚实，也可能因为忙碌或主观感受而疏忽细节。

3）心理与社会期望影响

有些用户为了得到“好成绩”或与他人比较而填写虚假数据，如多报运动时长、少报零食和甜食摄入，或报更高的睡眠分数。在有奖励或惩罚机制的App社群里，这种动机更加明显，令数据失真难以避免。

3. 隐私与数据安全

1）数据泄露与滥用风险

健康数据，尤其与生理生化指标相关的信息属于高度敏感信息，若传输或存储过程中出现安全漏洞，可能被不法分子或商业机构拿来牟利。一些用户担心自己的心率、睡眠和心理状态等被保险公司、雇主或社交平台掌握，可能导致保费提升、就业歧视或精准营销骚扰等，因而不愿使用可穿戴设备或上传真实数据。

2）合规与监管不足

虽然有些地区立法对医疗数据做出严格保护，如美国的 HIPAA 法案或《通用数据保护条例》（GDPR）的某些条款，但很多可穿戴设备或健康 App 并不归医疗范畴管理，属于消费电子或健康辅助工具。导致数据收集和使用存在法律灰色地带，厂商可将用户数据应用于研究、广告定向，甚至可能转卖给第三方。这样的不透明与无严格监管，也影响用户信任度。

3）安全事件与平台责任不明

一旦发生数据被黑客攻击或服务器被入侵，通常很难界定平台或厂商承担何种责任，以及用户能否获得合理赔偿。若此类安全事件在社交媒体上发酵，容易让人们对主动健康的数字化工具产生担忧，进而削弱他们积极使用与配合的意愿。

从以上种种可见，“数据准确性与可靠性难以保障”是限制主动健康在专业医学和公共卫生领域获得认可的根本瓶颈之一：既难以在科研层面提供高质量循证，又难以让个人和社会对其结论完全放心。一旦公众意识到测量数据和结论存在不确定性，就会质疑主动健康干预的科学性，使推广之路更为艰难。

二、缺乏整体哲学与伦理支撑

在医疗领域，任何新兴理念若要取得深远影响，不仅需要科学层面的证据，也需在人文哲学和伦理层面提供系统、深刻的支撑。然而，当代大多数主动健康实践更多地由商业化动机或个人兴趣驱动，缺少对宏观“健康”基准和人与自然、社会关系的深层思考，难以摆脱“消费式健康”或碎片化的市场运作态势，也无法在长远的社会和生态维度上奠定坚实基础。

（一）商业化动机先行，易陷入“消费式健康”

1. 市场驱动 vs 理念驱动

1）以经济利益为核心的产品或服务

很多主动健康产品或项目本质是商业运作，旨在通过售卖保健品、课程或 App 付费服务来获利。它们关心销售额、用户增长率和 ARPU（每用户平均收入）值等商业指标。在激烈竞争中，有些企业为了争夺用户或制造卖点，故意夸大产品功效、炒作概念，如宣传语“全方位体检一次搞定”，使人误以为可一次性消除所有健康隐患。

2）消费主义思潮裹挟

健康被塑造成时尚标签或轻奢生活方式，人们被鼓励花钱买健身卡、高价保健品或功能性饮食等，以便更迅速地见到“美好效果”。这种消费氛围虽扩大了主动健康的市场规模，但相当一部分消费者流于“买了就算健康”，并未真正落实生活方式改变或定期干预监测。

3）对公共利益及长远收益关注不足

商业机构很难承担把整个社会健康水平提高的责任或愿景，因为这类宏大目标回报周期长，也无直接利润。若缺少政府或公益组织的参与及监督，商业机构往往把主动健康当成快消市场运作，忽视对于专业化和可持续性的投入。

2. 营销乱象与噱头

1）过度宣传、虚假广告

部分品牌宣称其产品或课程可以让人“快速减肥”“排毒”“抗癌”等，却无法提供科学研究或权威临床试验证据支撑。夸大的保健功效令用户产生“健康幻想”，用户在短期收获心理满足但最终效果可能寥寥，引发信任危机或经济损失。

2）神化个案成功

广告中常引用名人成功瘦身的故事，或个别用户对营养补剂的神奇体验，但忽略庞大人群的失败或反弹案例。这种“幸存者偏差”让人误以为大多数使用者都会获得同样效果，从而盲目购买。

3）牺牲科学严谨性

一些平台和自媒体博主缺少医学或营养学背景，仅凭“博人眼球”来收割流量。例如，“7 天断食减 10 斤”之类的极端宣导，其并未考虑个体体质差异和潜在健康风险。像这样追逐点击量的策略打着“主动健康”旗号，却无科学的方法，往往令用户付出健康或金钱代价。

因此，商业化动机在推动主动健康普及的同时，也让其常陷入消费式健康的泥沼：人们将健康当成可以速成或一次性达成的目标，用购买行为替代持续行为改变。这不仅破坏了大众对主动健康真实价值的认识，也为主动健康的规范发展带来阻碍。

（二）缺少宏观“健康”基准，与社会、生态的维度衔接不足

1. 对“健康”的狭隘理解

1）多停留在生理指标管理

当谈及主动健康，大部分宣传点是“维持合理体重”“降低血脂血糖”或“保证每天运动”，其本质依旧将健康局限于“器官生理正常”。心理健康或社会关系层面的干预很少被真正纳入，不少人并未理解长远的社会、生态和人文关怀如何影响个体健康。

2）忽略社会结构与文化背景

个体行为固然重要，但在很多情况下，健康问题源于社会环境，如不安全的社区治安、家庭暴力、污染严重的工业区和长时间通勤等。主动健康若仅强调个人努力，而不呼吁社会政策或生态环境改进，就难以产生广泛影响。此外，文化差异也影响人们的健康观与生活模式，如在某些地区，以高糖高油饮食为礼仪象征，居民要改变此传统并非易事，简单地宣传“主动健康”并不能解决文化层面的阻力。

2. 人与自然、社会的脱节

1）缺乏生态视野

现实中，不少慢性病暴发与环境污染、城市拥堵和工作压力高相关。如果不同时推进“绿色交通”“清洁能源”“减排减塑”等生态措施，个体的饮食运动管理恐难扭转大的健康风险背景，但大多数主动健康宣传并不强调环境保护或社会公平等议题，让人误以为只要个人努力，就能保证健康，而环境与社会背景

被忽略。

2）公共卫生与主动健康割裂

公共卫生政策常偏重流行病学监测、环境卫生和疫苗接种等宏观方面，缺少对个体化生活方式干预的支持。市场化的主动健康更多是个人应用导向，很少涉及社区层面的疾病预防体系，难以与环境保护、城市规划和公共交通改革等形成联动。

3）无“健康”高格局指标

在被动医疗模式中，“健康”简化为没查出病灶、体检指标未超标等；主动健康也往往将“健康”理解为基本没大问题或BMI、血压在合理范围。若要超越这一狭义范畴，需要进入更宏观的“人与自然、社会、生态的和谐状态”思考，但这显然不在多数商业化主动健康公司的能力或意愿之中。

由于缺少在伦理与哲学层面的高站位思考，主动健康虽在部分人身上取得阶段性成效，但无力从整体或深层次改善现代社会的健康困境，也难以形成与公共卫生、环境保护及社会建设的联合行动。

三、易被商业化裹挟

主动健康与商业市场的结合既带动了相关产品与服务的繁荣，也让其面临被过度商业运作左右的风险：鱼龙混杂的市场环境、信息真假难辨且长期收益不明都可能导致用户过度消费或失去信心，最终妨碍主动健康理念的稳健发展。

（一）健康市场庞大且鱼龙混杂，信息真伪难辨

1. 庞大的健康产业“蓝海”

1）多领域交叉

健康市场涵盖保健品、营养补给、运动设备、健身房、健康管理App、心理咨询和医疗美容等多个领域，市场规模千亿美元乃至更多，此外还包括基因检测、精准营养和功能性食品等新兴方向，一旦与社交媒体或网红营销捆绑，利润空间诱人。

2）快速增长的资本投入

风险投资或私募基金持续涌入健康产业，一些初创企业以“AI+健康”“智能硬件 + 运动社区”模式吸纳资金。大型企业也加大布局，如互联网巨头介入在线问诊、可穿戴设备和健康大数据，谋求在医疗健康领域占据战略高地。

3）营销导向与泡沫风险

在资本和市场的双重驱动下，不少企业为追求快速占领市场，竞相投入大量广告与宣传资源，有时不惜夸大功能或篡改概念。当市场中的产品与服务五花八门，真正具有科学依据且切合用户需要的项目反而被淹没或竞争力不足，普通消费者无从判断其有效性和安全性，一旦遇到经济下行或行业整合，泡沫破裂危机也时常上演。

2. 信息过载与真伪混杂

1）多平台自媒体“健康博主”盛行

社交媒体门槛低，任何个人都能以“健身达人”或“营养专家”自称，在短视频或图文平台发布健康建议或产品测评。虽然

也有真才实学的专业人士，但更多情况是“标题党”与博眼球现象泛滥，甚至利用用户对健康的焦虑进行虚假营销。

2）消费者对信源判别难度大

面对铺天盖地的信息与难以甄别的资质，许多消费者只凭好评或点赞数据做出判断，容易被虚假测评欺骗。伪造案例、雇用水军吹捧自家产品或诋毁竞争者在保健品、健身课程、医疗器械等行业不胜枚举，缺乏统一的第三方权威审查与监督机制。

3）概念炒作与“上新速度”极快

市场中不断出现新概念，如生酮饮食、轻断食、超级食物、益生菌革命等，真伪难辨。一些概念过一段时间就可能被新的潮流替代，用户陷入不停尝试、不停被“收割”的循环，这不仅浪费金钱，也损耗公众对主动健康的耐心与信心。

（二）难以评估个体长期收益，用户易丧失信心或盲目跟风

1. 健康行为长期化的特征

1）健康改善需数月乃至数年才可见

主动健康并不像临床中手术后立即改善病症，而是更多侧重于生活方式调整，若想减少心血管病或癌症发病风险，需要持续保持运动、合理饮食、戒烟限酒等习惯，往往需数月到数年的坚持。在此过程中，不少人因短期看不到“显著变化”，便渐渐放弃。

2）个体差异与遗传背景

即使两个人采用相同运动及饮食管理，因基因、性别、年龄

和激素水平等差别，实际效果也可能截然不同。有人通过跑步迅速减重，但也有人瘦不下来或造成关节损伤。这让人们在尝试一段时间后若见效甚微，容易断定“主动健康没用”，造成心理落差乃至对健康管理失望。

3）缺少系统化辅导与反馈

用户常依赖 App 或保健品广告，但未得到专业医生或健康管理师的持续跟踪和个性化指导，难以根据自身情况做动态调整。也导致效果易打折扣，用户失去信心或进入盲目更换产品与方法的循环，最终沦为“病急乱投医”的状态。

2. 成本与收益难成正比

1）个人投入时间、金钱和精力

长期运动需要定期购买健身房会员或运动装备，或聘请私教、营养师；家庭生活和工作压力也使人抽不出足够时间进行高强度训练。若缺乏社会与政策的激励（如医保费用优惠、企业福利补贴），则个人在主动健康上所花费的金钱或精力可能被看作沉没成本，短期看不到回报，很可能中途放弃。

2）效果评估的缺失或片面

缺少客观而全面的健康评估工具时，用户只能依赖体重数字、运动记录或体感来判断是否有实质收获，而这些指标可能不够科学或易受主观感受干扰。例如，有人运动两三周没见体重下降，就以为没效果，却不知身体成分（脂肪与肌肉比例）和体能耐力可能已在改善，造成心理挫败。

3）商业产品升级过快

厂商不断推出新版本的 App、健身课程和保健品配方，一些用户总是跟风尝鲜，却没在同一体系下坚持足够长时间去验证周期性效果。这不仅浪费资源，也破坏了行为干预的稳定性，使得长期收益无从显现。

3. 盲目跟风与失去信心并存

1）一部分用户被“奇效”宣传吸引，抱有过高期待

例如，广告宣称“××保健品能15天内快速降脂5%”，用户不明真相买单后，没达到目标就失望。一些用户或采用极端节食减肥或参加“大强度训练营”，短期效果明显但极其伤身，反弹后更失去信心，对主动健康心生抵触。

2）另一部分用户短暂尝试后没见效果，轻易放弃

人们希望看到短时间内体重下降、血压回落或容貌改观，当现实不如预期，就很快放弃或急于转向新的概念或产品，从一个噱头跳到另一个噱头，形成“健康消费轮回”。这种不停换方法、不持续坚持的行为最终常导致无效果，令消费者认为“主动健康也不过如此”，严重影响理念推广。

3）缺乏权威与公正的评估体系

政府部门或专业医学机构未能建立一个权威独立的平台，为市面上五花八门的健康产品与干预做客观评测与长期随访研究。用户除了市场宣传或口碑评估，难有可靠第三方证实某法或某物真实效用。一旦踩坑或见识到负面影响，便可能在心理上对整个主动健康行业产生怀疑或过度否定。

综上，主动健康在市场壮大之余，也被过度商业化与缺乏客观评估等因素裹挟，既容易催生投机现象，也易让用户在高期望和实际收益不匹配下陷入迷茫或失望。

本章小结

本章对“主动健康的局限与瓶颈”做了深入剖析，从评估标准不统一、缺乏整体哲学与伦理支撑及易被商业化裹挟三个大方向系统阐明了现阶段主动健康在当代社会遭遇的关键挑战。

1）评估标准不统一

缺乏多维度、统一的“健康”指标，难以准确衡量主动健康干预成效；数据采集精度和可靠性尚存不足；用户行为、设备与算法参差不齐，令主动健康失去科学循证的有力支持。

2）缺乏整体哲学与伦理支撑

商业化动机主导，引导主动健康流于消费式健康，追求短期热点与噱头而非长期、系统化规划；缺乏对宏观“健康”基准、人与自然及社会整体和谐的思考，使主动健康无法真正融入深层的医疗模式革新。

3）易被商业化裹挟

健康市场庞大且复杂，缺少严谨监管与独立评测，信息真假混杂、激烈竞争导致夸大宣传；用户难以评估长期收益，往往在短期内看不见效果与用力过猛短期见奇效但之后反弹之间徘徊，有的选择盲目跟风，有的因失望而完全否定主动健康。

从以上可见，主动健康虽在一定程度上突破了“病后救治”的被动医疗局限，但尚不足以在主流医疗模式和社会公共卫生结构中登上核心位置。若要建立与医院、医保、公共卫生、社会群体合力的宏观健康体系，还需要哲学与制度上的大规模转型，以及更全面的“健康”理念。也正是对主动健康局限与瓶颈的反思，催生了更高维度、更整合性的“主动医学”理念。

本章附录

附录 A　模拟案例与思考题

A. 1　背景介绍

张先生在一年前下载了一款主打“社交 + 健身打卡”的 App。App 提供运动教程、步数 / 心率记录及打卡积分机制，用户可在社区动态中分享照片、心得，并可获得粉丝点赞或虚拟奖励。起初，App 引发了“打卡热潮”，许多用户每天发帖互动，鼓励彼此保持运动习惯。然而半年后，App 用户活跃度显著下滑：许多人发现打卡积分对实际健康改善帮助不大；App 为盈利加入大量广告和“氪金”道具，导致用户体验变差；设备数据不够精准（如步数和心率常被高估），引发部分用户质疑。不少用户因此卸载或转向其他平台，剩下的核心用户则零星打卡。App 背后的创业公司资金链紧张，最终被同行并购。

A. 2　思考题

（1）这款 App 在主动健康理念上做了哪些努力？初期为什么能吸引大量用户？

（2）为什么用户活跃度出现大幅下滑？是因为数据准确性不足、商业化过度还是缺乏长效激励机制？

（3）对于想持续主动健康的人来说，社交打卡模式能否形成长久动力？为什么？

（4）如果你是该 App 的产品经理，面对评估标准不统一、商业化压力等问题，应如何改进或避免陷入同样的困局？

附录 B　补充表格与要点说明

表 B.1　主动健康面临的三大核心挑战一览表

挑战维度	具体体现	典型后果或问题
评估标准不统一	- 多维度指标缺失（心理、社会、生态） - 硬件、算法质量差异 - 数据收集碎片化	- 难以提供统一衡量标准 - 缺乏医学界、用户及保险机构的信任与认可
缺乏整体哲学与伦理支撑	- 商业化动机主导，消费式健康盛行 - 关注宏观“健康”理念及社会、生态维度少	- 用户被割裂在“短期速效”或“个体兴趣”层面 - 无法融入公共卫生与可持续发展
易被商业化裹挟	- 市场庞大、信息泛滥，竞争激烈 - 夸大宣传、概念炒作、盲目消费	- 消费者信心受损 - 难评估长期收益，用户易反复流失、转投其他产品

简要解读：

- 此表可帮助读者快速掌握本章重点：主动健康虽然在理念上积极，但现实中受评估方法、价值观 / 伦理和市场环境制约，难以形成系统且可持续的医学模式替代方案。
- 三大挑战往往相互交织，加深了主动健康局限的复杂度。

表 B.2　常见可穿戴设备、健康 App 数据质量问题示例

问题类型	具体表现	可能后果
硬件层面	- 传感器精度不足 - 材质、佩戴方式影响测量结果	- 心率、睡眠数据出现明显偏差 - 用户难以做出正确的决策

续表

问题类型	具体表现	可能后果
算法层面	- 不同厂商使用私有算法 - 步数、热量推算差别大	- 难以在多平台间比较 - 用户对数据可比性和可信度产生疑问
用户操作	- 忘记佩戴 - 拆卸设备时不记录 - 数据遗漏	- 统计不完整 - 误导个人或 AI 判断运动量不足、过量
主观自我填报	- 饮食、情绪和睡眠质量自述不准 - 记忆偏差	- 干预策略效果打折扣 - 影响研发和科研中的数据可信度
隐私安全	- 设备或 App 存储不当，数据易被截取 - 算法或服务器漏洞	- 被不法分子或商业机构利用，有保险或就业歧视风险 - 用户恐惧数据泄露从而放弃使用

附录 C　案例进一步延伸

C. 1　“生酮饮食热潮”与复发现象

1）案例背景

（1）一度在社交媒体上火爆的生酮饮食，被宣称能迅速减肥、改善代谢。有大批健身博主推荐低碳高脂食谱，并辅以漂亮的个人成功照。

（2）不少用户初期尝试后发现体重确实下降，但实际减重原因可能与极低热量摄入有关；坚持几周后出现体力不足、营养失衡等状况。

（3）一旦恢复正常饮食，体重反弹，甚至出现代谢问题，导致很多人对生酮饮食失去信心。

2）思考

（1）生酮饮食的核心原理是否得到充分循证支持？

（2）市场营销往往忽略个体差异、长期维度和医学监测需求，只强调快速见效部分，这种宣传模式如何破坏公众对主动健康的理性看法？

（3）如何设计一个循证、客观且可持续的减肥干预方案，在多维度指标上跟踪与修正，而不是单一化或短期化？

C. 2　智能手表数据泄露事件

1）案例背景

（1）某款热销智能手表号称能监测心电图、血氧饱和度和睡眠结构等。因一条系统漏洞，几十万用户的健康数据在网络上被泄露，包含用户日常作息和地理位置。

（2）部分用户出现保险公司拒赔争议，还有人因雇主掌握其运动、打卡规律被要求加班或调整岗位。

（3）事件曝光后，公众对可穿戴设备的隐私与数据安全问题大为担忧，该品牌口碑急剧下滑。

2）思考

（1）在没有医疗级监管的前提下，大量生理数据被商业公司收集，消费者容易陷入什么风险？

（2）如何在法规或行业自律层面避免此类数据泄露或滥用事件？

（3）这种隐私安全事件对主动健康的推广带来何种长期冲击？

附录 D　减肥就是减少疾病——健康从减重开始

曾经西方列强嘲笑吃不饱穿不暖的中国人民为“东亚病夫”，

“东亚病夫”最大的特点就是骨瘦如柴。中华人民共和国成立后，特别是改革开放后，我国绝大部分人群吃得饱穿得暖，物质富足带来的肥胖问题越来越严重。

肥胖，既是一种特征，也是一种疾病，肥胖是世界卫生组织确定的十大慢性疾病之一。2021 年，全球因超重和肥胖导致的死亡人数达 371 万人。肥胖者更易患代谢性疾病、心脑血管疾病、慢性肾脏病、癌症等，尤其是心脑血管疾病年轻化，不乏二十多岁的年轻人因急性心肌梗死、脑出血等疾病夺去生命。

《柳叶刀》2025 年 3 月报道：1990—2021 年，全球超重和肥胖率显著增加，男性增加了 155.1%，女性增加了 104.9%。预计到 2050 年，全球超重和肥胖人数将达到 38 亿人，占全球成人人口的一半以上。目前中国有 4.02 亿超重和肥胖者，男性的超重和肥胖率为 36.6%，女性为 42.5%。预计到 2050 年，中国将有 6.27 亿成年人患有超重和肥胖。

更为严重的是，全球超重和肥胖率持续增长，预计到 2050 年，全球将有超过一半的成年人面临超重或肥胖问题。为了应对这一危机，国家卫生健康委员会对减重问题制定了《“体重管理年”活动实施方案》。准备采取更积极、更有针对性的措施，来避免超重和肥胖人数大幅增加。减肥就是减少疾病——健康从减重开始。

D. 1　减肥食品超过药品，厨房胜过病房

肥胖病人之多，减肥的方法众说纷纭，各种药品、保健品更是层出不穷，概括起来，最为有效、科学，立竿见影的方法还是“管住嘴，迈开腿，合理膳食”。

在体重管理的过程中，根据肥胖患者的身体基础数据和健康

诉求，进行个性化多维评估，制订专属膳食管理方案，用最普通的食物、最日常简单的烹饪方式，科学的食物组合，在满足蛋白质、脂肪和碳水化合物三大营养素的前提下，同时满足维生素、矿物质及微量元素、植物营养素等所有身体所需营养的酷比。

D.2　食品卫生有利健康，科学膳食可以减重

1）健康均衡的膳食观念

健康观念的学习对于个人健康至关重要。通过学习健康观念，可以更好地了解营养和健康之间的关系，并将这些知识融入日常生活中。这包括了解健康基础知识、疾病的原理、各种营养素的重要性、食物的功效、健康饮食的原则等。通过这种学习，可以更好地理解自己的饮食习惯、生活方式和健康状况，从而提高生活质量并预防慢性疾病的发生。因此，不断学习健康知识并将其运用到日常生活中是非常重要的。

2）为自己的健康下厨房

让每个人能够真正成为自己健康的“第一责任人”，可以推广“为健康下厨房”项目，通过现场实操学习＋线上/线下复训形式，让每一个人成为精通健康饮食管理的“专家”。我们相信未来的养生一定要更重，一定是在家里的厨房中。学会如何在家中轻松准备美味且营养均衡的饮食，可以让健康观念融入日常生活中。

3）科学烹饪与摄入控制

低脂低盐低糖，把健康的食物推向餐桌：

每日盐≤5克、油≤25克、糖≤50克，多用蒸、煮、炖或白灼等烹饪方式，减少油炸和腌制食品。控制和合理食用加工食品如零食、饮料等烹饪调味品中隐形的盐和糖”。

健康烹饪选择，高血压、高血脂和高尿酸患者优先选用花生油、橄榄油和山茶油等不饱和脂肪酸油脂，避免反复煎炸产生亚硝酸盐及反式脂肪酸。患有三高和肥胖的患者建议戒烟控酒（1000 克高度酒相当于 4000 克大米的热量），选择食用地瓜、山药、麦片、玉米、紫薯、南瓜和小米等主食，独蒜、大蒜、藠头、红白萝卜、紫苏、芹菜、黑白木耳、大葱、洋葱、苦瓜、莲藕、菇类、扁豆、菠菜、韭菜、大白菜、辣椒、黄瓜、西红柿、茄子、马齿苋、茼蒿、冬瓜、西蓝花、苋菜和海带等蔬菜；高血压、高血脂患者建议少食高胆固醇食物，如动物油脂、红烧肉、动物内脏和油炸食品；高尿酸血症患者控制摄入动物内脏、八角鱼、鲍鱼、贝类和啤酒等嘌呤类食物。

4）合理膳食模式与习惯

三餐规律搭配：

早餐：淀粉类（燕麦、全麦面包）+ 蛋白质（鸡蛋、牛奶）+ 蔬果（苹果、黄瓜）。

午餐：杂粮饭 + 优质蛋白（鱼、豆腐）+ 绿叶蔬菜。

晚餐：以蔬菜为主，选择优质蛋白（鱼类）及清淡易消化的食物，控制分量七分饱，保持轻微饥饿感，尤其是“三高”患者合并心脑血管患者严格控制重盐重油食物，避免浓汤和动物脂肪的摄入，睡前 2 小时完成进食。

结合运动：餐后 30 分钟后根据个人情况适度运动（建议散步量：7000 至 8000 步，心率 120 左右，微微出汗为佳），以促进消化和代谢。

D. 3　基于 AI 的体重管理——个性化指标监测

减重需要管理和维护。基因上的差异，环境的不同，造就个体的生理机能不尽相同，所以体重管理与维护则需因人而异，必须具有针对性、适用性和科学性。因此，体重管理需要个性化的监测方案。可根据以下内容来制订。

1）个人专属的饮食减重方案

基础评估：身体指标测量 BMI、体脂率、腰臀比、基础代谢率、慢性病史（如高血压和糖尿病等）及用药情况。简单评估健康体重公式［身高（cm）-105］，如身高 175cm，健康的体重标准为 175-105=75（kg），此公式的误差范围是 ±10%。

医疗机构的体检报告：血糖与糖化血红蛋白、血脂四项、肝肾功能、甲状腺功能等（报告解读）。

近期需要实现的减重目标：分阶段制定减重目标。

2）精准把控体重的变化趋势

在管理过程中最重要的是患者需保证每天上体脂秤、拍饮食照片、上传健康日志、定期去医院体检，并且及时上传。这样，我们能够全面了解患者的健康状况，及时掌握患者的健康动态，依据患者所提供的健康管理数据对饮食方案进行调整。

科学饮食减重不仅是体重的数字变化，更是通过营养干预重构代谢稳态，从而降低肥胖相关疾病的发生率。其核心在于个性化方案设计，可持续性习惯培养（如代餐过渡到自主饮食），以及多学科协作管理（营养科、内分泌科、心理科及相关科室联合）。

3）AI 减重管理方法

AI 已广泛应用于减重管理，并通过个性化数据分析、智能算法和实时监测，大幅提高了减重效率，同时有效降低了相关健康风险。AI 智能体脂秤、可穿戴设备和健康管理 App 能够精准监测体重、体脂率、代谢水平等关键健康指标，从而为个性化减重方案提供科学依据。基于大数据分析和机器学习，AI 不仅能够制订精准的饮食与运动方案，还能动态调整策略，以确保热量摄入与消耗的科学平衡。此外，AI 聊天机器人和虚拟健康助手能够持续提供行为指导和心理支持，帮助用户建立并长期保持健康的生活习惯。实践证明，AI 赋能的体重管理方法不仅能够显著提升减重效果，还能有效预防肥胖相关的慢性疾病，从而推动精准健康管理的持续发展。

D. 4　具体案例

表 D.1　代谢类疾病组

年龄	病症（关键词）	核心效果（饮食干预后）	关键数据变化
54 岁	糖尿病	血糖、糖化血红蛋白正常，糖尿病逆转	逆转率：100%
72 岁	糖尿病 + 帕金森病	血糖稳定，帕金森病症状改善	血糖达标，症状缓解
71 岁	糖尿病	血糖稳定，行动能力提升	血糖控制达标
56 岁	肥胖 + 高血糖	减重 20.6 斤（1 斤 =500 克），身体指标达标	BMI 下降，血糖正常化
44 岁	肥胖 + 心律不齐	减重 33.5 斤，心律恢复正常	心律异常消失，减重率：15.3%
27 岁	肥胖 + 高尿酸	减重 25.6 斤，尿酸下降 176.3 μmol/L	尿酸降幅：28.6%
40 岁	肥胖 + 胆结石	减重 18.8 斤，胆结石缩小 30%	结石体积减小，BMI 下降

表 D.2　内分泌、妇科疾病组

年龄	病症（关键词）	核心效果（饮食干预后）	关键数据变化
24 岁	多囊卵巢 + 子宫息肉	减重 34.6 斤，病灶完全消失	体重下降率：22.5%
30 岁	甲亢 + 桥本甲状腺炎	甲亢及抗体指标正常化	激素水平达标
40 岁	子宫肌瘤 + 乳腺肿瘤	减重 22.8 斤，肌瘤恢复，乳腺肿瘤缩小 88%	肿瘤体积缩小率：88%
35 岁	乳腺肿瘤	肿瘤密度降低，淋巴转移灶消失	影像学显著改善

表 D.3　体重管理组

年龄	初始状态	核心效果（饮食干预后）	关键数据变化
43 岁	肥胖 + 痛风	减重 30 斤，痛风未复发	减重率：18.2%，尿酸控制达标
38 岁	肥胖	减重 22 斤，掌握健康膳食技能	BMI 下降，家庭饮食习惯改善
18 岁	肥胖（学生）	减重 40 斤，综合能力提升	减重率：27.3%
40+ 岁	肥胖	累计减重 28 斤（13+15 斤），无反弹	长期维持效果
37 岁	肥胖反弹	12 天减重 6 斤，无须节食或运动	短期效率：1.2 斤 / 天
5 人组	肥胖（群体）	1 个月共减重 54.2 斤	人均减重：10.8 斤 / 月

表 D.4　慢性病、术后康复组

年龄	病症（关键词）	核心效果（饮食干预后）	关键数据变化
30 岁	肺结核	体重增加 3.2 斤，肺空洞缩小 17.63%	营养状态改善，病灶修复

续表

年龄	病症（关键词）	核心效果（饮食干预后）	关键数据变化
27 岁	肿瘤术后	体重先减后增，整体指标改善	体脂率优化，代谢平衡
55 岁	超重 + 失眠 + 鱼鳞病	减重 18 斤，脂肪肝消失，皮肤改善	多系统协同改善
53 岁	腰痛 + 高血压 + 鼻炎	减重3斤，腰围小了7厘米，血压稳定	腰围减小率：6.5%，不适症状缓解
40 岁	肝病 + 结节体质	减重 22.8 斤，肿瘤风险解除	代谢负担降低，炎症指标改善

科学饮食共性效果总结

（1）体重管理。平均减重率 12%—25%（肥胖人群），最高单月群体减重 10.8 斤 / 人；

（2）代谢疾病。糖尿病逆转率 100%（案例数据），尿酸、血糖达标率 100%；

（3）肿瘤相关。乳腺肿瘤体积缩小 88%（最高值），术后恢复效率提升；

（4）慢性病改善。高血压、鼻炎、腰痛、皮肤病变等等症状缓解率 80%+；

（5）长期维持。反弹率 0%（明确追踪案例）。

D. 5　案例启示

古人云“病从口入”，实际上很多危害人民生命健康的常见病、多发病，如高血压、冠心病、糖尿病、高血脂、高尿酸血症的发生、发展都与饮食不健康有关。本案例提示对以上疾病的预防要充分注重饮食健康，不提倡过度的干预和药物治疗。采用AI分析饮食、运动等精准数据，输出定制化方案，生成科学饮食计划和慢性病管理策略。人体的饮食摄入和代谢需要保持动态平衡，摄入过多的脂肪和营养，营养就会堆积在体内破坏血管、加速衰老，最终形成疾病。病从口入，疾病的预防需要从饮食摄入的源头开始。近20年来，人们的营养水平提高了，生活质量提高了，幸福指数提高了，但是伴随而来的是肥胖问题、心脑血管疾病问题日益严重，若不加以重视，随着社会的老龄化，慢性病患者的增加，会加重个人、家庭及社会的负担。保持健康的生活状态，利用人工智能为健康管理赋能，是我们提出“主动医学”最核心的原因和初心。

小结

通过以上模拟案例、表格的补充，读者应能更清晰地认识到：

（1）评估标准缺失和数据不确定性，使主动健康在专业医学和公共卫生中难以被广泛认可；

（2）欠缺哲学与伦理支撑，导致商业化动机往往侵蚀“健康本质”，令主动健康陷入消费式健康或碎片化；

（3）商业化裹挟，更易催生“噱头炒作—用户盲从、失望—行业信任度下降”的恶性循环，阻碍了深入且长久的健康改善。

本章也为下文“主动医学”蓄势铺垫：只有在更高理念（包括人与自然、社会、生态的整体观）与制度改革（评估标准统一化、跨部门合作、伦理与法规健全）下，才可能真正突破“主动健康”目前的瓶颈，让预防与整体健康成为未来医学模式的核心支柱。后文将聚焦“主动医学的哲学与高格局理念”，进一步阐述如何能在宏观视野中重构“健康”的终极追求，并让人—机—社会—生态协同演化成为可能。

第三部分

整体健康与主动医学

PART 3

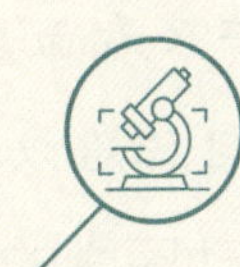

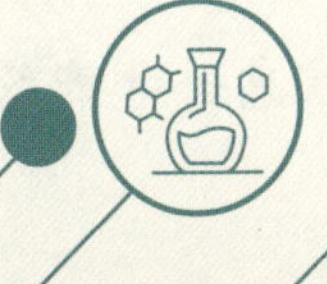

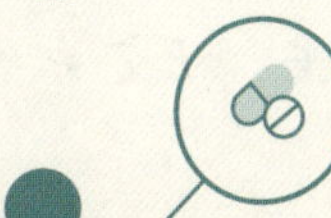

第六章　CHAPTER 6 健康状态的整体定义

一、个体与自然的相互适应

（一）身体、心理、社会与环境的多维度协调

1. 从生理到心理的多重平衡

1）传统医学的局限

被动医疗大多只重视器官系统或病原学，身体正常被视作“健康”标准。然而，临床与流行病学研究都显示，情绪、思维和社会环境对疾病发生与康复起着不可忽略的作用。例如，研究显示慢性应激或抑郁可导致免疫力下降、更易出现高血压或糖代谢异常。若只看血压数据或血糖值却不处理心理应激源头，那么“健康”的目标难以持续。

2）主动医学的扩展

“信息场—能量场”融合模型强调人体在生理（能量场）与心理（信息场）层面皆需达到平衡才能称为“健康”。若仅身体指标合格，但长年处于抑郁焦虑、对社会隔离或强烈负面情绪中，不能被判定为“健康”。主动医学需要在评估个体时，整合精神心理、社交关系等信息，才能给予真正意义上的“健康”判定。

2. 社会关系与环境因素

1）社会与社区支持

大量研究显示，孤独感与社会支持缺失会严重影响健康结局，如显著提高心血管病或精神病发病率。换言之，若忽视人际与社会关系的破裂，仅关注躯体数值，同样不够。主动医学呼吁建立个人、家庭、社区与医疗机构的协同网络，让个体在平日就能获得健康咨询、运动支持或心理辅导，这不仅是生理干预，更是人际关系层面的巩固。

2）环境对健康的潜移默化影响

外部环境如空气质量、水源安全、居住卫生和城市规划（是否便于行走、运动）等，都能显著影响个体体质与发病率。在主动医学理念下，“健康”应当包括个体对外部自然与居住环境的良好适应度，也就是人与自然环境交融共生，形成良性互动，而非活在雾霾、噪声和拥堵中，靠补品维持生理指标正常。

3）生态与可持续发展

若大环境被严重污染或资源过度消耗，即使个体短期拥有富足医疗条件，也终将面临健康危机。因此，主动医学理念敦促我们在谈健康时，不能只局限于个人，还需关注城市、区域乃至全球生态体系的安全、平衡与可持续。这就与“被动医疗”注重局部治病形成了鲜明对比。

综上所述，“个体与自然的相互适应”在主动医学中意味着：健康不仅是体内生理指标内稳态，更包括对社会与外部环境的动态调谐、情感与认知层面的融通。健康即人与所处生态系统的多维协调，有机融合“身—心—社会—环境”各要素。

（二）遵循自然法则：信息场—能量场的动态平衡

1.“不过度亦不欠缺”的中庸平衡

1）道家视角

“天之道，损有余而补不足”，意指自然规律往往在自动平衡“过多”与“过少”。个体若能遵循此道，就能在生活中体现“过犹不及”的中庸。在疾病预防与健康管理上，若一个人饮食过度、熬夜频繁，就会出现慢性代谢紊乱；但若极端控制饮食或极端高强度运动，同样可能导致“伤精”“伤能量场”的后果。主动医学借助信息监测，适时提醒并做微调，避免走向极端。

2）“信息场”和“能量场”交互

“信息场”承载思维、心理与认知层面的调控，帮助个体理解与内化自然节律；“能量场”则在生理机能与物质代谢中承担实际运行。当信息场连续提示身体疲劳或情绪崩溃却被忽视时，能量场迟早失衡，导致内分泌失调、免疫功能下降。主动医学鼓励人与自然节律同步，通过合理的生活时间安排或运动时段设计，以维持能量稳定。

2. 顺应天时地利：尊重时节变换与地理差异

1）四季节律与人体变化

中医学中强调春夏养阳、秋冬养阴，以及顺应自然时节调整作息和饮食；现代科研也证实季节交替对人体激素水平、情绪周期有影响。在主动医学中，若能在信息场分析环节中纳入季节性气候数据，如春季花粉浓度对过敏人群的影响、冬季室内空气干燥对呼吸道疾病的影响等，就能更精准地给出“因时而异”的健康管理建议。

2）地域差异与个体适应

海拔高低、温度湿度和饮食文化等地理与社会因素都影响个体健康。例如，高原地区心肺负担较重，需要更重视血氧指标；热带地区细菌繁殖速度快，需要关注食品安全。主动医学若在信息系统中纳入个体所在地的生态与气候特征，辅以区域性大数据分析，就能因地制宜地制定健康干预策略，这就是“遵循自然法则”的实践体现。

3. 对现代都市环境的适应与反思

1）城市快节奏与自然节律的冲突

当今许多城市居民面临晚睡晚起、昼夜节律紊乱和极高的工作压力等困境，个体与自然节律严重脱节。主动医学若缺乏体制与城市规划的支持，仅靠个人努力常难以持久。然而，从主动健康到主动医学的理念也在呼吁城市管理者进行空间布局改革，如在社区中增设健身步道、公园绿地和24小时轻食餐厅等，以减少人与自然冲突。

2）人造环境与能量流通

办公室恒温空调、夜晚LED（发光二极管）照明等现代设施让人体对昼夜变化失去敏感，导致褪黑激素分泌紊乱、失眠和情绪不稳等亚健康问题。主动医学可利用智能照明系统、可调节空调策略等技术手段，让室内环境更贴近日光和室温自然节律，降低对人体生理节奏的扰动，帮助个体维持健康。

二、个体与宇宙的双向关系

上文重点剖析“个体与自然的相互适应”，本小节更进一步，主张个体与宇宙并非单向的“人受自然规律支配”，亦可通过理性与道德行为对外部环境、社会与宇宙施加正向影响。主动医学因此强调：“健康”不仅是身体被动适应，更是主动发挥个体与社会整体能量的良性循环。

（一）个人受宇宙规律制约

1. 自然必然性：个体在信息和能量层面被限制

1）生理必然规律

人体寿命、细胞分裂极限、生殖周期以及昼夜作息等都离不开自然演化所赋予的生理限制。例如，不可违背基本的睡眠与营养需求，否则就会引发功能衰退或多系统紊乱。在主动医学中，对这些生理必然规律的尊重是基础，如利用 AI 对作息与营养需求进行深度匹配，不违反自然规律，让人感觉顺畅而有活力。

2）环境与社会制约

除生理局限以外，个体还受宏观社会经济结构和生态环境的影响。贫困、污染和教育不足等会妨碍健康管理，也属于“必然性”的一部分，需要整体解决。若忽视宏观限制，单靠个人努力难以实现“健康”。所以主动医学注重社会与公共卫生层面的整合策略，让个人与社会互相配合。

2. 尊重与理解：斯宾诺莎式认知必然

1）理性洞察减轻苦痛

斯宾诺莎认为，通过理性理解自然规律，人可减轻“被动”受影响的痛苦。主动医学亦借助数据分析让个体看清自身体质、生活方式风险，从而自觉调整。对于慢性病的早期防控，这种“知其然，亦知其所以然”的模式能让人更主动配合饮食或运动干预，因为他们理解背后的必然性而非只听命行事。

2）调整心态与行为

当发现体重过高与糖代谢异常紧密相关，或发现情绪与血糖波动正相关时，人们更应该在主动医学指导下，更能平和心态，少走极端或放弃的错误道路。这便是对自然（包括身体内在和外在生态）有了理性认识后做出的"顺势选择"，符合"健康"即"与规律和谐"的目标。

（二）个体可通过理性与道德行为对外部环境施加良性影响

若只停留在"个体受自然制约"，似乎容易陷入宿命观或消极适应观，但"主动医学"强调个体也能能动地改变外部世界，使之更利于整体健康与生态平衡。如此"人与宇宙交互"的双向关系，为"健康"注入了积极改造能量。

1. 人文关怀与社会传递

1）个体践行健康理念，带动周边人群

例如，一位意识到熬夜、酗酒危害的职场青年，在改善生活作息的同时，也能影响家人、朋友或同事，推动他们加入健康运动打卡、定期体检和优化饮食，一起实现群体健康的提升。从主动健康到主动医学，意味着个体不只是被动接受社会框架，也能主动变革周边环境，如发起公司健康小组或倡导社区建设健康步道。

2）社会公益与志愿服务

一些具备知识与资源的个人或组织可在社区或农村开展健康教育、筛查或营养指导活动，对缺乏资源的人群做前置干预。这种公益行为不仅体现道德层面的“仁”，也符合“健康”整体目标：当更多人获得预防性支持，医疗体系便少了大量后期费用和急症病例。

2. 城市与环境改造

1）社会倡议与政策影响

有时个体或小群体的健康诉求和研究成果若能成功影响公共政策，就能触发城市规划变革、学校健康食堂改进以及工厂减排等，从根本上改善人群健康环境。这与笔者“主动医学需跨学科与公共卫生、环保和教育多部门协同”的原则相符，也印证了“个体影响外部环境”在现代社会的现实可行性。

2）生态理念与可持续发展

从更大的视野来看，主动医学倡导人与自然生态共生，个体乃至群体在执行健康策略时，也能推动环保意识，如支持低碳出行、垃圾分类、绿色饮食减少过度消耗。一些企业和组织因内部健康项目收效良好，进而落实节能减排的措施（如办公楼照明节能设计、植被绿化），带动地区生态与公共健康双赢。

由此可见，“个体与宇宙的双向关系”不只是理论口号，也能在主动医学实践中落地：个人在理解自然必然性的同时，通过有意识、合乎道德与理性的方法对外部环境做积极改造，形成“健康—生态—社会”互利共赢的动态网络。

三、高格局的整体和谐

上文聚焦“人与自然”“人与宇宙”的多维分析，那么，“健康”状态是否仅限于个人层面？笔者认为，真正的“健康”会在更宏观的社会与生态层面也达成多方和谐，从个体到群体、从私人到公共以及从当下到未来，形成一种高格局的“共生系统”。

（一）不再局限于“个人健康”，面向人与社会、人与生态、人与宇宙多方位的平衡

1. 社会整体“健康”：公共卫生与群体健康

1）公共卫生视角

当今社会大规模城市化、人口老龄化、新发传染病等挑战频频，若只关注个人医疗保健，而缺失公共卫生协同，便难以保证群体层面的健康。主动医学引入早期监测、跨部门协作、社会教育，并结合 AI 对人群健康趋势进行预测，使得防疫、慢性病管理乃至营养干预都更科学高效，从而推进社会整体的“健康”。

2）健康社会生态圈

在理想情形下，“健康”需要在社区层面提供良好居住与公共设施，在城市规划中融合健康考虑（如运动场地、公共交通和低污染等）。这样才能让个人层面的主动医学策略落地生根，减少因社会环境不配套而出现的“想健康却无场地、想预防却没资源”的尴尬局面。

2. 人与生态的共生：可持续发展

1）健康与环境互为条件

大气污染、水资源短缺和生态破坏都与人的健康息息相关；主动医学若忽视生态维度，只在临床或个体保健层面发力，可能无法杜绝环境病或食物安全危机。反过来，倘若健康理念内化于社会，就可推动环保、碳减排、绿色农业等政策，既有益环境也能保障长远的“健康”愿景。

2）跨国合作与全球视野

许多疾病（如传染病、职业病等）跨越国境，需要国际组织和各国政府联手部署公共卫生与环境保护。主动医学倡导“多学科、多国家、多文化”的合作模式，加强卫生、教育、环保等部门之间的联动。在全球化时代，“健康”追求也要放眼气候变迁、国际流行病监测和防治贫困带来的健康落差等大议题，使各国人民得以共同推进“健康地球”的愿景。

（二）从个体“少病”“自我保健”到更高层次“健康”文明

1. 心灵自由与人文关怀：文化进步

1）主流价值观的塑造

被动医疗时代，人们对健康往往忽视或在事后挽救，缺乏深层的文化价值引导。“健康”若想成为社会共同追求，就需在教育、媒介和公共宣传中普及“健康乃根本，超越私利”的价值。这不只停留在“保健品广告”层面，而是一种塑造人心、心灵自由的过程，让社会成员懂得关爱自身与他人，共创人际和谐。

2）超越当代医疗局限的文明升华

传统医学模式在面对AI崛起、基因工程乃至人机结合时，会出现伦理和人文空洞。“健康”之文明形态提出更广阔的伦理关怀，包括对生物多样性、对人机共生形态的道德规范、对长寿与生命质量关系的反思等，让人类走向更成熟的文明阶段，而非沉迷科技的盲目自大。

2. 人与宇宙的和谐维度：宗教与精神层面

1）跨宗教、跨文化视角

斯宾诺莎“神即自然”在西方或基督教语境下具有革命性启示；中国道家、儒家则自古倡导天人合一与仁爱。此理念在21世纪融合成一股新型人文精神，为医学注入灵性与普世价值观。“健康”在此象征个体、社会、自然和谐共振，也是对宇宙神圣与人文关怀的敬重。

2）主动医学中的人机共生与宇宙使命

随着AI、脑机接口、太空探索等前沿科技发展，人类开始进入“碳基—硅基协同”的时代，个体健康可能延伸到太空环境或虚拟世界。在主动医学高格局定义下，“健康”并非只限于地球或当下人类形态，还可能包括未来人机协同体对宇宙环境适应与维护的一致性，推动文明走向更广阔的宇宙命运共同体。

本章小结

本章深入阐述了“健康”在主动医学理念下的整体定义，超越了传统“体检指标正常”“无肉体痛苦”等狭义标准，而升华为个体身心与自然、社会、宇宙多维度合一的高格局追求。简要归纳如下。

个体与自然相互适应：肉体、生理、心理、社会、环境之间须保持和谐，不只关乎病原体或DNA，更涉及生活节律、精神健康、社会关系等多维统一。

个体与宇宙双向关系：人并非仅受自然或命运支配，也能透过理性与道德行为影响环境与社会，实现良性共生。主动医学鼓励个体由被动到主动，从健康管理到社会公益与生态关怀。

身心与道德修养统一：采用东方“仁—义—礼”伦理与西方“神即自然”理性法则，兼顾生理指标与道德涵养，将医疗行为纳入更高人文关怀，让个体在身心同步成长中达到更完整的“健康”境界。

高格局的整体和谐：超越个人，把“健康”扩展至公共卫生、社会生态乃至人与宇宙整体关系。只有当社会公共政策、生态环境保护、文化与教育都融为一体，才能为每个人的健康奠定可持续的基础。

通过这种全景式理解，“健康”在主动医学中不再只是“尚未生病”或“排除病原”的消极定义，而是从自然法则、理性伦理与社会共生角度回望医学本质，推动人类迈向大健康、大生态、大文明的协同演化。在后续章节，我们将详细探讨主动医学如何在实践中落实“健康”高格局目标，如何协调个体—社会—生态—人机协同，以及如何面对当代科技与经济环境的挑战，最终助力人类在21世纪构筑更具生机、包容与创造力的健康模式。

本章附录

附录 A　模拟案例与思考题

A. 1　案例背景

一个名叫“彩虹社区”的城市小区正在试行主动医学的“健康”管理模式。该社区的主要特色包括以下内容。

环境改造：在小区内设有跑步步道、绿色景观带、社区菜园；空气质量监测与绿化定期维护。

社会互助：每周有居民自发组织的健康讲座、冥想练习、心理咨询互助小组；互助圈里有人负责记录并分享自己的运动、情绪、饮食变化。

公共卫生协同：社区与当地医院、营养师团队合作，为慢性病人定制生活干预方案；定期进行“心理压力”+“环境监测”+“生理指标”的多维度评估。

生态理念：鼓励居民开展低碳出行、垃圾分类，减少对自然资源的过度消耗。

A. 2　情境发展

（1）小区里 50 岁的王阿姨，原本血压偏高、睡眠不佳，经常因家务琐事与邻居闹得不愉快。

（2）在参与了社区开设的团体瑜伽、每周两次健康讲座后，王阿姨逐渐认识到“身心同步调理”及“与邻里和谐相处”的重要性。

（3）3个月后，她血压基本恢复正常，睡眠也有改善，还结识了不少朋友，乐于做志愿者，帮助其他慢性病老人。

（4）另一位年轻白领小张原本加班熬夜，烟酒不断。在社区倡导“低碳健身”风气的影响下，他不再开车上班，而是每天骑车+走路30分钟，配合定时健身打卡。随着生活规律，他渐渐摆脱亚健康状态。

A.3 思考题

（1）在传统“病症—治疗”或“个人保健”视角下，王阿姨和小张或许只会关注药物或体检，为什么在这个社区，他们能逐渐实现“身心—社会—环境”多层次的改变？

（2）这个案例如何体现本章所说的“健康”不只是个人生理指标，更包括心理、社会、生态和谐？

（3）如果想将“彩虹社区”的做法推广到其他地方，可能面临哪些困难（政策、资金、认知和技术等）？怎样克服？

（4）你认为推动这类“健康”社区建设，需要在体制、伦理和社会文化层面做出哪些创新或改革？

附录B 补充表格与要点说明

表B.1 “健康”在不同层次的含义

层次	传统对“健康”的理解	主动医学视角下的“健康”含义
个人、生理	- 体检指标正常 - 无明显疾病或痛苦感	- 身体各系统平衡运作 - 心理、情感也处于相对稳定 - 不过度依赖药物或极端干预

续表

层次	传统对“健康”的理解	主动医学视角下的“健康”含义
心理、社会	- 很少被纳入“健康”范畴	- 心态积极、情绪和谐、社交支持良好 - 不因孤立或过高压力导致慢性病或心理障碍
人与环境（生态）	- 常被忽视，若本人没发病就算“健康”	- 关注生活节律、环境污染和城市规划影响 - 与自然资源相互协调（低碳、环保）
人与宇宙（更宏观维度）	- 几乎不涉及	- 个体通过理性与道德行为，影响外部社会、环境 - “健康”涵盖公共卫生、生态平衡和人机协同

表 B.2 “个体与宇宙”关系：核心要点

维度	个体受制于自然	个体影响环境
生理、必然规律	- 睡眠、饮食和基因等受自然节律限制 - 心理与社会环境也有客观基础	- 通过行为与决策调整环境 - 合理利用资源、友善对待生态
信息、理性	- 需理解自身与自然的必然性 - 避免无知或盲动	- 借助知识及技术，形成良性影响 - 发布健康倡议、推动政策改革
社会、群体	- 个人也为社会结构、公共卫生体系所形塑	- 发起互助、公益、倡导社会变革 - 改善群体健康与公平

简析：主动医学强调双向关系：既顺应自然，也积极改造社会、环境，达到更高格局的共生。

附录 C　案例进一步延伸

C. 1　零孤独计划：打破社会孤立，迈向“健康”人际网络

1）案例概述

某发达城市出现大量独居老人和“低头族”年轻人，导致孤独感和心理问题蔓延。政府与非政府组织合作发起“零孤独计划”，在社区设互助站与线上平台：

（1）为老人提供上门问诊、健康宣教，匹配年轻志愿者做日常陪伴；

（2）年轻人可在线学习心理减压课程，与志愿者或老年居民结对互助，在实际交流中获得情感支持。

2）效果与意义

（1）老年人孤独感大减，不再频繁因小病进医院；年轻人抑郁焦虑也有改善，找到了情感连接；

（2）衍生出公共空间改造、环境适老化、社区餐桌等延伸项目，让“健康”理念从个体走向群体层面。

3）思考

（1）这个计划如何体现本章所说的“社会关系”对“健康”的支撑作用?

（2）若只关注生理指标，“零孤独”似乎并不在医疗范畴，何以在主动医学中扮演重要角色?

（3）如何在更多社区推广类似项目？需要哪些政策或伦理上的保证?

C. 2　绿色企业：平衡员工健康与生态责任

1）案例概述

一家 IT（信息技术）企业注重员工健康，设有健康管理部，每日提供健康餐、冥想课、运动津贴；同时，企业提倡节能减排、实行绿色办公。

2）结果

（1）员工整体工伤率与病假率下降，工作满意度提升；

（2）企业也在节约能源和降低碳排放方面取得成效，媒体评价这是一家将“主动医学 + 可持续发展”融合的样板企业。

3）挑战

（1）企业投入成本不小，引发股东关切盈利；

（2）竞争对手只注重短期收益，营销策略更激进。该企业的“绿色健康理念”在市场中仍显小众。

4）思考

（1）该企业如何体现“个体与自然相互适应”+“个体影响环境”的双向关系？

（2）在经济竞争中，“高格局的整体和谐”往往牺牲短期利润，如何让更多企业也参与？

（3）以“仁、义、礼”分析企业内部的管理、员工关怀，可发现哪些道德与文化优势？

附录 D　名医能看好重病，大医擅长治未病

五千年中华医药苍苍茫茫，繁衍炎黄子孙。五千年来星移斗转，生老病死代代轮回。

神农百草长岭南塞北，本草药方出五岳百川，今天中医中药依然是东方瑰宝，让中华生命一片盎然，中华医和药，人类命运共相连。

在中华民族五千年人类历史进程中，中医中药在促进中华民族的生存发展以及与瘟疫疾病做斗争中发挥了不可替代的作用。一支草药、一根银针、一只药壶保证中华民族繁衍传代至今，涌现了张仲景、华佗、孙思邈和李时珍等为代表的医德好技术精的中华名医。他们的动人故事一直传颂至今。

D. 1 “药王”——孙思邈

孙思邈是中国唐代著名的医药学家。孙思邈隐居陕西钟南山，享年 121 岁无疾而终（也有说享年 102 岁）。他潜心研究危害百姓健康的常见病、多发病，采集草药，积累了大量的临床经验，完成了世界上第一部国家药典《唐新本草》。

他认为作为一个悬壶济世的好医生，要培养高尚的道德品质，必须抛弃以自我为中心的生活观念、淡泊名利，使自己保持一种“宁静祥和”的心态。他高尚的医德精湛的医技口口相传，很快得到方圆几百里患者的信任和赞扬。他治好了成千上万名百姓的重危疾病，挽救了病人的生命，不少患者用各种方式答谢这位济世救命的神医，都被孙思邈拒绝。孙思邈酷爱杏树，他给前来答谢的患者说，如果你们一定要感谢，就在我的房前屋后种一棵杏树。不出几年，作为深受患者爱戴的医生房前屋后就杏树成林。

D. 2 中医老字号同仁堂的由来

清朝年间，皇帝得了一种怪病，浑身发痒，遍体起红点子，宫中的御医们尽管使用了各种名贵药材，但病情始终未见好转。康熙皇帝因此一怒之下停止了用药，并决定独自出宫微服夜游，希望能找到解决之道。

在一个深夜，皇帝来到了一条街上，发现一个小药铺里灯火通明，且有读书声传出。他好奇地走进药铺，见到一位四十多岁的郎中正在烛光下夜读。皇帝猜想这位郎中定有过人之处，于是将自己的病情告诉了他。郎中听后，只看了一眼皇帝，便胸有成竹地说："阁下不必担心，你得的不是什么大病。只是你平日吃山珍海味太多了，再加上长期服用人参，火气上攻，因此起了红点子，以致发痒。"随后，郎中给皇帝开了一剂药方，仅用了几斤大黄，并嘱咐他回家后用这些大黄煮水沐浴。皇帝按照郎中的嘱咐用大黄煮水沐浴，果然没过多久，他的病情便得到了缓解，身上的红点子也消失了。这就是同仁堂创始人的故事。

同仁堂不仅是我国著名的中医药品牌，更是一种中医诚信医疗文化的传承。从医者救死扶伤、治病救人，要有一颗慈悲之心。中华人民共和国成立后，毛泽东主席曾经把中华医学会的创始人颜福庆先生请到家中吃饭，而且请他坐主位，主要是答谢他 20 年前杨开慧同志在旧军阀的酷刑折磨下身患重病，颜福庆先生不顾反动派的阻拦，义无反顾的抢救杨开慧同志。

同仁堂承载着中华民族悠久的中医药文化和智慧，体现了中华民族对健康和生命的追求。不仅展示了同仁堂在中医药领域的卓越成就，更体现了其深厚的历史文化底蕴和民族精神。

D.3　主动医学呼唤"十五个好医生"

水：每天保证充足的水分摄入，不仅有助于维持身体的正常功能，还能促进新陈代谢，保持皮肤的健康和光泽。

阳光：适度的阳光照射能够帮助身体合成维生素 D，增强免疫力，还能改善心情，减轻焦虑和抑郁情绪。

均衡饮食：保持饮食多样化，摄入充足的蔬菜、水果、蛋白质和全谷物，有助于身体获得所需的营养，保持良好的代谢和免疫功能。

充足睡眠：良好的睡眠习惯能帮助身体恢复精力，提升记忆力，并调节情绪，提高整体的生活质量。

适度运动：每周进行适量的运动，如快走、游泳或瑜伽，可以增强心肺功能，改善血液循环，并有效缓解压力。

清洁整齐的环境：保持生活和工作环境的整洁，不仅能提升个人的舒适感，还能减少细菌和病毒的滋生，保护身体健康。

阅读获取正能量：通过阅读充满正能量的书籍和文章，不仅能拓宽视野，还能提升内心的力量，激励自己面对挑战。

脑力锻炼：通过学习新技能、解答谜题或玩思维游戏等方式，能够保持大脑的活跃，预防记忆力衰退和认知能力下降。

善良：待人以善，宽容他人，不仅有助于建立和谐的人际关系，还能使内心获得平静和幸福感。

微笑：微笑不仅能传递温暖和友善，还能改善个人情绪，提升自己与他人之间的关系，减少压力感。

超脱：面对生活中的烦恼时，学会超脱和放下，有助于保持内心的宁静，避免情绪的过度波动。

积极性：保持积极的生活态度有助于身体健康，积极的心态能够降低压力水平，增强免疫系统功能，从而提高身体的抵抗力。

感恩：常怀感恩之心，能够让我们更加珍惜现有的幸福，感受到生活中的美好，从而提升心理健康水平。

自爱：学会珍惜自己，关心自己的需求与感受，只有真正自爱，才能更好地爱别人、和他人相处。

自信：相信自己的能力和价值，能够提升个人魅力，同时增强面对挑战时的决心和勇气。

这“十五个好医生”不花一分钱，却能为健康带来极大价值。它们是日常生活中的简单习惯，涵盖水分摄入、阳光、饮食、睡眠、运动等身体健康基础，以及积极心态、感恩等心理调节。这些做法不仅增强免疫力、改善身体状况，还能提升心理韧性，帮助我们应对生活挑战。通过坚持这些健康习惯，我们能以零成本获得更高质量的生活和健康，真正做到主动守护自己的身心健康。

小结

通过本章及附录所提供的模拟案例和补充表格，读者可更直观地认识到：

1）“健康”是一个整体概念

（1）包括个体生理与心理、人与社会和自然，甚至人与宇宙多重维度的交融与平衡；

（2）超越传统医学对“健康”停留在“暂未患病或体检指标正常”的消极定义。

2）“健康”具备积极意义

（1）不仅要求在生理上未有病灶，更要求心灵、伦理、社会与生态环境的正向关系与协调，共同成就高格局的健康目标；

（2）这一理念也赋予医疗与健康管理更深的人文和哲学内涵，避免技术或商业化的单一思路。

3）学习与实践活动

（1）附录中提供的各类情景案例、评估工具设计、社区观察等都能帮助学员将“健康”理念带入现实生活或研究领域；

（2）让学生能在多学科、多维度的融合中，真正体会主动医学的核心精神，并为之后章节更具体的实践路径做好准备。

因此，本章既是对“主动医学”最高目标，即整体健康的完整诠释，也为随后的章节（如个体与群体拓展、人机协同、生态文明等）打下坚实的理念基石。只有在多维度上都保持和谐，才称得上真正的“健康”境界。

第七章

CHAPTER 7

主动医学的理论支撑

一、预防与干预的全面性

（一）理念背景：从“病后修补”到“全生命周期前置干预”

在传统被动医疗模式下，医疗资源与技术配置大多集中于发现病症后进行治疗，如手术、药物、住院和术后康复等，这些措施在面对慢性病与大规模传染病时往往消极、被动且成本高昂。主动健康虽强调生活方式管理，却多流于个人或商业层面，难成系统化变革。由此，主动医学提出了一个重大的概念转变：要想真正摆脱“病后救治”的惯性，必须在基因与社会、环境与心理、个体与群体多层面全面预防与干预，覆盖从孕期到老年乃至临终关怀，让“健康”贯穿人的生命全程。

1. 生物医学研究与公共卫生经验

慢性病发病机制：众多研究表明，慢性病（如心血管病、糖尿病、肿瘤等）成因复杂，与基因易感性、生活方式、环境污染、社会压力等多种因素有关。单一的对症治疗无法长期有效控制疾病进程，只有在病因前端进行综合干预才可降低发病率。

公共卫生成功案例：对可防性传染病的大规模疫苗接种、对高血压等慢性病的社区筛查与长期管理均显示，越早介入越省资源、效率也越高。这些经验证据成为主动医学倡导全生命周期干预的重要现实基础。

2.“信息场—能量场”双轨运行

笔者在主动医学理论中，认为人同时具备信息场（心灵、认知、心理和社会关系）和能量场（生理机能、物质代谢和基因表达），这意味着任何真正有效的干预都需兼顾身心与环境的双向调适。要做到这一点，就必须在完整的生命历程与社会生态系统内布设监测、预防与干预手段。

（二）涉及基因、生活方式、社会心理与环境干预

要实现“全方位、全面性”的预防与干预，需要对个体健康的影响因素进行系统分析，并提出相应的操作策略。主动医学倡导在以下四大层次同向发力。

1. 基因层面：精准预防与风险筛查

1）基因组学的崛起与疾病风险预测

- 近 20 年里，基因测序技术突飞猛进，成本显著下降，使得大型基因组学研究和个体基因筛查成为可能。许多常见慢性病（如 2 型糖尿病、某些冠心病和某些癌症）的遗传高敏基因位点已初步发现。

- 在主动医学框架下，对高风险人群（如家族多发乳腺癌、家族遗传性高血脂等）可提前开展基因检测与个性化管理，如更密集的体检、更早的生活方式干预或药物预防。

2）道德与社会争议

● 基因层面干预容易引发伦理争议，如胚胎期基因编辑、基因筛查导致生育选择等，也可能在商业层面引发保险歧视或隐私泄露问题。

● 主动医学强调基于理性与人文的综合判断，而非盲目滥用基因编辑。通过合理监管和伦理委员会审议，为确有需要（如致死性单基因缺陷）的个案提供安全通道，以减少先天重症的发生，也避免不当“优生学”倾向。

3）个性化预防策略

● 当基因检测显示某人携带某种突变（如 APOE4 提高了患阿尔茨海默病的风险），主动医学不会仅做简单告知，而是结合生活方式与社会心理制订干预方案，饮食、运动、认知训练和情感支持等多方协同，帮助其降低发病概率。

● 这就是把基因信息从原本的静态“遗传宿命”转化为“可干预、可塑”的积极过程，体现主动医学对个体基因风险的前置化管理。

2. 生活方式：运动、营养、作息和情绪管理

1）运动：从个人健身到社区运动环境

● 主动医学不只是倡导个人自行跑步或进健身房，还会通过城市规划与公司福利等方式，形成社会对运动的支持。例如，在工作场所提供午间运动时间、在社区增加公共健身设施。

● AI 可穿戴设备与数据分析也能追踪运动量与心率、体能等指标，及时给予反馈并调节运动强度，让个体在可承受范围内渐进提升，而非盲目过量或过激式健身。

2）营养与个体差异

● 膳食和营养在许多慢性病的预防中十分关键，但被动医疗大多等患者病情严重才做饮食指导。主动医学将饮食管理前置化，结合个体基因易感点、代谢特征和地区文化饮食特色，给出针对性方案。

● 在社区与家庭层面，也能通过健康食堂、团膳管理和食品供应链监管等手段，让营养指导真正落实到餐桌。对幼儿、孕妇和老年人等特殊人群则安排更精细的指导。

3）作息与情绪

● 生活方式不仅是饮食与运动，还包含日常作息与心理情绪。长期熬夜、不规律作息会打乱生理节律，造成内分泌失调和免疫力下降。

● 当社交和工作压力导致焦虑、抑郁时，对免疫与代谢的影响也相当大。主动医学主张全生命周期地监测并干预心态，如使用心理健康 App、设立咨询服务和普及正念训练等，帮个体维持情绪平衡。

3. 社会心理：社区支持与跨学科介入

1）家庭、社区与社会网络

● 个体若脱离家庭或社会支持，自我健康管理往往难持续。主动医学促进家庭成员或邻里形成互助网络，如一起做运动或健康打卡，让每个人都获得社群认同与鼓励。

● 在社会层面鼓励成立健康管理组织或志愿者团队，帮助弱势群体，如孤寡老人、残障人士获得定期上门巡诊与健康关怀，形成公益与专业结合的健康生态。

2）心理专业与跨学科结合

● 心理学、社会工作学等专业与医学互补，可共同设计系统化健康干预方案，如在糖尿病管理中嵌入心理辅导、在社区癌症筛查后配备心理调适服务。

● 在主动医学理念下，这样的跨学科合作成为常态，而非可有可无的“附加项目”。心理咨询师与营养师、运动教练、临床医师等组成团队，为个体提供全方位支持。

4. 环境干预：物理与生态环境的优化

1）城市设计与交通规划

● 很多城市居民缺乏运动场地、被噪声或污染困扰，主动医学若无对城市公共环境的干预支持，个人努力成效有限；

● 因此，呼吁在城市规划中考虑健康因素，如增设步行道、绿化、限制尾气与噪声、推广公共交通等，整体改善城市环境质量并便利健康生活方式。

2）减少环境致病因子

● 空气污染、水污染和食物安全等可能是慢性病和癌症的诱因。主动医学若忽视此层面，则意味着个体仍置于高毒性环境下。

● 故积极联合环保部门与公共卫生部门，开展污染源监测和治理，以减少环境致病因子的广泛影响，从根本上最大限度地避免大规模疾病或亚健康状态的发生。

综上，“预防与干预的全面性”在主动医学框架下意味着：从基因到社会，从生理到环境，从心理到生态都纳入健康管理视野，同时依据个体特质与全生命周期阶段进行适切策略。相较被动医疗，这种多层面、多环节前置化的健康管理才可以最大化减少后期昂贵的病症治疗负担与生存质量损失，也让医学变得更具整体观与前瞻性。

二、时空维度的延展

前文探讨了主动医学在多层面介入的全面性，本小节则关注时间与空间两个轴向的扩展：既要将干预提前到疾病前期乃至孕期，也要延伸到康复、老年护理及公共卫生系统，以求形成跨个人全生命周期与社区—社会系统的纵深布局。这种时空延展，正是“被动医疗”所缺乏的核心特质。

（一）将医疗触角前移到疾病未显时，后移到康复和长期管理

1. 前移：早期筛查与高危人群管理

1）基因与家族病史早期识别

- 对可能携带高风险基因突变的个体或有严重家族病史的人群，主动医学主张从青年期甚至更早阶段就进行基因检测与综合风险评估。

- 一旦确认为高危，则通过生活方式、心理辅导与常规体检双管齐下，避免“进入中年才发现恶性肿瘤”或“过早出现糖尿病并发症”的被动局面。

2）学校与青少年健康教育

- 被动医疗时代，孩子普遍缺少系统化的健康教育，只在体育课或校医层面点到为止。

- 主动医学则倡导学校建立全方位健康教育课程与监测，如关注儿童肥胖、脊柱侧弯和心理问题等，通过大数据和专业团队

及早干预，阻止健康问题在成年期暴发。

3）工作场所与职业病前瞻管理

- 除了常见的“职业病体检”以外，主动医学针对高危工种（如煤矿工、化工厂工人）可联合企业实行定向风险监测，找出早期征兆，如尘肺初期。
- 通过改进劳动条件或更频繁的健康评估，真正做到“病未显而先阻之”。这在职场高压人群中皆具有实用价值。

2. 后移：康复、老年护理与长期管理

1）康复的延伸：从医院到社区与家庭

- 被动医疗常在患者手术或急性期治疗后就“松手”，后续康复效率参差。主动医学强调让康复进入日常生活：与社区居家护理、运动指导、心理支持团队配合。
- 例如，心肌梗死康复需循序渐进地重建运动能力，并关注情绪与饮食习惯调整，使之长期不反复。主动医学整合多方资源，全过程监控与指导患者康复进度。

2）慢性病与老年病的长期管理

- 对于高血压、糖尿病、慢性阻塞性肺疾病（COPD）等慢性病，主动医学不再只是开药与定期复查，而是对生活方式、心理状态、社会支持进行持续干预。
- 老年护理则强调失能预防与功能维持、关怀老人社会需求、精神慰藉。通过大数据平台与远程医疗，让失能或半失能长者也可长期获得主动健康管理服务。

3）临终关怀与自我实现

- 主动医学在生命末期也强调尊重患者意愿与身心需求，如安宁疗护和心灵支持，帮助人们平静体面地走完生命旅程。

● 这体现主动医学对时间维度最末端的延伸，不仅局限于生理治病，更关乎人文关怀与个体自我实现，让“健康”理念贯穿始终。

（二）覆盖社区与社会系统：超越单个医院与个人的医疗模式

1. 社区健康网络：从个人到公共

1）社区卫生服务中心的升级

● 在被动医疗模式中，社区卫生服务中心往往只承担简单门诊或慢性病登记。主动医学强调社区应成为健康管理枢纽，包括远程监控、健康教育、营养与运动指导及心理支持。

● 通过 AI 和大数据，社区卫生服务中心可以实时对辖区居民健康进行风险地图描绘，发现可能集中暴发的慢性病或疫情隐患，让公共卫生部门预先介入。

2）邻里互助与健康互助组

● 社区范围内组织健康互助组，如“糖尿病支持小组”“老人活动社群”等，互相分享经验并进行相互鼓励或督促，让居民在家门口就能获得社交支撑。

● 这不仅减轻了医院负担，更有助于主动健康策略在居民间的扎根。

2. 公共卫生与社会政策的融合

1）由治病费用到健康投资

● 在被动医疗模式下，医保、政府资金主要投入临床医院与手术、药物报销等；主动医学则提出更多资源应转向“防未病”，如对社区健康管理、健康教育、环保及社会互助的投入。

● 这需要政策改动：将健康结果（如群体发病率降低、生活质量提升）纳入政府绩效考核与财政预算指标，而不是仅看“病床周转率”“大病救治数”等。

2）跨部门合作：卫生—教育—体育—环保

- 因为健康不仅与医疗挂钩，也与教育、体育、环保和城市规划密切相关。若缺乏联动机制，不同部门各行其是，易陷入片面或重复投入的局面。

- 主动医学强调联动，如教育部门负责学校健康教育、体育部门提供全民健身指导、环保部门确保空气和水的质量、卫生部门统筹数据与干预策略，从而形成“全社会健康生态”。

3. 全球化与疫情防控：宏观层面的时空延展

1）国际合作与新发传染病

- 新冠疫情等重大公共卫生事件证明，疾病可跨境传播，全球防疫需协同。主动医学理念下，需建立国际共享监测与早期预警机制，从而在病原出现前或初期就阻断扩散。

- AI 算法及跨国数据流通可快速识别传染病异动，自动提示各国政府采取封锁或物资调度，让防疫由“被动应急”变成“主动监控—快速响应”。

2）人类与生态的共生发展

- 随着全球变暖、海平面上升、极端天气频现，气候和环境对人类健康的影响日益凸显。主动医学若仅在国内或地方层面单打独斗，也无法应对跨地区的生态危机与健康后果。

- 倡导全球协同治理：如碳减排、保护生物多样性、加强食品安全管理与公共卫生基础设施建设，让全球人类共享更安全、更健康的生态。这样在更宏观的空间与时间跨度上确保“健康”理想具备现实基础。

由此可见，“时空维度的延展”让主动医学跳脱单个医院或个体层面，在纵向上贯穿生命全周期（从孕期到老年），横向上覆盖社区、社会系统乃至国际公共卫生合作，为真正解决新兴健康威胁问题提供可操作路径。

三、伦理与共生的考量

作为一套意图彻底变革医学模式的理念，主动医学必须处理好伦理与社会、生态共生的深层问题。技术如果缺乏人文与自然关怀，可能造成新的不公、资源浪费甚至生态破坏，与“健康”终极目标背道而驰。因此，本小节聚焦主动医学在伦理与共生责任方面的关键思考与实践要点。

（一）医疗行为不仅要看疗效，还要考虑生态和社会后果

1. 过度医疗与欠医疗的历史教训

1）过度治疗

- 前文多次提及发达地区以高收益和商业利益为导向，滥用昂贵仪器、手术或药物，引发过度医疗。此类行为虽暂时提高临床指标，但消耗过多资源，也容易产生副作用或加重病患经济负担。

- 若只以“疗效”衡量医疗成败，而不顾是否存在不必要浪费或对患者的经济、心理损害，就难以符合主动医学对“整体健康”的高要求。

2）欠医疗

● 在欠发达地区或社会弱势群体中，基本医疗尚未普及。被动医疗模式下，政府与医院的投入重心往往在发达地区或高收益项目上，导致在社会层面形成“欠医疗”格局。

● 主动医学要求从社会与伦理角度评估资源分配，优先补足欠医疗短板。仅追求“更先进疗效”而遗忘弱势群体，依旧违背“仁—义—礼”与“人与自然共生”的精神。

2. 自然环境的伦理影响

1）药物与医疗器械对生态的影响

● 大规模使用特定药物或消毒剂若进入水体，可能破坏微生物群落生态；大量医用塑料器材与一次性耗材的废弃亦会导致污染。

● 主动医学在评价一项新技术或新器械时，不能只看临床效果，也需衡量对环境的长远危害或资源消耗，确保与大自然保持可持续的循环。

2）基因科技与生态平衡

● 人类若滥用基因编辑或合成生物技术，改造某些病毒、动物或植物，也潜藏生态链破坏或新型生物威胁的可能。

● 倘若从主动医学的伦理出发，“健康”目标并不允许我们为“治病”而盲目重组自然基因，必须慎思对生态系统和基因多样性的影响，以“道—德—仁—义—礼”及斯宾诺莎的自然理念来把关技术边界。

（二）具体伦理机制：从个人到社会与生态

为让“伦理与共生考量”落到实处，主动医学在实践中需建立多层次的伦理机制。

1. 个人层面：隐私保护与知情同意

1）数据收集与使用

● 在应用可穿戴设备与健康 App 时，个人生理与行为数据可被庞大平台采集，若无严格隐私保护与法律监管，易流向商业或保险用途，引发歧视或骚扰。

● 主动医学强调个人知情同意与数据透明度，确保用户对自身信息使用范围和去向有完整知晓与掌控权。

2）医患共享决策

● 无论是基因检测还是高风险干预方案，都不可单方面由医者决定。主动医学主张“共同决策”，让患者基于充足信息与自身价值观做选择，医生承担专业支持与伦理建议职责，彰显对个人自主与尊严的尊重。

2. 医疗机构与行业层面：跨学科伦理委员会

1）大医院与跨学科伦理委员会

● 在医院层面建立包含临床医生、社会学家、哲学家、环保专家和 AI 工程师等多方人士的综合伦理委员会。针对新疗法或新技术引入，要进行多角度评估，判定其长远利弊与社会生态影响。

● 这超越了传统医疗伦理审查仅关注“患者安全、研究合规”的范围，也纳入了环境影响、资源公平、商业利益冲突等广泛领域。

2）行业标准与可持续认证

● 类似绿色环保认证，医疗行业也可设立“可持续与社会责任”评估标准，对医疗器械或药企在生产流程的生态负担、对弱势群体的支持度，以及对主动医学理念的实践度进行评审。

● 获得该认证的企业或项目在社会上能获得更高声誉，也激励行业朝更人文、更负责任方向发展。

3. 公共政策与全球合作：宏观伦理

1）国家层面政策倾斜

- 政府应制定法规与激励政策，让医疗体系和社会更易推行基于主动医学理念的干预，如社区健康管理资金、医保报销预防项目、对 AI 医疗的法制监管等。
- 在伦理上体现“义”，使资源投向最需要与最具效益的领域，而非被高端商业项目垄断。

2）国际组织和跨国对话

- 世界卫生组织、联合国环境规划署和世界银行等国际机构可联合倡导“主动医学”理念，把生态保护、气候行动、公共卫生的议题融为一体。
- 建立跨国 AI 医疗数据共享协议，保护各国人民的隐私和利益，避免少数资本或国家垄断技术造成新的国际不平等。

通过以上多个层次的配套机制，主动医学在操作层面得以兼顾科学疗效与社会、生态之长远利益，真正体现“人在宇宙整体中的共生责任”，才能走向高格局的医学伦理与文明发展之路。

本章小结

本章以主动医学的理论支撑为主题，从三大关键视角分析了如何在实践操作中落地主动医学理念，并最终为“健康”之整体和谐目标提供稳固的支持。主动医学“超越病症—治疗”的关键，不仅在于前述对“健康”之哲学定位，还在于与之相配合的全面干预策略、时空延展实践及生态伦理自觉。

它既是对被动医疗模式的根本补充与强化，也将主动健康从碎片化、商业化的外围形式提升为一个更完整、更庄严的医疗模式。随着后续对“人机协同”“碳硅协同演化”“整体健康一致性”等议题的继续展开，我们将更深入地领会主动医学在21世纪可为人类文明进程做出的变革性贡献。

本章附录

附录 A　模拟案例与思考题

A. 1　案例背景

某市卫生部门与大型医院及社区卫生服务中心联手，在主动医学理念指导下，启动一项“慢性病前移管理”试点项目，具体做法包括：

基因 + 家族史风险筛查：为 45 岁以上人群中，有家族心血管或糖尿病史者免费进行基因检测，初步识别高危人群。

生活方式干预：对于筛查结果显示中高风险的人群，安排社区营养师、心理辅导员和运动教练组成团队，指导其定制化“健康方案”，每周跟踪数据（体重、血糖、步数和情绪等）。

数据对接 + 远程 AI：引入可穿戴设备和线上健康管理平台，采集居民日常活动、血压 / 血糖变化等，一旦出现异常（如连续几天血糖飙升），系统会自动提示个人和社区医护。

社区互助与跨部门联动：与当地教育、体育、环保部门合作，改善社区运动设施与环境（如空气监测、绿化），并在学校里开展家庭健康教育课程，使家庭成员齐心支持慢性病预防。

A. 2　情境发展

（1）李先生，50 岁，在基因筛查中发现自己对 2 型糖尿病易感，一度情绪低落。但社区营养师和心理顾问介入后，通过个性化膳食与情绪疏导，效果良好。

（2）张女士家住社区旁，由于父母皆有高血压，她提前开始监控血压并适度锻炼，AI 系统检测到她偶尔应激导致血压微升，也会给出放松训练建议。

（3）一年后，该试点项目数据表明，高危人群中仅有 7% 进展到明确诊断，远低于对照社区的 15%。

A. 3　思考题

（1）为什么说这是从“被动医疗”到“主动医学”的典型案例？表现在哪些具体措施上？

（2）这个项目在本章全面预防与干预、时空维度延展和伦理共生三个方面是如何体现的？

（3）如果想在更多社区推广，需要在医保、政策、技术或社会支持方面做哪些改进？

（4）你认为如何保证用户隐私和防范商业过度介入？是否需要额外的伦理审查机制？

附录 B　补充表格与要点说明

表 B.1　主动医学在干预与时空维度上的升级对照

维度	被动医疗模式	主动医学模式
干预对象	- 以病原体、病症或器官系统为中心 - 治疗手段集中在药物、手术、住院等	- 多层次：基因筛查、生活方式管理、社会心理和环境干预 - 强调个性化和系统化
干预时机	- 病后修补 - 急性期诊疗	- 前置预防（高危人群提前筛查、基因风险管理） - 后置康复和长期随访

续表

维度	被动医疗模式	主动医学模式
空间范围	- 主要在医院科室（门诊、手术室和病房）	- 社区、家庭、公共卫生网络、跨部门合作（教育、环保和体育）
伦理关注	- 重点放在医患安全、隐私，或试验合规	- 跨越个体，聚焦社会公平、生态保护、资源分配公平正义等
社会、生态影响	- 很少系统考虑对环境或社会结构的长远影响	- 兼顾公共卫生、城市规划、绿色环保和全球协同，追求多方共生

表 B.2 “医学触角前移与后延”的关键举措

阶段	主要策略	举措示例
前移（孕期—青壮年）	- 基因筛查 - 生活方式教育 - 心理健康促进	- 高危基因人群早筛 + 定制化干预 - 校园健康课程 - 职场健康激励
疾病显现前后	- 社区早期监控 - 多科协作预防 - AI 警示	- 家庭医生 + 大数据监控血糖、血压 - 萌芽期肿瘤、慢性病快速筛查 - 精准营养方案
后延（康复—老年护理）	- 长期康复管理 - 心理与社会支持 - 安宁疗护	- 社区上门跟进、远程指导 - 老年人失能预防、家庭照料支持 - 临终关怀、心灵疏导

简析：生理和心理的深度干预贯穿人的一生，不再只集中于疾病暴发的急性治疗期，这正体现主动医学在时间维度上“前后延展”的要义。

附录C　案例进一步延伸

C.1　数字医疗大暴发与社区健康失守

1）案例背景

（1）某科技公司与多家医院合作，推出豪华远程医疗套餐、AI健康顾问和可穿戴设备等，吸引高端人群购买；

（2）在同一城市的偏远地区，社区卫生服务中心缺少资金，医生短缺，居民连最基本的检查都难享有，更别提AI或远程设备。

2）冲突与思考

（1）该公司的技术确实能“主动”跟踪用户数据，但只覆盖付费用户，无法惠及经济困难人群；

（2）在“伦理与共生”层面，这样的数字医疗模式是否扩大了健康鸿沟？

（3）若要将主动医学精神落到实处，需要怎样的政策倾斜或社会支持？

3）思考

（1）这个案例如何体现“过度—欠医疗”并存？

（2）若仅依赖市场逻辑，“主动医疗”是否只会服务富裕群体？

（3）有哪些具体措施能让数字医疗或AI产品覆盖更多弱势地区，真正体现“仁—义—礼”与公共卫生共生？

C.2　绿色医院：对生态与公共利益的医疗实践

1）案例背景

（1）某家大型综合医院自称“绿色医院”，在建筑设计（光能、通风）、废弃物处理、药物生态风险控制等方面都做了改进；

（2）该医院也积极将主动医学理念融入院内，包括在门诊和住院区减少不必要检查、加强医患沟通，大力推广社区预防项目，节省医疗资源。

2）成绩与挑战

（1）患者对医院“少做一些检查，先做生活干预”的建议开始不习惯，担心漏诊；

（2）医院收入结构也受影响，因过度检查减少，短期盈利下降，需要依靠政府与社会支持；

（3）患者的成本虽下降，但医护人员要花更多时间做健康教育与长期随访。

3）思考

（1）该医院的做法如何对应本章的“三大支撑”要点？尤其在“伦理与共生”及“全面干预”上？

（2）市场竞争环境下，减少检查是否会导致医院经营困难？如何在“过度医疗”与财务平衡间找出可行之路？

（3）如果要在全市推广“绿色医院”模式，需要哪些制度、医保改革或民众意识配合？

附录 D　数字孪生医院：数智技术赋能主动健康新探索

D. 1　背景介绍

在传统医疗模式尚难以适应新时代健康需求的背景下，深圳大学附属华南医院（以下简称华南医院）依托数字技术体系创新性构建新型医疗服务框架，率先开展系统性探索与实践。随着人口老龄化程度持续加深及慢性病患病率不断攀升，传统以疾病治疗为中心、局限于药物处方与注射治疗的服务模式已难以满足当前公共卫生需求，医疗体系亟待向预防、诊疗、康复一体化的综合健康管理模式转型升级。国家卫生健康委员会发布的“健康中国 2030”战略就像发令枪，把“守株待兔式医疗”变成了全民主动健康接力赛。在医疗数字化转型进程中，华南医院通过系统性整合数字孪生技术、专病管理小程序与人工智能算法，构建起覆盖疾病预防、精准诊断、智能治疗及科学康复的全流程智慧医疗体系，实现了医疗服务各环节的智能化升级。

华南医院以数字孪生技术为核心架构，构建起实体诊疗系统与虚拟仿真平台的双向映射生态。依托全域覆盖的物联网传感矩阵，形成全天候动态感知网络，人工智能中枢通过深度学习算法将多维数据流转化为精准诊疗决策模型，使每个医疗单元升级为全流程智能服务节点。相较于传统医疗机构疲于设备调度的困局，该体系实现了医疗资源配置的实时优化与自动化流转——这种跨维协同的智慧医疗范式，无疑为卫生服务系统树立了革新性标杆。

D. 2　案例概述

华南医院以“数字孪生+AI+专病管理”为技术框架，构建了三大核心能力。

（1）数字孪生医院：通过建筑、设备、业务系统、医学数字人的四重孪生体，实现医院全要素的数字化映射与实时监控。采用建筑信息模型 + 物联网（BIM+IoT）技术构建三维可视化平

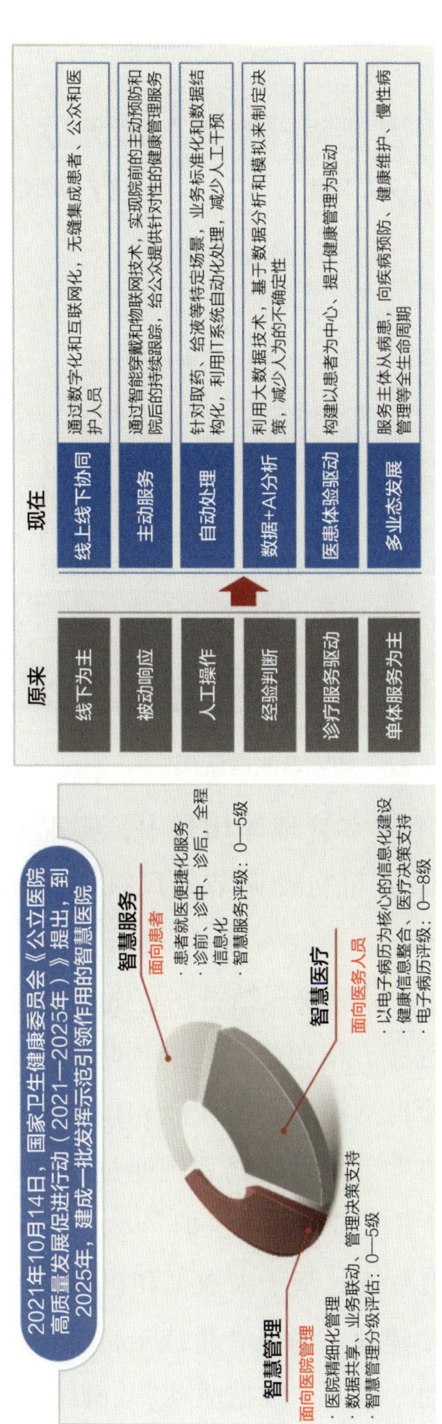
2021年10月14日，国家卫生健康委员会《公立医院高质量发展促进行动（2021—2025年）》提出，到2025年，建成一批发挥示范引领作用的智慧医院
智慧服务
面向患者
· 患者就医便捷化服务
· 诊前、诊中、诊后，全程信息化
· 智慧服务评级：0—5级
智慧管理
面向医院管理
· 医院精细化管理
· 数据共享、业务联动、管理决策支持
· 智慧管理分级评估：0—5级
智慧医疗
面向医务人员
· 以电子病历为核心的信息化建设
· 健康信息整合、医疗决策支持
· 电子病历评级：0—8级
原来
现在
线下为主
线上线下协同
通过数字化和互联网化，无缝集成患者、公众和医护人员
被动响应
主动服务
通过智能穿戴和物联网技术，实现院前的主动预防和院后的持续跟踪，给公众提供针对性的健康管理服务
人工操作
自动处理
针对取药、给液等特定场景，业务标准化和数据结构化，利用IT系统自动化处理，减少人工干预
经验判断
数据+AI分析
利用大数据技术，基于数据分析和模拟来制定决策，减少人为的不确定性
诊疗服务驱动
医患体验驱动
构建以患者为中心、提升健康管理为驱动
单体服务为主
多业态发展
服务主体从病患，向疾病预防、健康维护、慢性病管理等全生命周期

思路转变

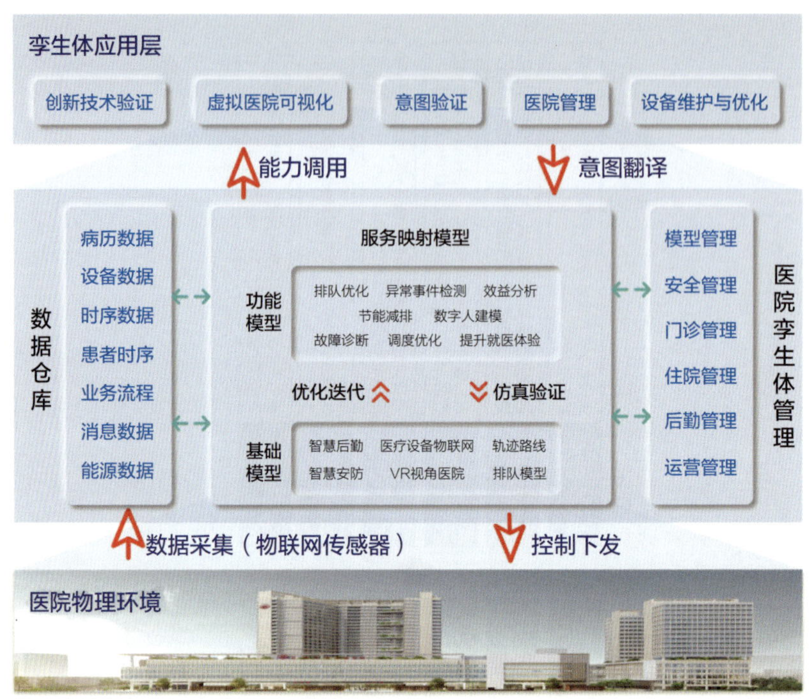

数字孪生医院架构

台，在急诊调度、手术室管理等场景中，实现分钟级响应异常事件。温湿度监测系统可自动调节新风机组，确保医疗环境恒定性。

（2）专病小程序：针对泌尿结石、心血管疾病等高发慢性病，开发智能化管理小程序，覆盖患者院前预防、院中治疗和院后康复全流程。结石风险自测模块集成尿液 pH 检测分析，风险评估，可生成个性化提醒方案。术后随访系统通过可穿戴设备实时采集心率变异性数据，异常值自动触发医护介入。

（3）AI 辅助决策系统：基于大数据和机器学习，AI 辅助决策系统为医生提供诊疗建议、为患者生成个性化健康方案，推动医疗决策从“经验驱动”转向“数据驱动”。肺结节 CT 影像诊断模型经 10 万例训练，良恶性判断准确率达 96.7%；用药推荐引擎整合 3000 份临床指南，可规避 83% 潜在药物相互作用风险。

项目聚焦以下三大目标。

（1）提升患者体验：通过透明化诊疗流程、智能化服务降低患者就医难度。检查预约等待时间压缩至平均 23 分钟，智能导诊机器人日均服务量达 1200 人次，检验报告解读系统覆盖 97% 常见检测项目。

（2）优化资源配置：借助数字孪生技术实现医疗资源的动态调度与精细化管理。手术室周转效率提升 40%，大型设备使用率监测误差不超过 ±2.5%，耗材库存预警系统减少 23% 过期损耗。

（3）强化主动健康：通过早期筛查、风险预警和全程干预，降低疾病发生率。代谢综合征预测模型已纳入年度职工体检，心血管事件二级预防系统使患者再住院率下降 37%，糖尿病管理小程序用户糖化血红蛋白达标率提升至 68%。

D. 3　具体举措

1）数字孪生医院：虚实融合的医疗生态系统

华南医院构建了覆盖全院建筑、设备和业务的医学数字孪生体，形成“一图统管、一网协同”的智慧管理模式。

（1）建筑孪生体：通过 3D 建模还原医院门诊楼、住院楼等物理空间，实时同步诊室状态、床位分布、人员密度等信息。例如，门诊楼数字模型中可显示各科室候诊人数、医生出勤情况，管理者可动态调整资源分配，减少患者排队时间。

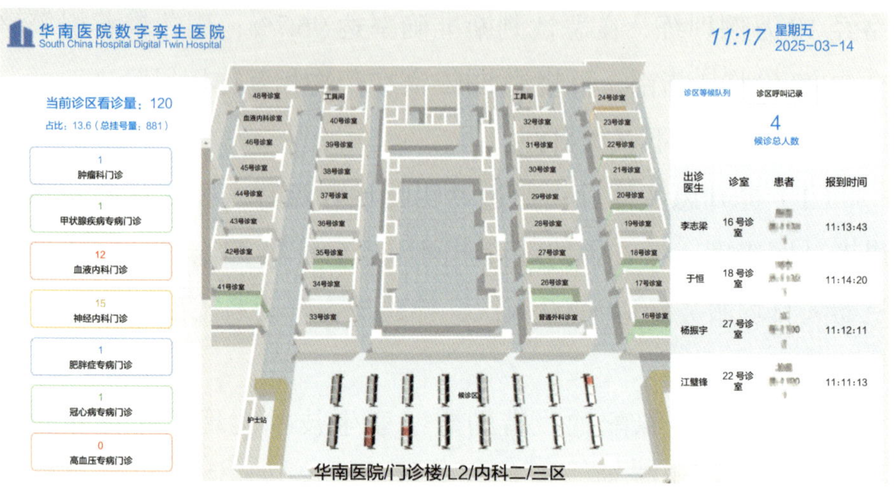

建筑孪生体

（2）设备孪生体：接入全院 3530 台设施设备（如电梯、发电机、水表），实时采集 5 万个数据点位信息。当设备运行异常时，系统自动触发报警并派发维修工单。例如，台风天电梯井水位超标，系统立即推送报警，避免设备损坏。

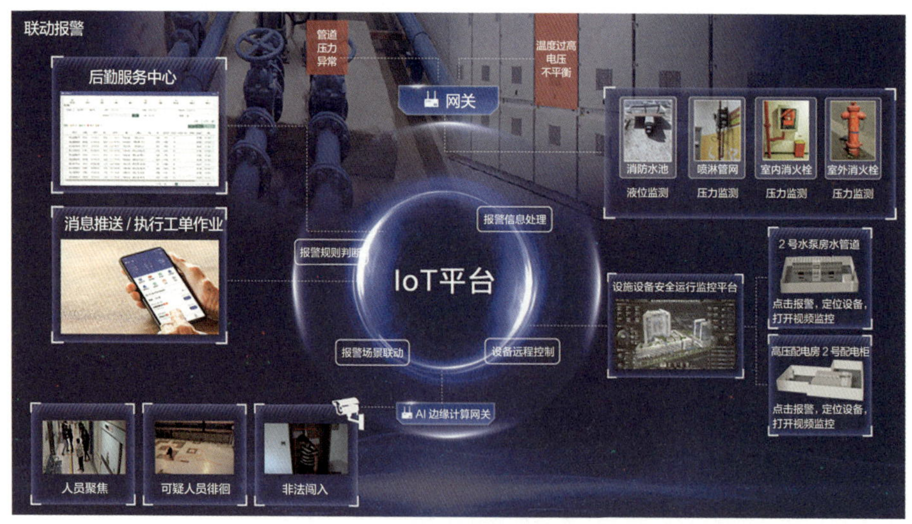

设备孪生体

（3）业务孪生体：整合 HIS（hospital information system，医院信息系统）、PACS（picture archiving and communication system，影像归档和通信系统）等核心系统数据，构建患者就诊全流程的数字轨迹。从挂号、检查到取药，每个环节均实时记录并分析，发现堵点即时优化。

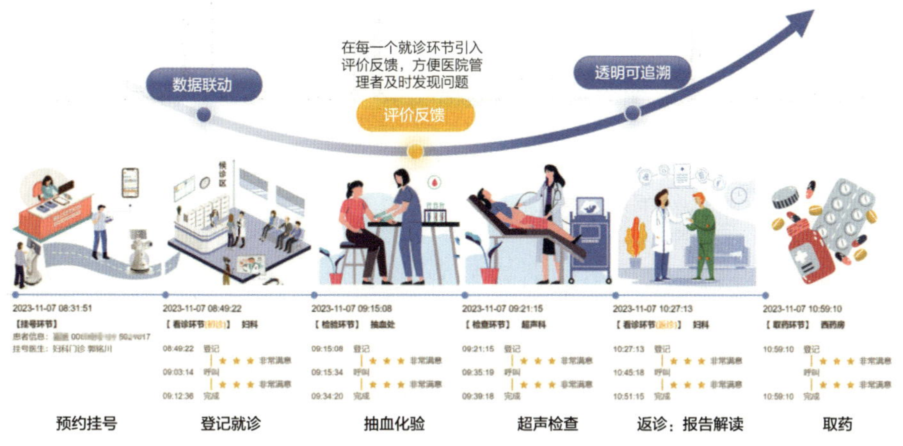

业务孪生体

（4）医学数字孪生人：为每位患者建立包含基因组数据、电子病历、可穿戴设备监测信息的动态数字档案。例如，心血管疾病患者的数字孪生体可模拟药物疗效，辅助医生制订个性化治疗方案。

2）专病小程序：慢性病管理的“智能管家”

针对泌尿结石、高血压等慢性病，华南医院开发了多款专病管理小程序，实现“预防—干预—康复”闭环。

（1）泌尿结石管理小程序。

①患者端：提供饮水提醒、结石复发预测、尿液 pH 值记录等功能，患者可实时查看健康建议。

②医生端：支持远程随访、数据分析、治疗方案调整，医生

可一键导出患者历史数据，提升管理效率。

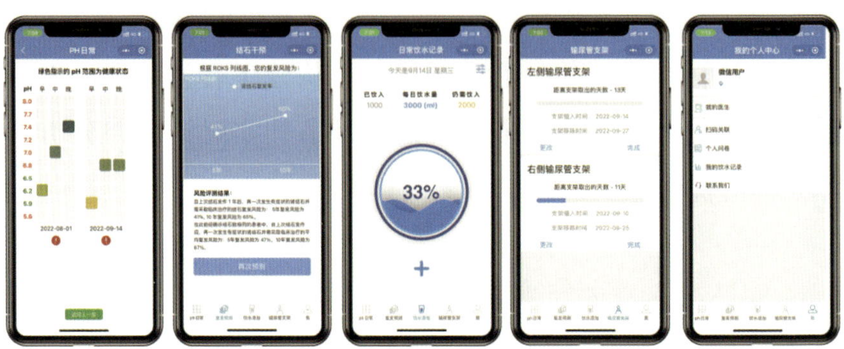

泌尿结石管理小程序（医生端）

（2）心血管健康助手。

整合智能手环、家用血压计数据，实时监测患者心率、血压等指标。

AI 算法自动分析风险，对异常值（如持续高血压）推送预警，并建议就医或调整用药。

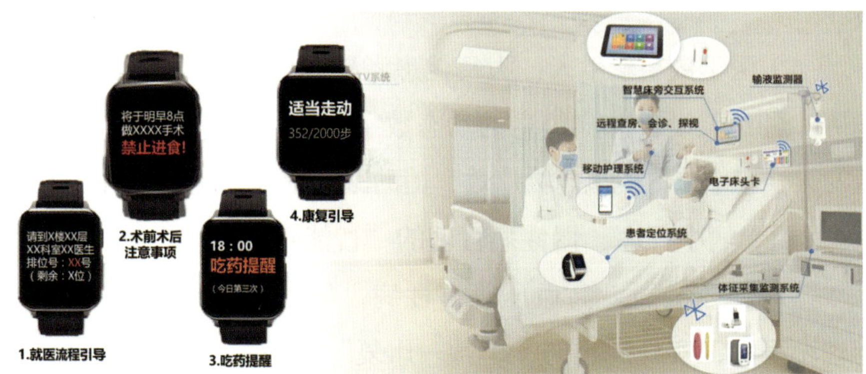

智能可穿戴设备

3）AI 技术：从辅助诊断到健康干预

（1）AI 辅助诊疗：在影像诊断中，AI 系统可自动识别 CT、超声图像中的异常病灶，准确率达 95%，减少漏诊风险。

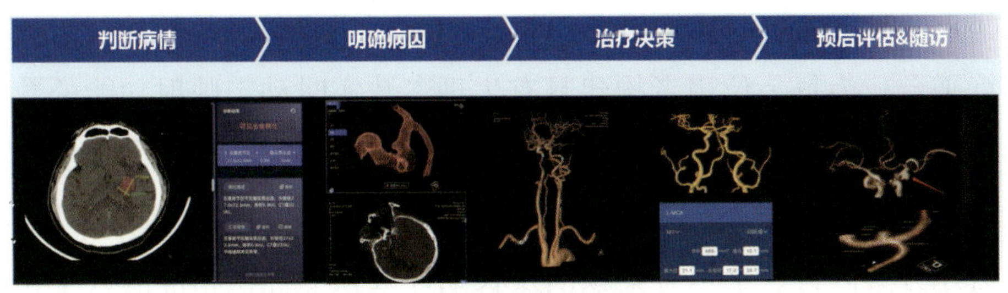

AI 影像辅助诊断

基于电子病历数据，AI 生成诊疗建议，如推荐符合临床路径的用药方案。

（2）健康风险预测：利用机器学习模型，对患者的遗传信息、生活习惯、体检数据进行分析，预测糖尿病、肿瘤等疾病风险，并生成个性化预防计划。

例如，针对肥胖人群，系统自动推送低脂食谱和运动计划，结合可穿戴设备监督执行效果。

（3）智能客服与导诊：通过自然语言处理技术，AI 客服可解答 80% 的常见咨询问题，并引导患者完成预约、缴费等操作。

留言反馈
开启新对话
深圳医保智能客服
可以回答你的各类医保问题~
你可能想问:
换一批
参保后怎么激活医保电子凭证?
办理了备案后，在备案地直接结算报销比例是多少?
绑定或解绑个人账户家庭成员关联后多久生效?
变更了选定机构为啥没生效?
本服务需要收集您的会话信息用于回答您咨询的问题，继续使用即表明您同意《深圳医保智能客服用户服务协议》、《深圳医保智能客服隐私政策》。
办理了备案后，在备案地直接结算报销比例是多少?
您好！办理备案后，在备案地直接结算的报销比例如下:
深度思考(R1)
请输入你想咨询的问题...
发送
医支付比例的90%。
3.其他临时外出就医的:
-在市外联网定点医疗机构直接结算的基本医疗费用为市内就医支付比例的80%。
-在省内异地联网定点医疗机构直接结算的住院基本医疗费用为市内就医支付比例的90%。
已为你找到相关服务，可点击卡片使用
医保报销待遇查询
查询我的医保报销待遇
去使用
有帮助
没帮助
推荐问题:
备案审核通过后，在异地是否出院时可以直接结算呢?
已经办理了异地就医备案手续，想知道怎么实现直接结算?
直接结算或手工报销是否均按有无办理备案/转诊来确定是否降低报销比例?
深度思考(R1)
请输入你想咨询的问题...
发送

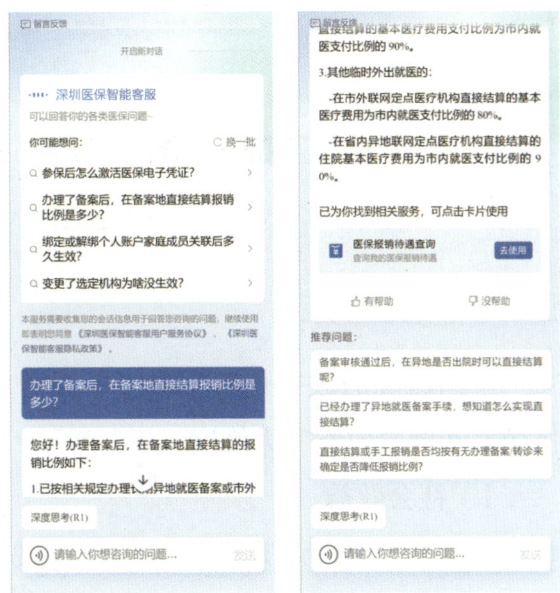

智能问答、问题推荐及业务办理

4）构建数字孪生人

基于患者全周期就诊数据（包括电子病历、生命体征监测记录）、多模态医学影像资料（CT、MRI、超声影像）、高精度 3D 扫描点云数据等多源异构信息，通过 AI 驱动的人体建模算法与云计算平台，为每一位患者构建具有生理参数实时动态映射功能的数字孪生分身。该虚拟模型能够整合基因组学特征、生物力学参数及药物代谢数据，实现器官系统级的多维度动态模拟，为个性化治疗方案制订、手术方案预演及长期疗效预测提供精准的数字化参照体系。

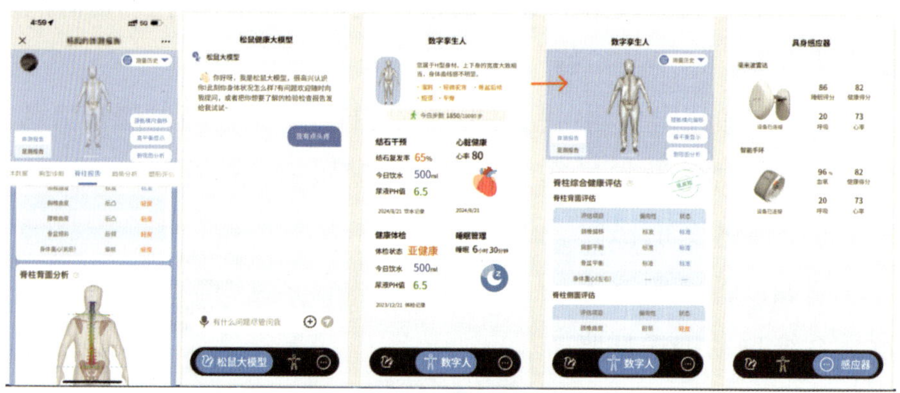

数字孪生人数据管理小程序

D. 4　成效总结

华南医院的数字化转型取得了显著成果，涵盖社会效益、经济效益和健康效益三大维度。

1）社会效益

患者体验提升：门诊候诊时间缩短 30%，患者满意度达 92%。

医疗资源优化：通过数字孪生平台的动态调度，床位利用率提高 15%，设备故障率下降 20%。

健康管理覆盖：专病小程序服务超 10 万名患者，AI 健康风险评估覆盖 50% 的体检人群，早期疾病筛查率提升 25%。

2）经济效益

运营成本降低： 后勤服务人力成本减少 20%，能耗下降 35%，年节约电费超过 200 万元。

医疗效率提升： AI 辅助诊断使放射科报告出具效率提高 50%，泌尿结石患者平均住院时间缩短 1.5 天。

3）健康效益

慢性病控制取得显著进展： 依托数字孪生人监测平台，高血压患者规范化管理覆盖率提升至 92%，血压达标率由 45% 稳步提升至 58%。针对泌尿系统疾病防治，通过建立结石成分分析数据库和个性化健康管理方案，泌尿结石患者三年复发率较基准期下降 20%。

疾病预防成效实现创新突破： 基于多维度健康数据构建的 AI 风险预警模型，成功覆盖 10 万 + 人群，糖尿病前期人群通过膳食指导、运动处方等综合干预措施，有效干预率达到 60%。干预组年度血糖转阴率较对照组提升 32%，移动医疗平台用户依从性维持在 78% 以上。

D. 5　案例思考

1）经验启示

技术融合是关键： 数字孪生、AI 与 5G 的协同应用，打破了数据孤岛，实现了医疗服务的全链条智能化。

以患者为中心： 通过透明化诊疗流程和个性化健康管理，增强了患者的参与感和信任度。

政策与创新结合： 华南医院的成功得益于深圳市“新基建”政策的支持，以及医院管理层对数字化转型的前瞻布局。

2）挑战与展望

数据安全与隐私保护：医疗数据涉及患者身份信息、基因序列等敏感内容，需强化同态加密、区块链溯源等前沿技术，建立多因素认证体系与分级权限管理制度。建议采用动态脱敏策略，在保障临床研究可用性的同时，通过 HIPAA 合规框架实现全流程数据生命周期管控。

基层推广实施难度：数字孪生建模需配备专业影像采集设备和算力集群，AI 辅助诊断系统依赖高质量标注数据。当前基层医疗机构存在设备老旧、专业人才断层、运维预算有限等现实困境。建议通过建立分级补贴机制，开发轻量化云平台共享，组建产学研联合攻关团队突破技术下沉瓶颈，推动基层主动健康应用。

未来方向：扩展数字孪生应用至区域医疗网络，实现跨机构资源协同。开发更多专病管理工具，覆盖肿瘤、精神疾病等复杂病种。结合元宇宙技术，构建虚拟健康社区，提供沉浸式健康教育与干预。

华南医院的实践证明，数字技术不仅是医疗效率的“加速器”，更是主动健康的“赋能者”。通过构建“数字孪生+AI+专病管理”的立体化体系，医院实现了从“治病”到“防病”的跨越，为“健康中国”战略提供了可复制的创新范式。未来，随着技术的不断迭代，医疗行业将迎来更深刻的变革，而主动健康管理必将成为这场变革的核心方向。

附录E 从“治未病”到“主动医学”：中风病防治的新范式

E.1 一场医学范式的革命

中风病，是脑卒中的俗称，是以脑部缺血及出血性损伤症状为主要临床表现的疾病，具有发病急骤、致残率高、易复发的特点。面对中风病这类急危重症，若仅将目光聚焦于疾病发生后的诊断与治疗，实施被动救治，其代价往往是巨大的。早在两千多年前，《黄帝内经》就提出了“治未病”理论，强调“未病先防、既病防变、瘥后防复”，防重于治是其核心思想。倡导从无病养生、危险干预、辨治先兆、截断病程、防止复发等不同阶段治中风病于未生、未发、未盛、未传、未复。近年来，主动医学的兴起标志着医学思维的转变——它借鉴中医“治未病”的核心理念，将防治关口前移，通过早期干预“量变”过程，延缓或阻断“质变”，采用可穿戴设备、AI算法等科技手段进行动态监测、早期干预和系统性健康管理，将治未病理念转化为可量化、可推广的实践路径，二者的结合，正在为中风病防治开辟一条“预测—预防—个性化”的新赛道。

E.2 基于“治未病”思想建立中风病的主动防线

1）第一道防线：无病养生、危险干预，治中风病于未生、未发

合理饮食，调畅情志：未病先防包括了针对健康人的养生防病及亚健康人的治在症先。中医认为，咸走血，多食咸，则脉凝泣而变色。过食咸味，日久易伤经络、血脉而出现中风病症。故合理饮食、限制盐的摄入可有效预防中风。酒为水谷之精、熟谷之液，适量饮酒可以调和营卫，行气活血通络，对身体有一定益处，但酒性剽悍酷烈，易耗气伤血，过量饮酒可导致气机逆乱，不利养生，预防中风要注意限制饮酒量。情志可以影响气血，七情内伤，尤其是郁怒情绪，易导致气血逆乱，与中风病密切相关。主动调畅情志，保持恬淡虚无的心境至关重要。

顺应四时，动静结合：中医理论认为四时阴阳是万物之根本，春夏宜养阳，秋冬宜养阴，人应顺应自然界的变化以实现“天人合一”。冬季气血凝滞，夜间血归于阴，血液运行缓慢，中风病易发生于冬季深夜。预防中风病，要顺应四时，谨和阴阳，特别在秋冬之季注意保暖防寒，使阳气固守于内而不外泄。适量运动是预防中风病的重要措施。日常生活中不仅要保持神气清静，还要重视形体锻炼，动静结合，可采用导引术、八段锦、太极拳等运动来增强体质。同时要注意适量运动、避免过度的科学运动观。

防微杜渐，治在症先：中风病患者在发病前常经历长期的“未病”状态，如高血压、高血脂、糖尿病、心脏病等危险因素的积累，或中医所说的“痰瘀阻络”“肝阳上亢”“阴虚血瘀”等体质失衡的阶段。察微知著，准确识别中风病的危险因素和高危体质，并尽早干预，把握病情传变规律，防微杜渐，可有效预防中风病症候的出现。

2）第二道防线：辨治先兆，截断病程，治中风病于未盛、未传

对已发生的中风病开展积极的药物治疗，防止病情进展加重，预防残疾和功能障碍，即治未病思想中的既病防变。王清任在《医林改错》中记录了34种中风病的先兆症状。现代医学将短暂性脑缺血发作，俗称“小中风”视为中风病的预警信号。在出现中风病预警先兆时早发现、早诊断、早治疗，可以救其于萌芽，治其于未盛，防止中风病的发生、发展和传变。

一旦发生中风病，气机逆乱是病势转归的关键，调理气血，维持有序的气机升降和正常的血液运行是截断中风病病程，防止其传变的重要途径。辨证论治是中医治疗学的精髓，历代医家多认为痰瘀作为重要的病理基础贯穿中风病始终，据此提出了益气活血化瘀法、祛痰化瘀通络法、通腑化痰泻热法、醒神豁痰开窍法、平肝熄风化痰法等治法，慎治已病，对既病的中风病防盛、防变、防传、防逆。现代医学亦提出不同病因和发病机制的脑卒中二级预防重点应不同，在进行改善循环等治疗的基础上，对不同分型的脑梗死须规范使用抗血小板药物（如阿司匹林、氯吡格雷）或抗凝药物（华法林、达比加群酯、利伐沙班）。中西医结合治疗有助于提高疗效，显著改善患者预后。

3）第三道防线：积极康复、预防复发，治中风病于未复

针药联用，康复身心：中风病很容易出现后遗症，在抗栓、调脂稳斑、改善循环等基础治疗的同时，可以应用三七、丹参、黄芪等中草药及针刺疗法对疾病造成的残疾进行积极的康复治疗，实现中风后遗症的康复学预防。偏瘫是中风病最常见的后遗症，针刺治疗肢体痿废不用疗效显著，中医有“治痿独取阳明”之说，阳明经多气血，又为后天之本，合谷为手阳明经原穴，有气血同补，健运脾胃的作用；肝主筋，可调节关节，太冲为足厥阴原穴，不仅可调气血，还可强肝补肾，与合谷配合则疗效倍增，常用于治疗中风后遗症，改善患者的神经功能及生活能力。卒中后抑郁是中风病常见并发症之一，与患者运动功能障碍、生活自理能力下降而产生的心理应激有关，针药联用，主动调控七情，预防卒中后抑郁的发生，有助于促进神经功能障碍的恢复。

综合调养，慎防复发：中风病易复发，且复发后病情重、风险高，患中风病后要采取综合调养的方式，调气血，养精神，才能有效预防复发。要常服抗栓、调脂稳斑药以维持病情稳定；要合理调整饮食结构，养成低盐低脂清淡饮食的习惯，戒烟限酒；坚持规律作息，保证充足的睡眠，动静结合，适量运动，避免劳累；忌暴怒郁结情绪，保持心情舒畅；积极严格控制高血压、糖尿病、心脏病等危险因素。

E.3 主动医学的技术赋能：让“治未病”走向精准化

将传统医学与现代主动医学相结合，应用于中风病的防治，将为患者提供更多的治疗选择和更好的预后。随着科技的不断进步，主动医学的理念与技术赋能使中风病的防治迈向了精准化的新阶段。主动医学的核心在于利用现代科技手段，如大数据分析、人工智能和生物信息学，来实现对患者健康状况的实时监测和评估，从而制订个性化的健康干预方案，提高疾病预防和治疗的效果。

1）AI 技术在中风病检测及构建个性化治疗方案中的应用

数据驱动的模型可以通过实时监测患者的健康状况，及时识别中风病前兆，进而提高急救响应的效率。随着智能穿戴设备的开发和普及，用户能够在日常生活中进行全天候身体状况的自主监测，智能手环和智能手表等设备不仅可以实时监测心率、血压、活动量等生理参数，还可以有效监测心房颤动等中风危险因素，建立形成高危人群的“数字画像”，并通过 AI 数据分析算法识别潜在的健康风险，触发智能预警系统，在中风发生前发出警报，有效地增强了患者对自身健康的管理能力。某些设备还结合了人工智能技术，能够分析用户的生理数据并提供个性化的健康建议，从而帮助用户采取预防措施，降低中风发病的风险。

数据驱动的风险评估模型还可以利用大数据分析技术，通过整合患者的临床数据、影像学信息及生物标志物，提高中风病检测的精准化水平，帮助医生识别高风险患者，指导早期干预，对已发病患者视具体情况制订个性化的治疗方案。例如，运用机器学习算法分析患者的历史健康记录和生理数据，可以显著提高对中风风险的预测准确性。机器学习技术在脑卒中影像学数据分析中的应用正在迅速发展。通过利用深度学习算法，研究者能够从 CT、MRI 等影像数据中提取出关键特征，进而实现对卒中类型的自动分类和预测。这种技术的应用不仅提高了影像学诊断的效率，还减少了人为因素带来的误差。例如，利用卷积神经网络（convolutional neural network，CNN）对脑部影像进行分析，可以显著提高卒中识别的准确性和速度。此外，机器学习还能够通过分析影像数据中的微小变化，帮助医生在卒中发生的早期阶段做出更为准确的判断，从而为患者提供及时的治疗。人工智能还可以通过分析患者的影像学数据，帮助医生判断中风类型及其严重程度，从而选择最合适的治疗方法。结合这些先进技术，医疗团队能够更高效地制订和调整治疗方案，以适应患者的病情变化。

建立有效的多学科合作机制，对于提升脑卒中患者的整体治疗效果和生活质量具有重要意义。中风病患者的治疗通常需要神经科医生、康复科医生、营养师及心理医生等多个专业的协作，跨学科团队的合作能够显著提高患者的治疗效果和生活质量。例如：营养师可以借助 AI 根据患者的具体情况定制个性化的饮食方案，帮助人们建立良好的饮食习惯；心理治疗师可以洞察患者情绪波动，并借助先进技术设备准确识别焦虑抑郁信号，为患者提供中医音乐疗法（五音疗疾）或正念冥想课程等个性化的心理指导，帮助患者保持稳定的情绪，促进中风康复，并预防复发。此外，多学科合作还可以在治疗过程中进行信息共享，确保所有医疗团队成员清晰地了解患者的病情和治疗进展。这种信息的透明化能够提高治疗的协调性，减少医疗错误的发生。

2）康复管理策略的创新

康复治疗在中风病患者的恢复过程中起着至关重要的作用。在中风 24 小时内早期介入康复治疗，并根据患者的具体情况，开展物理治疗、职业治疗和语言治疗等多种形式相结合的个体化康复方案，可以显著全面地促进患者的功能恢复。康复服务在新技术的开发与应用中不断创新。远程康复技术的发展有效克服了传统康复服务中的时间和空间限制，使患者在家中也能接受专业的康复指导，提高了患者的依从性，还增强了他们的自我管理能力。另外，通过移动健康应用程序和可穿戴设备实时反馈患者的运动数据，远程跟踪患者的康复进展，并及时调整治疗方案，促进康复效果的提升。

智能化康复设备的研发是当前康复领域的一大趋势。这些设备利用先进的传感器技术、人工智能和机器人技术，能够针对特定的功能障碍提供康复策略。例如，针对上肢功能障碍的机器人辅助康复设备，可以实时监测患者的运动情况，并通过反馈机制指导患者进行正确的康复训练，不仅提高了患者的运动能力，还能增强他们的参与感和积极性。

从“治未病”到“主动医学”，中风病防治的本质是一场关于生命自主权的革命。运用中医的宏观辨证建立中风病的主动防线，结合现代科技的赋能洞察审视中风病的早期检测、个性化治疗及康复服务的实施。将中风病的防御前移至日常生活的每时每刻，在疾病的早期阶段就采取有效的应对策略，在复杂的健康问题中寻找到更好的解决方案。在未来的研究与实践中，我们将继续推动主动医学的发展，倡导每个人都是自己健康的“首席预警官”，以实现更高水平的公共卫生和个体健康改善。

附录 F　高岭土竹纤维止血纱布介绍

在广阔的中国大地上，竹林郁郁葱葱，占全球竹资源的 95%。而高岭土，这种在我国中医药古籍里都有记载可做止血剂的天然矿物，也在历史长河中静静沉淀。

众所周知：无论平时还是战时创伤，每个人体内流动着 5000—6000 毫升血液，失血量达到总血量的 20% 时可危及生命，超过 40% 若不及时抢救会迅速死亡。

如今，科研人员从传统中医中汲取灵感，用现代科技把二者结合，诞生了高岭土竹纤维止血纱布，它就像医疗急救领域里的“超级英雄”，用来拯救生命。

高岭土的物理化学性质极为稳定，竹纤维又有着出色的透气性、除臭性。竹纤维和高岭土二者结合的产品优势非常明显。它功能性强大，止血快速有效，应用起来极为安全，费用还很低。它的包装很贴心——无菌聚丙烯塑料袋真空密封，有效期长达 3 年。并且，它极具适应性，能根据各种环境和作战条件定制不同规格，无论是在高温、高寒还是高海拔地区，它都能发挥出色的止血作用，满足最苛刻战斗创伤止血的需求。

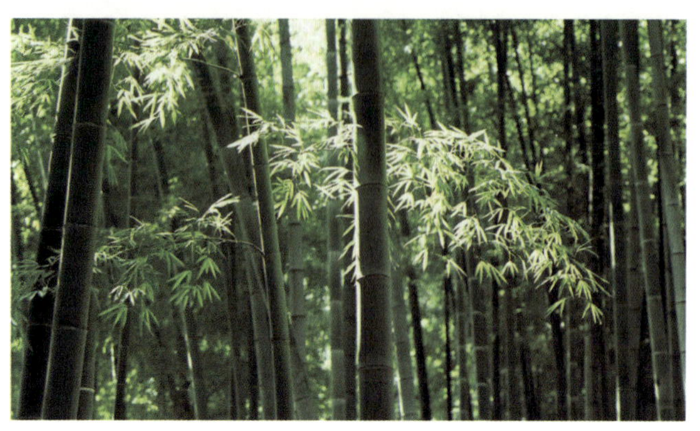

竹林郁郁葱葱

F.1 应用概述

高岭土竹纤维止血纱布是医疗急救领域里的明星，主要被应用在战场急救、外科手术止血以及民用创伤止血等场景。在战场上，面对武器创伤等造成的大出血伤员，它可以快速且有效地完成止血，为后续救治伤员争取宝贵时间，从而降低休克和死亡率。在阿富汗战场的统计显示，使用该纱布的伤员休克发生率降低 62%，后续手术时间缩短 40%，感染率从 18% 降至 3.2%。在外科手术中，它是医生的好帮手，能控制术中出血，保持手术视野清晰，减少输血需求，提高手术的安全性和成功率。在民用方面，对于交通事故、工业事故等造成的严重创伤出血，它就是“及时雨”，能及时止血，减少并发症的发生，提高患者的生存率。

F.2 核心技术（制造方和使用方）

1）国外情况

美军的单兵急救装备发展历史悠久，从 1920 年第一个急救包诞生至今，一直在改进和优化。2002 年，壳聚糖绷带出现，虽有止血功效，但致敏性和二次出血问题限制了其应用。2003 年，沸石止血粉登场，虽止血效果良好，但吸水放热易引发烫伤，最终美军放弃使用并改良寻求新的替代品。2011 年，高岭土止血绷带正式登场，成为美军单兵急救包的主流配置，被广泛应用于海军陆战队、空军等多个军种，开启了美军“高岭土时代”，这一变革与美国陆军研究、发展和工程司令部每年举办的“武器选秀”活动密切相关，高岭土战伤纱布还荣获 2008 年该活动十大发明奖。如今，美国的高岭土止血产品已在临床广泛应用。

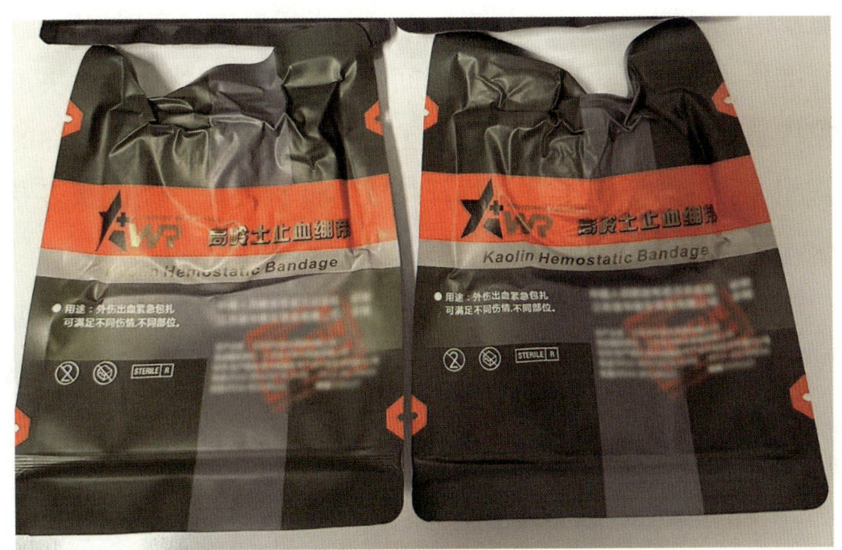

高岭土止血绷带

2）国内情况

材料选型与搭配：

高岭土的“家族秘史”：可以说是从矿石到救命英雄。高岭土是一种以高岭石族黏土矿物为主的黏土和黏土岩，高岭石、埃洛石、地开石、珍珠石、水铝英石这些矿石，就像一个大家族里的“兄弟连”，统称“高岭石族矿”。高岭石和埃洛石作为亲兄弟，“性格长相”高度相似，连成分都像“双胞胎”。不过，除了这些“亲兄弟”，高岭土这个“家族”还有一些“远房亲戚”，包括少量的伊利石族矿（水云母）、蒙脱石族矿（蒙脱石）、叶蜡石族矿（叶蜡石）、砂质的母矿风化后残余（石英、长石、云母）以及伴生矿（黄铁矿、明矾石、褐铁矿）等。在矿物学上，高岭土属于非金属矿含氧盐大类中的硅酸盐小类，也可以根据成分及性状，叫它铝硅酸盐矿或黏土矿。

国内在材料选型上，从高岭土的矿物学特性出发，它含有的硅酸镁铝成分能激活凝血系统，诱发血小板聚集，实现快速止血。竹纤维作为基材，因其透气、瞬间吸水、抗菌等特性，解决了传统棉纱易滋生细菌的问题。高岭土与竹纤维结合，是材料界的完美搭配。我国竹资源丰富，竹纤维成本低且环保，经过众多专家的深入研究，在医疗领域应用前景广阔。

竹纤维：我国竹资源占全球的95%，成本仅为棉纤维的1/3，且可降解环保。具有“竹林王国”称号的中国对竹的研究源远流长，包括对竹纤维的制取、开发及应用的研究。竹纤维，是指以竹为材料经过各种方式而制取的纤维，分为竹原纤维、竹浆纤维和竹炭纤维。竹纤维，因其具有抗菌、可降解、环保安全及来源广泛等优质性能而被广泛应用于纺织、建筑、医疗等各个领域。由于其不依赖耕地种植，有望取代棉麻制品，因此，竹纤维在我国纺织和医疗领域的应用也正越来越受到政府和社会各界的重视，特别是经过医用药品、医疗材料的专家探索研究，已有很多关于医用竹纤维及其产品的研究与报道。

高岭土竹纤维止血纱布为一次性使用产品，能快速吸收创伤部位血液，加快血液凝固，促进创面愈合，满足四肢大血管及头部、腋下、胸腹部及腹股沟等特殊部位出血的止血要求。

F.3 应用场景

1）医疗领域

在各级医疗机构的急诊科、手术室、创伤病房等部门，被用于各种外科手术、创伤急救等场景中的止血处理，降低患者的出血量和输血需求，降低手术风险和术后并发症的发生率。

2）民用领域

适用于家庭、户外、公共场所等场景下的意外创伤止血，如切割伤、刺伤、擦伤等。家庭急救箱配备该绷带，可在发生意外时及时为伤者止血，避免因失血过多导致的严重后果。户外探险、运动爱好者以及在高危行业工作的人员携带，能够应对户外环境下的各种创伤出血情况。

F.4 应用价值

1）医疗价值

研发该材料有助于在发生重大灾难事故时，拥有自主可控的高质量止血材料，提高医疗应急保障能力，保障人民群众生命安全。在紧急情况下，快速有效止血能降低死亡率，提高救援成功率，减少社会不安定因素，同时提高止血效果和伤口愈合速度，减少休克和死亡病例，降低医疗成本和资源消耗，提升医疗救治效率和质量。

2）社会价值

从国家安全战略层面看，高岭土竹纤维止血纱布实现了关键核心技术自主化突破，避免了供应中断风险，确保了特殊时期医疗物资自主保障，对构建国防医疗体系意义深远。高端止血材料国产化摆脱了进口依赖，降低了采购成本，使价格更合理，最终使百姓受益。在民用领域推广后，能降低意外创伤导致的伤残率和死亡率，提高公众生活质量与安全感，同时带动产业发展，创造就业机会，促进经济增长。

F.5 实践分享

在实际应用中，高岭土竹纤维止血纱布展现出了卓越的性能。例如，在某工业事故中，一名35岁男性工人前臂被机器切割导致桡动脉破裂，使用该纱布后45秒实现初步止血，转运途中无再出血，术后病理显示创面无明显热损伤或异物反应。在动物实验方面，兔股动脉横断模型对比试验结果显示，与传统纱布和壳聚糖敷料相比，高岭土竹纤维止血纱布的止血成功率更高，平均止血时间更短，24小时存活率也更高。

小结

通过以上模拟案例和补充表格的结合，读者应能更好地理解：

1）“主动”医疗的全面性

从基因、生活方式、社会心理到环境干预的全层面介入，对慢性病、老年护理及大规模公共卫生挑战均可前置化处理。

2）时空维度的延展

（1）干预前移，覆盖疾病发生前和高危人群；干预后移，关注康复、长期管理、终末期关怀；

（2）横向延展至社区、公共卫生系统乃至国际合作，构建多层联动。

3）伦理与共生的考量

（1）不只是追求疗效或盈利，更需遵循“道—德—仁—义—礼”和斯宾诺莎“自然”观念，让人与生态、社会和谐共生；

（2）通过个人隐私保护、行业与社会规则、跨国协作，让技术与资源分配兼具人文和可持续价值。

正因为有了全面干预、时空延展、伦理共生三大理论支撑，主动医学才真正实现对被动医疗与单纯主动健康的多层次升级与整合，为21世纪人类健康提供更系统化、更深远的模式转型。

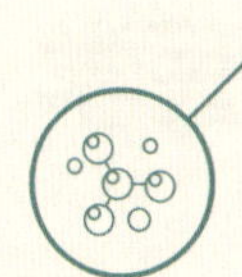

第四部分

从个体到群体的拓展——人机碳硅协同演化

PART 4

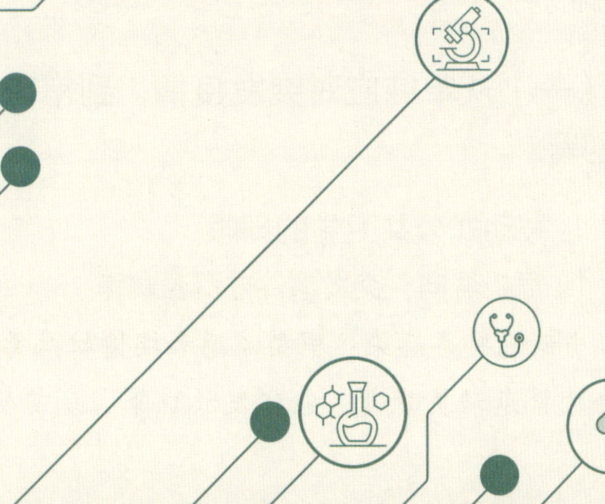

第八章 CHAPTER 8 超越个体的医学视角

一、公共卫生体系的前移

在传统被动医疗模式中，公共卫生与临床医疗间往往存在一定割裂：公共卫生部门多侧重传染病防控及基本卫生工程，临床医院则以“病后救治”为主。只有在重大疫情或突发公共卫生事件暴发时，二者才紧急联动做出应对。结果是资源集中于危急时刻的处置，却缺乏常态化、精准化的“提前部署”。主动医学理念呼吁：要想在宏观层面实现“健康”目标，就必须推动公共卫生体系的前移，使其从“反应式”转变为“主动式”管理，并运用大数据、AI 和跨部门合作等方式，建立常态化与精准化的健康预防机制。

（一）从单纯应对突发疫情，到常态化、精准化的提前部署

1. 被动式公共卫生的局限

1）危机导向：突发事件才资源聚焦

当新冠病毒感染、甲型流感和埃博拉病毒等暴发时，政府和社会才紧急动员资源，包括发放口罩、疫苗研发等大规模行动。

在平时，公共卫生部门常经费不足、人员配备薄弱，预防与监测系统维护不力，导致再次遇到疫情时仍会措手不及。

2）聚焦传染病，忽视慢性非传染性疾病

被动医疗的公共卫生策略主要扎根于对传染病的监测、隔离与治疗，对慢性病的关注大多停留在控烟、控盐等有限宣传，较少形成前移式精细干预。面对心血管病、癌症和糖尿病这种高发慢性病负担，依靠临床救治方式往往代价昂贵且见效缓慢，公共卫生若只关注传染病的突发阻断远远不足。

3）缺乏大数据与常态化监测

传统公共卫生模式常依赖医院上报或定期普查，数据更新滞后，时效性与精准度都存在不足。若平日无法精准追踪人群健康风险和环境变化，等疫情或慢性病激增时才发现并采取“亡羊补牢”式补救。

2. 主动医学视角下的“前移式”公共卫生

1）早期监测与常态化管理

主动医学下，公共卫生可借助大数据与 AI 平台，整合社区健康档案、个人可穿戴设备数据和环境监测信息等，实时掌握人群健康状态与潜在风险。例如，对呼吸道疫情可能暴发的地区，AI 可提前检测到发热或咳嗽异常病例的增多，指导地方政府在病情扩散前采取排查或防控措施；在慢性病方面，可监测社区血压或血糖整体上升趋势并及时介入。

2）精准投放医疗资源

当一地出现早期信号，如心血管病发病率升高或发现某种传染病苗头，公共卫生系统可立刻向社区输送额外医生、设备、药物，或者开展流行病学调查与宣传，引导居民做好防范。这种动

态分配机制比事后“救火”要省时省钱，且能杜绝大规模恐慌的形成。

3）全生命周期预防

公共卫生在被动模式下多关注儿童疫苗与老年慢性病筛查，而主动医学强调在孕期、婴幼儿、青少年和成年各阶段都应有相应的健康教育与干预，如产前保健、青少年心理咨询、职场压力管理、中年防三高筛查等。每个年龄段都有专门设计的预防策略与社会支持，这是被动医疗无法提供的“前移式”健康保障网。

3. 常态化与精准化结合的意义

1）常态化

并非只在疫情或突发疾病时才启动公共卫生应急，而是在日常就进行多维度的健康监测、社区教育和社会协同。常态化保证了健康数据的持续积累与对人群健康动态的把握，为突发状况预留应变空间，也为慢性病长期管理提供扎实基础。

2）精准化

利用AI算法与大数据分析，不仅能进行宏观监控，也可对不同社区、不同人群或不同职业风险进行细分，精准设计干预项目。例如，对工厂工人加强职业病预防，对上班族提供压力与颈椎健康管理，对老年群体进行跌倒预防或失能筛查等。

总而言之，主动医学下的公共卫生前移能大幅度提升社会健康的整体水准，亦让医疗资源更有效运用，减少后期昂贵抢救与住院负担，为“健康”理念在群体与社会层面奠基。

（二）大数据预测、风险评估与社区防控联动

要实现公共卫生前移，“大数据”与“风险评估”是关键抓手，

唯有在信息与技术层面拥有实时洞察与精准防控能力，才能让主动医学的大规模应用真正落地。

1. 大数据在公共卫生中的新角色

1）健康大数据的来源

国家与地方卫生系统的门诊、住院数据；社区家庭医生管理档案；个体可穿戴设备或手机健康 App 采集的运动、饮食和睡眠数据；环境监测站对空气、水质和气象状况的实时记录。通过数据整合平台，这些分散数据可被关联分析，生成群体健康风险地图，并可用于 AI 模型训练，对疾病趋势进行预测。

2）机器学习与流行病学的结合

在传统公共卫生中，流行病学依赖统计模型与抽样调查，时间跨度长且样本量有限；主动医学背景下，机器学习可对数百万甚至上亿条记录进行深度挖掘，发现细微却显著的关联。可用于识别早期疫情苗头、慢性病高危社区，以及社会心理健康波动等，更快更精准地给予预警或调度资源。

3）隐私与伦理挑战

处理如此海量且敏感的个人健康数据，需在立法与技术层面落实保护，如数据加密、分级授权和数字身份匿名化等。主动医学框架强调尊重个体权益，利用信息时要兼顾公共利益与个人隐私平衡。

2. 风险评估模型与分级干预

1）精细化风险分层

AI 可综合个人病历、生活方式、基因和心理状态等信息得出多维度“健康风险评分”，如对心血管、脑卒中、某些癌症或心理疾病的发病概率进行客观评估。针对评分较高者，公共卫生或社区医生优先介入，制订定期随访与个性化预防方案；对低风险人群则提供常规健康教育与轻度监测即可，提升资源使用效率。

2）分级干预与转诊

若个体在日常监测中表现出异常，如血糖、血压飙升或情绪崩溃，系统会自动发出预警，社区医生和个人都会获得通知。社区医生可先行介入，若情况严重再上转医院专科。这样一来，医疗体系能更好地分工协同，不至于所有轻症或疑似者都涌向大型医院。此外，也避免个体被忽视或失去最佳干预时机。

3）应急响应与常态结合

如果风险评估发现某社区流感样病例突然上升，则公共卫生系统可启动应急机制，如扩大检测与采取隔离措施，并同步向上级报告。与传统模式的不同之处在于，这些举措在病情暴发前就能部署，减少疫情扩散与医疗挤兑，真正实现“主动防御”。

3. 社区防控与健康促进联动

1）社区主动监测机制

在社区层面配置基本的健康筛查设备、可穿戴设备发放点，定期收集居民数据并上传分析。社区医生以此了解人群健康趋势，如慢性病恶化率、心理问题频度等。社区在平时也开展健康讲座、互助组等活动，将风险评估结果落地到具体干预，让居民感到切实关怀。

2）与企业、学校合作

学校可提供学生健康数据（如体质检测、疫苗接种和心理辅导情况），企业可分享员工健康体检结果及人群压力指数（在匿名或隐私保护前提下），从而让社区卫生服务更全面。若社区发现学生普遍缺乏睡眠或年轻员工久坐肥胖高发，则可制定相应策略，如组织跑步活动、改善学校午餐质量和推动企业设立健身激励等，形成多主体协同防控。

3）个体与群体双向激励

在此机制中，个体可获得量身定制的健康建议或干预，感受到公共卫生系统的实际服务；社区则累积整体健康数据，不断完善评估模型与资源分配，实现公共卫生前置化的良性循环。最终目标是在社区环境里营造“主动健康—主动医学”的文化氛围，以“健康”为共同愿景，让个体与社区互相促进。

二、多元主体的协同

主动医学要在社会层面实现突破，绝非仅靠政府卫生部门或少数医疗机构能完成，而需要在卫生、教育、社区、企业、环保和媒体等多元主体之间进行跨部门合作，形成健康促进网络。与此同时，要把“健康”视为核心导向，整合社会资源，推动群体与生态层面共同迈向整体和谐。

（一）卫生、教育、社区和企业等跨部门合作，形成健康促进网络

1. 卫生部门与教育部门

1）学校健康教育

主动医学强调健康素养的培养应从儿童时期开始。教育部门可把健康知识、生活方式训练纳入中小学必修课，这不仅是简单的“体育课”，还包括营养学、心理卫生和基本医疗常识等内容。卫生部门可派驻专业人员或与学校合作开发课程、培训师资，定

期组织学生健康筛查，从小促进“主动保健”意识成长。

2）医学生与师范生的互补

在医学院校培养未来医生时，若能与师范院校合作，让医学生也学会如何对青少年进行健康科普和心理引导，或让师范生了解基础医疗卫生知识，可为日后“校医＋健康教师”复合人才模式奠定基础。这对社区健康管理、青少年心理防护意义重大，也可提升整体国民健康教育水平。

2. 社区组织与政府部门

1）社区主导的健康管理中心

在中国、美国等国家的部分城市已出现社区健康管理中心，融合“公共卫生站点＋运动活动中心＋心理辅导室＋营养师咨询”等功能，提供一站式服务。政府在拨款和政策上给予支持，社区管理者进行具体执行，住户可在家门口获得主动健康指导，实现“主动医学”理念的落地。

2）社会工作与公益组织

不少非政府组织公益团体有社区服务经验，可配合政府做健康宣教、基本体检和上门访视等工作。在主动医学模式下，这些组织能更好地与医疗机构共享数据和干预方案，避免“单打独斗”。也让非政府组织的“草根优势”（贴近居民）与医院专业优势相得益彰。

3）政策与财政保障

社区健康网络若要可持续运行，需要明确的财政来源，如将一部分医保基金或公共卫生专项资金用于社区健康前置干预。政策上也可鼓励社区开展健康活动，如为举办健康讲座的企业或个人提供减税优惠，让更多社会力量参与公共卫生前移。

3. 企业与营利性机构

1）企业健康管理：从员工保健到社会责任

企业可为员工提供年度体检、心理咨询和运动激励等服务，不仅降低病假与医疗保险支出，也提高员工敬业度。更进一步，企业可与社区或教育部门合作，赞助校园健康项目或公共健身设施，展现企业社会责任的同时，也让更多人享有主动健康资源。

2）商业化健康产品与社会规范

健身房、保健品公司和可穿戴设备企业是主动健康市场的重要组成。但若缺乏跨部门监管与行业自律，易出现商业过度宣传或质量参差不齐。政府或行业协会可制定标准与提供认证，让企业在“主动医学”大框架下运作，既满足市场需求也避免欺骗消费者，并引导产品研发方向更贴近公共健康目标。

3）跨企业联盟与产业升级

在部分国家和地区，多个企业与医疗机构结成联盟，开展健康数据共享、联合研发健身 App 或远程医疗服务，整合资源形成规模效益。这对主动医学具有积极意义，可把零散的市场力量统一在健康促进与生态保护的大目标下，并有助于形成国际竞争力的健康产业集群。

4. 媒体与科普平台

1）健康传播与社会引导

媒体若频繁报道医疗负面事件或过度追捧神奇保健品，易导致公众对健康管理产生误解或恐慌。主动医学呼吁媒体承担更积极的责任：客观传播可信的健康知识、主动医学案例和社会公益活动信息，用生动的方式引导大众对“未病先防”“全周期管理”产生兴趣并实践。

2）新媒体与自媒体的机遇与风险

短视频平台、社交网络让健康信息传播范围更广，但也滋生大量虚假宣传与割韭菜式营销。政府与行业协会需对平台制定审核与处罚机制，对恶意营销或失实内容进行监管；同时也鼓励真实案例、专业医生或志愿者进行科学宣传，形成良性生态。

（二）以“健康”为目标导向，整合社会资源，推进群体与生态层面的健康行动

1.“健康”不仅是个体健康目标，也是一种社会使命

1）宏观公共卫生与社会共识

当今世界慢性病负担高企，医疗费用不断上涨，单纯依靠被动救治无法支撑。若社会能将“健康”视为集体大目标，就能激励各方投入防治体系与社会干预中，形成多元协力。例如，把降低慢性病发病率、提升居民健康寿命纳入政府绩效考核，以此彰显社会整体的共同利益。

2）健康与经济增长、生态效益

群体健康水平提高，可减少医疗支出与生产损失，还能带动保健、运动和健康科技等新产业发展。与生态保护结合后，则避免环境污染造成大规模公共健康危机，对社会可持续发展与国民福祉意义深远。

2. 人机协作：碳基与硅基的融合助力公共卫生与社会健康

在笔者的“人—机碳硅协同演化”蓝图下，AI、大数据与信息技术可辅助人类实现对公共卫生、社会健康的精准管理与高效率运作。这在本章“从个体到群体”拓展中具有关键价值。

1）AI 辅助公共卫生决策

大数据和 AI 对传染病流行趋势、慢性病人群风险及医药物资调度进行更科学的预测，公共卫生部门可实时调整防控力度和资源配置。政府决策层面也可利用 AI 进行健康政策模拟，评估不同法规或资金投入的效果，减少盲目决策。

2）智能监测与全球协同

碳基人群在全球范围内共享健康数据，硅基 AI 系统可跨国联动，对紧急疫情或气候健康危机进行统一判断与快速反应。这为未来面对气候变迁导致的新型病媒或跨境污染事件提供技术与组织可能，真正实现“主动防治”而非事后应急。

3）人机共生时代的公共伦理

随着 AI 介入公共卫生决策，对个人隐私或决策权的影响也更深刻，如何在不侵犯公民自由的前提下进行有效监测？如何防止 AI 算法偏见导致社会不公？在主动医学视角下，人与机器、个人与社会都需遵守“道—德—仁—义—礼”与斯宾诺莎“自然”理念的合乎伦理发展，为了更大群体的健康，同时保持对个体权益的尊重。

3. 推进群体与生态层面的健康行动

1）社区层面：多主体共建健康家园

在城市社区或乡村地区，政府、企业、非政府组织和居民可联合推动“健康示范社区”创建，如公共运动场地建设、餐饮健康化和社区共享农园等。笔者在部分试点项目中，通过 AI 对社区居民健康数据进行多维分析，使得社区能更高效地开展健康讲座、互助小组、营养补贴等，显著提升居民幸福感并减少疾病负担。

2）工业与环保：减少生态性致病因素

工业企业、环保组织与医疗部门一起推动空气质量改善、水源保护等宏观行动。例如，在化工园区设立环保与健康风险联席会议，定期评估排污对周边居民健康的影响，并设计主动预防方案。这让“健康”理念不只是医疗范畴，也成为工业与资源管理的核心考量，将健康纳入企业生产流程监督，使工业发展与人群健康不再对立。

3）国际与跨区域合作：共同对抗全球健康挑战

面对新发传染病、环境污染和抗生素耐药性等全球性健康威胁，各国需在主动医学框架下联手构建数据共享、协同研究和紧急物资调度等跨国网络。通过世界卫生组织或区域性健康联盟（如欧盟公共卫生网络、非洲疾病预防中心等）推进统一行动，或在“一带一路”合作中融入公共卫生基础建设、远程医疗协作，让“健康”愿景惠及更多地区。

本章小结

本章从“公共卫生体系的前移”与“多元主体的协同”两大方向，探索了主动医学在社会、公共卫生与全球层面的拓展路径，让个体健康管理升格为群体乃至国际生态层面的全局行动。主要结论包括：

1）公共卫生体系的前移

● 主动医学倡导从反应式的突发应对转为常态化、精准化提前部署，借助大数据与 AI 对传染病、慢性病、环境风险做持续监测与早期干预；

● 这不仅降低社会经济成本，也显著提升人群健康水平，形成“未病先防”的公共卫生格局。

2）多元主体的协同

● 卫生、教育、社区和企业等部门跨界联动，以“健康”为共同愿景，整合资源共同推进群体与生态健康；

● AI及人机协同在跨国合作、地区健康管理中发挥潜力，让国际公共卫生与生态保护更具执行力与效率。

3）人—机碳硅协同演化视角

● 笔者构想的碳基（人类）与硅基（AI、智能机器）在健康领域的深度融合，可实现对人群与生态系统的全方位监测和精准指引，让“主动”干预更实时、更科学；

● 伦理问题则需多维度保障，如隐私保护、算法公平、资源平等分配等，确保技术力量不被滥用并尊重“道—德—仁—义—礼”及斯宾诺莎“自然”理念。

本章由此奠定了主动医学在社会宏观与公共卫生层面的大框架，突显“从个体到群体”的范式升级。也正是这种升级，使主动医学超越“个人医疗模式”，真正迈向健康生态、社会文明与国际合作层面的综合实践，为后续“人机融合”时代和“整体健康”一致性提供了更具说服力的操作范本。

本章附录

附录 A　模拟案例与思考题

A. 1　案例背景

某大城市政府与当地医疗机构、高校研究团队、社区组织合作，建立了一个“城市智慧健康网”（u-health net）试点工程，旨在将“主动医学”理念应用于公共卫生与社会系统。

1）多源数据整合

（1）城市医院、社区卫生服务中心及合作药店的就诊、处方和基本检测数据实时上报；

（2）部分居民自愿佩戴智能手表、手环，自动采集步数、睡眠、心率等；

（3）环境监测站提供空气、水源和天气变化数据。

2）AI 风险评估 + 流行病学大数据

（1）系统利用 AI 算法对人群慢性病、高风险传染病和环境性疾病（如哮喘）进行实时监控与预警；

（2）若发现某社区慢性病或呼吸道疾病指标显著上升，自动推送给卫生部门和社区医护团队。

3）社区联动与精准干预

（1）卫生部门根据数据，及时调配专家到出现高风险的社区进行筛查和健康宣教；

（2）当地教育部门、环保部门向学校或企业提供健康建议或紧急防护措施；

（3）鼓励企业、公益组织和居民自治组织参与健康促进活动，如全民健身日、慢性病管理互助小组等。

A.2　情境发展

（1）系统在某传染性胃肠病流行初期检测到部分社区药店退烧止泻药销量异常增长，随即锁定两个重点街道，安排公共卫生团队迅速介入，并查出病原来自部分不合规快餐店，令疫情在小范围得到快速遏制；

（2）在另一起事件中，北部一片工业区空气质量因排放不稳导致哮喘人群就诊量攀升，AI 监测到后，城市环保局立刻督促工厂整改，并安排社区发放口罩、提供呼吸道保健宣传。

A.3　思考题

（1）这个“城市智慧健康网”与传统公共卫生“被动上报、应急响应”有何本质区别？体现了哪些“主动医学”的理念？

（2）系统在“常态化”“精准化”“前移式公共卫生”上做了哪些创新？

（3）如果要在更多城市推广，需要在哪些方面提供制度或技术保障？对大数据隐私、商业滥用有什么防范措施？

（4）从“多元主体协同”的角度，你认为教育、环保、企业或非政府组织在这个系统中还能发挥哪些作用，以进一步提升城市整体健康？

附录 B　补充表格与要点说明

表 B.1 “被动”与“主动”公共卫生模式对比

方面	被动医疗的公共卫生	主动医学的公共卫生
主要关注	- 传染病应急 - 基本预防接种	- 日常监测 + 前移式管理 - 慢性病、心理健康 + 生态环境多维度
数据与信息获取	- 依赖事后上报、突发事件才检测 - 相对滞后	- 常态化大数据整合 - AI 实时监控，精准识别风险
干预时机	- 病情明显、群体暴发时才集中资源应对	- 在风险征兆出现前主动介入 - 早筛查、快速处置
合作部门	- 以卫生部门为主，教育、环保等部门配合有限	- 多部门跨界：卫生、教育、体育、环保、社区和企业共同参与
资源投向	- 事后救治或突发防控资金 - 慢性病管理不系统	- 日常预防投入 + 社区能力建设 - 优先保证前期监测与健康教育，降低后期成本
社会参与度	- 居民被动配合 - 重突发防控，缺乏健康文化建设	- 广泛动员社区、企业、非政府组织，共同塑造健康氛围 - 强调“群体健康”共识

说明：

- 此表格能帮助学员直观认识到“主动医学”在公共卫生中的理念差异，以及为何需要大数据、AI 与多部门联动才能落地。

表 B.2 多元主体协同：不同部门、组织的角色

主体	主要功能、贡献	配合要点
卫生部门	- 数据统筹、公共卫生政策规划 - 医护团队培训与派遣	- 与社区、高校、企业、环保部门等建立信息共享 - 加强常态化监测
教育部门、学校	- 青少年健康教育 - 提供学生体质、心理数据 - 家校联动	- 与卫生部门、社区组织合作 - 开发系统化健康课程
社区、非政府组织	- 落地健康活动、互助小组 - 熟悉本地人情，易深入居民生活	- 需要政府或企业支持经费与培训 - 整合线上平台数据协同
企业	- 员工健康管理，提供资金、技术 - 开发商业健康产品	- 避免过度商业化 - 与公共部门共享数据，需遵守隐私与社会公益
环保部门	- 环境监测与治理，减少致病源 - 协助健康预警指令	- 与卫生部门联动在大气、水质监测等方面共享数据 - 跨部门紧急响应
媒体、科普平台	- 传播健康知识与成功案例 - 引导社会舆论	- 防范虚假宣传、割韭菜广告 - 建立专业审查与辟谣机制
研究机构、高校	- 数据分析与 AI 研发 - 提供专业支持	- 与卫生部门、社区合作 - 承担培训医护和社会工作者角色

附录 C 案例进一步延伸

C. 1 “防火墙”式公共卫生与跨境传染病：疫情防线的挑战

1）背景

多个国家传统公共卫生模式对边境传染病施行被动防御，仅

在入境检疫、疫情暴发时临时加强管控；而主动医学视角主张跨境数据共享、早期预警、国际紧密合作。

2）案例描述

（1）某传染病在海外出现后，国际合作不足，部分国家未获准第一时间获取病毒株或流行数据；

（2）病原很快通过国际航线入境，导致城市社区出现散发病例；

（3）若能有及时共享与跨国 AI 监测系统，可在更多机场口岸和社区做好前期筛查与舆论引导，疫情或许不至于扩散。

3）思考

（1）为什么被动式的“边境防火墙”易在全球化时代失效？

（2）主动医学层面，如何利用国际联动与科技手段对跨境传染病做到前移式预防？

（3）如何处理国与国之间的信息壁垒、各国公共卫生资源差异，以及政治、外交阻力？

C.2　社区慢性病管理与企业健康福利的联动

1）背景

某城市发现居民糖尿病患病率偏高，市卫生部门与社区、企业合作落实“糖尿病前置管理”。

2）做法

（1）政府牵头建设社区健康站，员工可在公司或社区工作站接受血糖监测和饮食咨询；

（2）企业人力资源部门推出运动补贴、健康饮食餐券，以及线上互助激励机制；

（3）社区志愿者主动上门为老年病患者提供每日膳食及运动

辅导，对年轻上班族则通过公司举办健康讲座与微信打卡活动。

3）结果

（1）1年后，社区糖尿病新发率下降30%，医疗费用减少，员工满意度提高。

（2）但也遇到一些困难：企业认为投入高，回报周期长；社区医生人手不足，大数据使用尚不成熟。

4）思考

（1）该方案如何体现公共卫生与企业的多元合作？

（2）为什么主动健康模式需要企业、社区和政府共同投入？单靠卫健委或某企业能否独力支撑？

（3）如何在财务、技术和人力等方面形成可持续机制，让社区慢性病管理与企业健康福利得以长期运行？

附录D 搭建“智慧医学服务中心”，探索“AI+5G+云”技术赋能医防融合新内涵

D.1 背景介绍

当年，世界正经历一场科技大革命和数字技术的大飞跃。新的信息技术，如5G、人工智能等，让网络变得更便捷，还深深地影响了我们的生活和工作方式。在医疗领域，数字技术不仅让医疗手段变得更先进、更精准，如同给医生装备了“高科技武器”，让他们能够更准确地诊断疾病、制订治疗方案；同时，数字技术也让医疗服务变得更方便、更贴心，就像是给医疗行业穿上了一双“跑鞋”，让医疗服务能够更快、更高效地送到患者手中。想象一下，如果看病不再需要排队几小时，等报告不用再来回跑医院，

甚至在家就能有专家给你看病，那该多好啊！这些曾经看似科幻的场景，现在因为有了5G、人工智能这些高科技，正在一步步变成现实。

深圳市，作为科技和创新的前沿阵地，更是这场医疗变革的领跑者，正在大力建设以5G、人工智能等新技术为基础的“新基建”，为医疗行业的数字化转型提供了坚实的支撑。在这样的背景下，看病就医正在经历一场前所未有的变革。

在这场变革中，主动医学也迎来了新的发展机遇。主动医学强调的是从被动应对疾病转向主动预防和管理健康，而数字技术正是实现这一目标的重要工具。通过智能可穿戴设备、移动健康App等工具，我们可以实时监测自己的健康状况，及时发现潜在的健康风险。同时，基于大数据和人工智能的健康管理系统，还能够为我们提供个性化的健康建议和管理方案，帮助我们更好地管理自己的健康。

D.2　案例概述

深圳市宝安区人民医院集团（以下简称宝医集团）利用5G智慧医疗，把大型医院的资源带到了社区小医院。他们通过一系列的方法和手段，让大型医院和社区医院紧密合作，共同为居民提供更好的医疗服务。宝医集团还建立了一个“四方联动”的医疗服务体系，让居民、社区、社区医院和大型医院之间能够更顺畅地沟通和协作，特别是针对慢性病和专科病的管理，他们推出了全新的服务模式，通过“医防融合，全专结合”形式，组成新型社区健康服务团队，让居民在家就能享受到专业的医疗和护理服务。同时，宝医集团还利用AI技术，对患者的健康数据进行智能分析，提前预警可能的风险，让居民在疾病还没发作前就做好预防，从而有效提升居民的健康素质。

D. 3 具体举措

在“双区驱动”的政策推动下，宝医集团和中国电信、华为、迈瑞、美康等企业开展合作，建立了基于5G的互联网医院服务平台。这个平台可以提供在线咨询、视频问诊、电子处方、医保结算、药品配送、医技预约、报告查询、居家护理、慢性病随访等一系列服务，居民不用出门就能看病、买药。同时，他们还利用“AI+5G+云”技术，建设包括云影像、云心电、云病理、云超声、云检验、云审方、云护理、云急救、云慢病为主题的九大“智慧医学服务中心”医疗健康云平台，让大型医院和社区医院在医疗诊断、病理分析等方面实现了高度的同步和高效。现在，5G+B超、5G+心电、5G远程居家护理等服务都已经在宝安区落地生根，居民在家就能享受到专业的医疗服务。

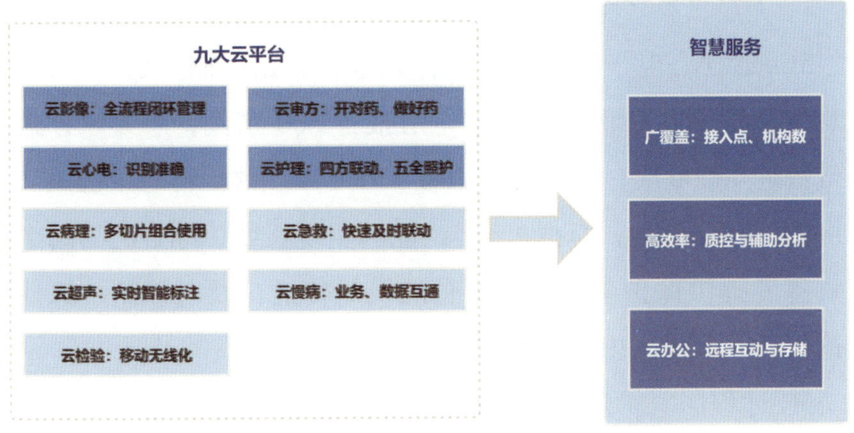

宝医集团5G智慧医疗赋能内外部服务

在探索“AI+5G+云”技术深度融入医疗服务过程中，平台逐步实现“医疗集团”（1 家区域龙头医院、1 家街道综合医院、27 家社区健康服务中心）上下，“医共体”（三甲医院、西藏自治区林芝市察隅县人民医院、区域合作公/私立医疗机构、合作企业门诊部）内外的处方评审、病理诊断、心电诊断、B 超诊断和检验高危值管理等医疗服务的高度同质化、精准化和高效化，初步探索出“一点触网，全网协同”智慧医疗服务新模式。

目前宝安区人民医院 5G+B 超、5G+心电、5G 远程居家护理均已经落地。5G+B 超的落地，实现基层医院和本部医院的实时互动交流，及时给予基层医生指导，患者安心在基层医院获得优质服务；5G+远程居家护理已经在宝安区全面推广，有医疗照护需求的患者和居民都能在家中接受专业医务人员定期提供的医疗和护理服务，达到维持健康、促进健康和提升患者的自我照顾能力，减轻家庭照护压力和经济压力的目的。

D. 4　成效总结

5G+远程心电平台自上线运行以来，数据存储量超 140 万例，日均诊断量 900 余例，累计危急值报告 600 余例，总共累计血压测量数近 46000 次，累计测量患者 33000 人。这使得每个决策“有章可循，有例可参，有据可查”，能够实现长期、综合的为每个心脏病患者提供保护伞，保障信息的及时传送，及时诊断、抓住黄金抢救时间，提高患者救治概率。

5G 远程居家护理平台也在持续优化探索，结合智能可穿戴设备实现“动态监测、及时发现、及时处理和有效控制”的关键目标。目前已经服务居民 800 多人，提供服务 3800 多次，出诊服务

4500 多次。除母婴人群外，在管老年人比例达 70%，合并慢性病患者占 88.6%，合并三种及以上慢性病占 60.1%。此外，在建设家庭病床，提供远程护理服务后，宝医集团急诊、住院次数下降约 50%，总医疗费用下降近 70%。

宝医集团慢性病平台集成多系统优势，从医生端能够实现危险评估报告、专科医生协助、实时血压监测、血压预警提醒、在线随访等功能，从患者端则可进行疾病风险评估，家属协同管理，血压风险预警，测压、用药提醒，随访提醒等，医患之间能通过小程序实现视频问诊。

依托 5G+“三早”健康管理系统，整合医院、社区卫生服务中心、家庭、个体反馈终端形成“医院—社区—家庭、个人”健康信息多端数据共享云平台并规范数据统一格式，整合平台服务过程中动态数据，形成个人动态健康档案；基于已收集的个体健康信息，通过疾病风险预测模型和健康风险预警预测系统，对人群进行综合分析与分层分类评价，实现健康早筛查和风险早评估；建设健康早干预促进系统，通过系统制订干预计划和方案，有针对性地帮助个体或群体采取有效行动、纠正不良生活方式，消除或减轻影响疾病的危险因素；建立互动跟踪随访系统，与现有的医疗机构信息系统对接，实现患者院内、院外连续跟踪和干预，并通过院外健康干预建立后续就医就诊计划；通过对干预内容的执行情况和效果数据对比进行干预效果评价，并根据评价结果进行下一阶段管理，形成连续周期性全程管理。对于医生而言，还可利用集生理数据、生活方式、遗传信息等为一体的智能健康评估系统对疾病进行辅助诊断，并通过 AI 模型对患者实现主动健康监测，在必要时可辅助医生进行治疗计划调整。云平台还包含知识库耦合系统、健康咨询系统、用户移动健康管理系统等内容，通过云平台的建设和服务落实，即可实现覆盖全人群和全健康过程的链接医院—社区—家庭、个人的自主健康管理，也可实现基于专业指导的疾病防控、康复、护理、移动健康体检、体质监测等多种类型主动健康管理服务需求。

D.5　案例思考

现在，我们的医疗服务模式已经从“治病”为主转变为“防病”和“保健”为主。但是，基层医疗机构在面对如何管理疾病、如何了解辖区内居民的健康状况等问题时，往往感到力不从心。宝医集团通过5G智慧医疗，结合大数据、人工智能等新技术，为这个问题找到了解决方案。他们针对慢性病等重点人群，通过科技创新实现了预防、诊断、治疗和康复的全流程管理。同时，他们还利用智能化的手段，对居民的健康数据进行分析和评估，为他们提供个性化的健康管理服务。这样一来，不仅提高了医疗服务的效率和质量，还让居民的健康得到了更好的保障。

宝医集团的做法，给了我们一个启示：医疗不仅仅是治病，更重要的是预防和健康管理。利用科技手段，打破了传统医疗的局限，让医疗服务更加贴近群众、更加人性化。未来，我们可以期待更多的医疗机构能够像宝医集团一样，拥抱科技，创新服务模式，让看病就医变得更加简单、快捷、温馨。

同时，这也提醒我们，作为普通人，我们也要学会通过这些科技手段来管理自己的健康。例如，定期使用健康App记录身体数据，参与线上健康讲座，了解最新的健康资讯，等等。只有当我们每个人都成为自己健康的第一责任人时，才能真正实现“健康中国”的美好愿景。

附录 E　无人机医疗配送：深圳中西医结合医院如何改写急救输血效率？

E.1　一场与时间赛跑的“空中革命”

2025 年春节深夜，深圳市中西医结合医院手术室警报骤然响起——一名胎盘早剥的产妇大出血，剖宫产术中出血量超过 1500 毫升。时值春节期间，血液库存极度紧张，患者病情凶险。生死一线间，4 架无人机分 3 次从宝安区中心血站腾空而起，穿越 39 千米的城市夜空，每次仅用 39 分钟的时间，便将所需红悬液、冷沉淀和血小板送达手术台。在患者两次抢救手术期间，均依靠无人机及时运回大量血液，才得以顺利完成手术、抢救成功。除此之外，这家医院还有许多关于无人机运输急救血液抢救的成功案例。

这场“生死时速”的背后，是深圳市中西医结合医院历时 2 年打造的无人机送血体系。自 2023 年 3 月常态化运营以来，543 架次无人机游贯深圳天际，其间均无差错和事故发生，将万余毫升量的血制品精准投送至手术室。相比传统陆运方式，用时减少了一半以上，极大地缩短了运输时间，为急救患者赢得了宝贵的时间。

E.2　政策破局：当无人机遇上“深圳速度”

2022 年 4 月 13 日，深圳市卫生健康委员会发布《深圳市卫生健康事业发展“十四五”规划》，提出“建设国家级紧急医学救援基地、国家中医疫病防治基地和航空、海上、陆地紧急医学救援基地”的规划任务，积极拓展深圳低空经济应用领域。

在宝安区政府的大力支持下，深圳市中西医结合医院与宝安区中心血站、丰翼技术公司联合，于2023年3月15日建立了一套无人机运血系统。2024年2月，中国首部低空经济专项法规《深圳经济特区低空经济产业促进条例》施行，标志着无人机医疗运输首次纳入城市生命线工程。

“过去司机往返血站要2个多小时，遇到堵车只能干着急。”深圳市中西医结合医院输血科工作人员们回忆道。如今，无人机搭载5G物联网设备，血液温度、飞行轨迹实时回传，指挥中心大屏上，每一条航线都闪烁着科技的温度。更惊人的是，这套系统已支撑起全院60%的血液运输，传统司机出勤率两年间锐减43%。曾经频繁往返的送血车，也许正在逐渐退出历史舞台。

E.3　无人机送血与传统运输方式运输时间对比

深圳市中西医结合医院距离宝安区中心血站39千米，不堵车情况下，传统陆运方式司机往返取血需要2个多小时，无人机送血32—50分钟（因电池续航问题，需在石岩中转更换电池），平均送血时间39分钟，相比传统陆运所需时间，缩短了一半以上。

E.4　优势迸发：从一种“构想”到“手术台刚需”

2024年12月的一场抢救，让全院见证了无人机运血技术的颠覆性价值。一名颅脑损伤患者因罕见的不规则抗体阳性，全院仅存一袋相合红悬液，面临抢救无血可用状况。依靠无人机运血的紧急响应机制，接驳岗工作人员提前到宝安区中心血站发血科等候，在大约1小时内完成了“跨区域生命接力”，顺利将第一批经筛检相合的血液送回，为患者手术成功提供了关键支持。

两年间，这支“空中舰队”经历了重重考验，服务范围已涵盖急难重险抢救患者的用血、特殊类型的血制品的紧急供应、疑难配血标本送检、常规库存血液补充四大类，整体运行状态良好。

无人机送血的优势也较为明显，包括时效性（可飞越复杂地形和交通拥堵路段，以直线或最优路径快速将血液送达目的地）、安全性（通过精确的导航系统和先进的机载传感器，在复杂环境中实现稳定飞行，避免与障碍物碰撞，并用多重安全措施，如备用电源、自动着陆系统、防碰撞灯）、经济性（长期运营成本远低于地面交通方式。无须支付高昂的人力成本、燃油费用和维护费用，能有效避免交通拥堵和事故导致的额外费用），但在运载能力、飞行限制（如空中管制、遭遇恶劣天气）等方面，仍有待进一步改进。

E.5 未来已来：一座城市的“低空医疗蓝图”

随着我国人口结构转变，老龄人口比例增加，以及医学科技发展，在可预见的未来，临床用血的需求可能持续旺盛，而年轻献血人群的比例相对下降，使得血液的采集及供应面临的挑战有可能会进一步增加。在这种情况下，针对有限的血液资源，如何优化配置，提高调度效率就变得越来越重要。

近年随着无人机技术的飞速发展、政府对低空经济的大力支持及医疗用血需求的不断增长，无人机送血这一创新的医疗服务模式逐渐进入公众视野。凭借其快速、灵活的特点，无人机能够在最短时间内将急需的血液制品送达目的地，为抢救生命争取宝贵时间。相较传统的地面运输方式，无人机在城市交通拥堵中的优势尤为明显，能够有效避开交通堵塞，确保血液供应及时性。

站在2025年的节点回望，这场“空中革命”只是序章。面向未来，深圳市中西医结合医院正思考规划将无人机网络延伸至医院与社区医院、社区健康服务中心及院前急救之间的血液调度。更为意义深远的愿景也正在酝酿——依托深圳2026年即将建成的1200个低空起降点，未来无人机或将承担更多重任，让整座城市的医疗资源在空中流动。

医院起降坪上，无人机依旧忙碌着。543次零事故飞行的背后，是政策、技术与人文关怀的共振。当深圳上空被无人机轨迹“点亮”，这里书写的不仅是一家医院的创新历程，更是一座城市对生命敬畏的注脚。

小结

在本章与附录内容的结合下，读者应能更透彻地理解：

1）公共卫生体系如何“前移”

从单纯应对突发疫情变为常态化、精准化、全生命周期的健康监测与干预，减少事后治病的高成本和盲目性。

2）多元主体协同的重要性

卫生、教育、社区、企业、环保和媒体等部门共同形成“健康促进网络”，以“健康”理念为导向，让社会系统整体运转更高效、更具持续性。

3）人—机协作和跨域合作

大数据与AI可为前移式公共卫生、区域健康管理和国际协同提供技术赋能，但需在法律、伦理和资源配置上做好完备的设计，以避免新的不平等或隐私风险。

如此，主动医学不仅在个体层面，而且在公共卫生与社会生态层面实现真正意义上的“超越”与提升，打开了从“局部被动救治”走向“全民、全球主动健康”的新大门，也为之后关于“人机碳硅协同演化”与更宏大的生态文明视野做了必要的铺垫。

第九章 CHAPTER 9 人机协同：碳基与硅基的融合

一、数据智能驱动的个体化健康干预

在传统被动医疗模式中，医生多依赖体检、血检和影像等离线或定期检测手段诊断疾病；患者在家里则缺乏专业支持，等出现明显症状才就医，错过最佳干预时机。随着信息科技兴起，智能可穿戴设备、生物传感器及大数据分析的进步，使得医学进入实时监测、动态评估和个性化干预的新阶段。主动医学视角下，这些技术的广泛应用能够让医疗从“被动等病上门”变为“实时洞察 + 主动预防”，极大地提升干预效率与个体体验。

（一）可穿戴设备与生物传感器的实时监测

1. 从计步器到多维生理监测：硬件升级的背后

1）早期计步器与简单传感器

在 21 世纪初，大众市场上出现了简单的电子计步器，可记录每日步数并估算热量消耗，引发了初步的健康热潮。随着手机与蓝牙技术发展，一些运动手环集成了基本的心率检测功能，让用户开始了解安静心率、运动心率等指标对于健康的意义，形成初步数字化健康概念。

2）智能手表与高级传感器

近年来，苹果、华为、菲特比和佳明等品牌不断升级硬件，使智能手表可捕捉包括心电图、血氧饱和度、皮肤电阻、身体温度和睡眠阶段监测等更多维度的数据。针对一些特定人群，如心律失常风险人群，智能手表甚至可进行主动心电图监测，若检测到心律异常即刻发出警报并提示就诊，帮助早期预警心脏病突发。

3）生物传感器与贴片技术

更先进的是皮下式或贴片式传感器，如实时血糖监测贴片能每5分钟自动记录一次血糖；微型可注射传感器可监测血乳酸、酸碱度等指标。这让糖尿病或运动极限人群实现不扎手指即可获取连续数据。也出现更具实验性的神经电信号检测技术，可采集脑电图或肌电图用于情绪识别、精神病监测等。这些皆为未来医疗干预提供海量个体化数据，助力精准诊断与个性管理。

2. 实时监测对主动医学的意义

1）提前捕捉疾病征兆

在被动医疗模式下，一个人血糖逐渐上升但尚未达到确诊糖尿病门槛，常年无察觉，直到出现明显症状或体检才发现。实时监测能抓住早期异常波动，提醒个体调整饮食、运动或就医检查。心电监测对潜在房颤或心梗等风险有类似作用，能够捕捉偶发心律失常，避免“体检时心脏正常，家里突发猝死”悲剧。

2）个性化干预方案设计

监测数据不仅用于事后分析，也可动态指导生活方式，如AI算法根据当日心率变异与睡眠表现为用户提供运动时长与强度建议。对慢性病患者可更精准调药，或提醒餐后血糖走势异常时应适度补打胰岛素，让日常管理不再凭经验，而有数据支持。

3）激发主动行为与持续动力

用户看到实时心率、步数和睡眠图表等反馈，更易形成健康自觉，像运动打卡、排行榜等社群文化也会增强坚持度。这正契合主动医学的理念：个体在技术帮助下自觉承担健康维护责任，不等“病来如山倒”。

3. 挑战与对策

1）数据准确度与一致性

不同厂商设备间的传感器、算法差异较大，步数、心率和睡眠分析可能互不兼容。标准化问题成为实现大范围健康数据共享与临床采信的关键障碍。需政府或行业组织制定统一规范，或由第三方机构对可穿戴设备进行精度认证，使消费者与医疗机构放心使用。

2）隐私与网络安全

实时监测会产生海量个人生理数据，若保管不善或泄露，容易被保险公司或潜在商业方利用，甚至可能在雇佣关系或个人信用评估中造成歧视。因此，主动医学强调在立法上强化数据隐私保护，并采用区块链或加密技术防止黑客攻击，形成安全的健康数据生态。

3）避免设备依赖与信息焦虑

虽然监测数据是改善健康的利器，但若用户过度依赖设备、频繁查看指标而产生焦虑，或将数值变化当作自我价值的全部衡量，亦会违背“仁—义—礼”对身心平衡的要求。需通过健康教育提醒用户理性看待数据，不陷入“数字主义”或不必要的恐慌，这与“不过度亦不欠缺”原则相吻合。

（二）AI 算法进行个性化风险评估与健康指导

硬件层面，实时监测为健康管理收集海量数据；要将数据转换成具体干预策略，还需AI算法对这些信息进行整合、分析与动态决策。这正是主动医学区别于传统模式的一大创新所在。

1. AI在健康管理中的角色

1）数据清洗与融合

来自可穿戴设备的数据格式多样，可能与医院电子病历、家庭医生记录和基因检测结果等信息冲突或重叠。AI在数据处理阶段可做自动匹配、去重和纠错，生成个人健康档案。这让个体随时可在App或平台上查看自身综合健康档案，临床医生也可访问同一数据源，减少信息孤岛。

2）风险预测与干预策略生成

机器学习模型可结合历史病例与个人实时数据，对疾病发生概率做动态预测，如对心血管病发作、糖尿病并发症和抑郁发作等进行早期提醒。此外，AI可根据个体基因、年龄、生活习惯和既往用药反应，个性化推荐最优药物剂量、运动处方或饮食计划，甚至模拟不同方案的长期影响。

3）自动化干预提示与辅助决策

当AI检测到某用户近几天心率或血压明显异常且伴随睡眠质量显著下降，会自动推送预警并给出呼吸放松指导或引导用户就诊。对慢性病患者可发出“应及时测血糖或服药”提醒。若在医院情境中，医生可让AI做初步筛选与建议，再由医生做最终确认，以提高效率与准确度。

2. 个性化指导：从通用方案到“千人千面”

1）大数据下的群体模型与个体化微调

以前营养或运动指导多半基于普适标准，如“每天一万步”或“每日热量摄入2000千卡”。然而，个体基因代谢、生活作息和体能基础各不相同，通用标准难以保证最佳效果。AI 通过分析类似群体海量数据找到“最匹配”的子人群模型，为使用者生成个性化方案。例如，30 岁肥胖女性在基因上对高脂肪敏感，结合她的血糖波动与运动习惯，可得出每天行走多少步、晚餐应减少多少碳水等精细策略。

2）动态反馈与持续优化

用户执行了一周的 AI 建议方案后，各项监测数据（体重、心率变异和血糖等）呈现一定趋势，算法可再次评估，并自动微调方案。如果发现进展缓慢，可能适度加大运动强度或改变餐谱结构；若发现用户过度疲劳则降低运动量。这种闭环优化让干预方案不再是“一次制订，多月不变”，而随身体与心理状态实时调整，最大化效果并避免负面影响。

3）情绪与心理层面调适

现代 AI 开始在文本、语音、面部表情识别上取得进展，若结合主动医学理念，可通过手机 App 或智能音箱监测用户情绪异常，如焦虑、抑郁倾向，并提供心理疏导或及时转介至专业咨询。这弥补了传统保健难以涉足的心理领域，使身心并重的健康管理真正落地。

3. 潜在问题与对策

1）算法偏见与歧视

若 AI 模型训练数据不够多元或样本分布失衡，可能对某些族群或地区做出偏差决策。在医疗领域，这会导致部分人群被忽视或误判。需通过严格的算法审查与持续校准，确保模型公平性，以及与不同人群的适配度。

2）可解释性与医患关系

当 AI 做出个性化建议或风险预测，患者与医生若无法理解算法逻辑，可能质疑其合法性或决策基础。对于重大临床决策，需形成可解释 AI 或简明报表，让医生与患者能理解背后的原理或关键指标，以达成信任共识。

3）商业驱动与过度干预

部分商业机构可能以 AI 健康管理为幌子诱导用户购买昂贵营养品或医疗服务，从而出现“过度监测”或不必要建议，增加用户负担。必须由行业规范和主动医学理念“不过度亦不欠缺”来约束，保持医学伦理与公益本质，以免偏离健康本意。

二、人机共同体的伦理与健康边界

随着 AI 应用逐渐深入医疗实践，从“辅助诊断”走向“协同决策”甚至“部分替代医生”，社会将面对极其复杂的责任划分与伦理挑战。主动医学视角下，强调人机协同必须符合“道—德—仁—义—礼”的伦理内核，与“神即自然”理念保持和谐，不可单纯追求效率或商业利益而忽视人文价值。

（一）当 AI 从辅助诊断走向协同决策，责任与伦理规范如何界定

1. AI 辅助诊断的崛起

1）从图像识别到多模态 AI 辅助诊断

早期 AI 辅助诊断多专注于医学影像，如肺部 CT 筛查肺结节、眼底图像筛查糖尿病视网膜病变；发展到如今多模态融合文本、

检验指标和基因数据进行综合判读。技术上准确度已与部分专科医生相当甚至更高，大大提升了初步筛查效率。然而随着准确率提升，AI 在临床决策中的权重也水涨船高。

2）医生角色的改变

过去医生是独家知识权威，但 AI 可瞬间对海量病例做比对，诊断结果不再仅依赖医生个人经验。医生的职能更倾向对 AI 诊断结果进行综合性人文与伦理把关，结合患者需求提供最终方案。这让医生从“独裁者”变为“合作者”，但如何确定彼此在责任事故中的界限，却尚在探索。

2. 从辅助到“协同决策”乃至“半自动”医疗

1）“human-in-the-loop”与“human-on-the-loop”

在系统工程里，“human-in-the-loop”指人在环内实时介入决策，“human-on-the-loop”指人在更高层监督，而执行细节由 AI 完成。医疗上若是医生只在关键时刻介入，日常监护与决策交给 AI，这是非常激进的变革。主动医学鼓励 AI 大力助力，但对关键环节，如处方签发、重大手术决定仍需人类医者进行把关，以维护对伦理与综合因素的审慎考量。

2）协同决策中的责任归属

一旦 AI 算法在诊断或用药推荐中出现错误，引发严重后果，责任应归医疗机构、AI 公司，还是使用该系统的医生？在被动医疗体制下，责任划分相对清晰：医生根据专业标准给出方案，对错由医生与医院承担。在主动医学框架里，需构建更明确的多方责任机制，如要求 AI 公司对算法安全、偏见等负责，医院在引入系统时须审查和定期验收，医生须对算法建议进行二次评估，患者也享有信息知情权与选择权。

3）合乎伦理的医疗 AI

对 AI 在临床与社区中的使用，还要考虑患者隐私、数据泄露和商业介入等。不满足这些伦理要求，协同决策就会面临道德质疑和社会阻力。笔者提出，主动医学下的 AI 决策要与“道—德—仁—义—礼”相符合，透过定期伦理审查及跨学科团队，让技术与价值观有机结合，保障对患者与社会的最大善意。

（二）保障医疗安全与尊重人类意志的平衡，对主动医学提出新要求

AI 能在疾病预测与管理上提供强力支撑，却也可能过度干预个人生活乃至侵犯自主意志。主动医学在追求“健康”时，如何保持适度尊重个体意愿与生活方式选择？

1. 极端情形：AI 监督下的全方位健康管控

1）健康极权的风险

想象一个城市所有居民都佩戴强制性健康传感器，AI 24 小时监控血糖、心率和情绪，一旦发现异常就报警，或规定饮食摄入的量与种类。这种做法或许可显著降低医疗负担，但严重侵犯个人自由。若没有严格的法律与伦理底线，一旦政府或某公司将此场景付诸实施，易演变成对公民的健康“极权”，牺牲了人类意志与多样化生活需求。

2）尊重个人差异与选择

在主动医学理念里，“不过度亦不欠缺”同样适用于社会管理。虽然要积极监测与干预，但须尊重个人隐私与生活方式差异，不可搞“一刀切”。例如，对于体重超重或亚健康人群，AI 可建议降低糖分摄入，但不应剥夺其适度享用甜点的权利。医疗介入与

个人自由间保持张力与平衡才是关键。

3）信息公开与合意使用

对AI健康监测数据的使用须获得个人同意，并严格限制用途。主动医学强调“仁—义—礼”：在满足公共卫生安全的底线下（如重大疫情监测），尊重个人对自己身体数据的处置权。同时提供退出机制或数据删除权，让个人能保有对算法和监测方案的主动选择权。

2. 医疗安全：AI 失误与容错机制

1）算法失误与临床后果

即使AI诊断准确率超过90%，依旧存在10%甚至更高的误差。在心外科或肿瘤治疗这种高风险场景，哪怕是5%的失误都可能是不可承受的人员伤亡或医疗事故。主动医学虽倡导AI深度介入，但必须设计容错机制及多重校验，如医生双重审阅、专家会诊和伦理审议，以避免将生杀大权全交给AI。

2）自动执行场景中的人机配合

若AI辅助机器人进行手术，一旦出现机电故障或算法错误，如何紧急接管？相应的医护团队是否具备足够培训与演练？这些操作性问题都需在主动医学框架内通过制度化设计与临床模拟试验解决，确保AI的精准与安全不成为潜在灾难来源。

3）责任与保险体系

AI医疗若造成事故，谁承担责任与赔偿？是否需要新型医疗保险或AI责任险？如何区分医生与算法的过错比例？主动医学鼓励多方参与立法与标准制定，将AI相关责任分配写进法律文件和行业公约，让医方、算法供应商与用户三方都能清晰定位风险与义务。

3. 主动医学下的人类意志与健康自决

1）理性与道德引导

AI 可辅助人更好地判断健康选择，但最终决策权与责任仍在人的理性与价值判断上。医护与社会需帮助个体在信息充分、透明和友善的环境中做选择，而非让算法或政策剥夺个人对身体的主控权。

2）多样化生活价值的容纳

并非所有人都追求极致长寿或零风险生活。有人宁可保持较高自由度，也承受相对健康风险。主动医学尊重这种多样性，在“不过度亦不欠缺”原则下，提供选项与建议，而非单方面强制，力图在安全与自由间达成平衡。“健康”目标虽宏大，却绝不应压制人类独特的生活追求与创新激情。

三、健康一致性的科技支撑

在深入分析了 AI 个性化干预和人机伦理边界后，本小节将着重说明如何在“健康”这一高格局目标下，将宏观价值观与现实科技手段结合起来，让 AI 及智能系统不仅关注“治病”或“疗效”，更能在决策时综合考量个体与环境、身心与伦理以及当下与长远等多维度因素，真正贯彻主动医学之理念。

（一）将宏观“健康”理念编码进 AI 系统

1. 从“疗效至上”到“整体和谐”目标设定

1）传统医疗 AI 的单一指标

常见 AI 医疗系统多以精准诊断、减少误诊或提高手术成功率为核心绩效指标，却忽视患者精神诉求、社会适应或生态代价。若系统只优化“短期疗效”，就可能引发过度手术或忽视慢性病管理等不平衡现象，与主动医学的“全维度健康”背道而驰。

2）多维度综合评估

笔者提出，AI 算法需纳入个体生理、心理、社会和环境多重因子，将“健康”定义为各因子间动态平衡，而非单点生理指标正常。这样，AI 在生成医疗或健康方案时，会顾及患者心理负担、经济状况、环境支持和未来风险等进行综合考量，而非只聚焦近期临床 KPI（关键绩效指标）。

3）赋予“健康”在系统层面的核心地位

系统设计上可针对“顶层需求”写明：“请最大化用户在身心、社会、环境层面的整体健康水平，保持不过度亦不欠缺，兼顾长期可持续。”用技术术语来说，就是在 AI 的目标函数中，不仅纳入“病症治疗成功率”“并发症率”等临床指标，还要加权“生活质量”“心理舒适度”“环境负载量”等因子。

2. 建立可操作的“健康”指标体系

1）多维健康数据的编码

需把心率、血压、血糖、基因变异、精神状态、自评问卷和社区环境暴露等不同数据点映射成可量化的健康指标，并且赋予一定权重。对慢性病患者，指标组合更复杂，如需考虑药物依从度、并发症风险和饮食习惯等，形成一套动态健康评分。对完全健康人群，也可用体能测试、心理健康量表等捕捉亚健康信号。

2）个体差异化模型

针对不同年龄、性别、遗传背景和文化习俗，AI 要自动调配不同模型与指标阈值。例如，老年人的步行强度不宜与年轻人同标准；不同民族饮食习惯也不同。这保证“健康”概念的灵活适配，不是“一刀切”的统一指标，而是真正尊重多元文化与个体需求。

3）长期追踪与动态修正

实践中，“健康”指标体系随时代和环境变化而微调，如城市空气质量改善后可降低细颗粒（$PM_{2.5}$）质量浓度；某新型传染病出现时增加新维度。在主动医学范畴，AI 要具备自适应学习功能，持续整合新科研成果、人群数据和社会环境变化，以保证模型持续进化。

（二）实现对个体与环境、身心与伦理以及当下与长远等多维指标的综合考虑

当 AI 或智能系统在临床、公共卫生和个体健康管理中做决策建议时，如果只聚焦近期疗效或个人利益，就可能偏离主动医学追求的“宏观和谐”。故须系统化地将多个维度纳入决策方程式中。

1. 多目标优化：时空与社会维度一起考量

1）临床短期—社会长期的双重平衡

在传统模式下，治疗常以最有效的近期控病手段为准，却可能引发过度医疗或长期后遗症，也可能耗费过多医保资源。主动医学让 AI 对比“短期效果”与“社会长远影响”，如对轻度高血压患者，若早期投入社区健康管理，可减少后期并发症。将 AI 目标函数设为“双优化”，兼顾个人近期与公共长期收益。

2）个人生理—心理—伦理的一体化权衡

某些情形，如癌症晚期或某些罕见病治疗，纯粹追求生命延长可能带来巨大痛苦或财务负担，不符合患者价值观。AI 若能整

合对患者心理、经济状况与伦理意愿的识别，就会给出更人性化的干预建议，如在“安宁疗护”与“极端积极治疗”中找到患者本人真正倾向的均衡点，而非冷冰冰地只算存活率。

3）本地—全球生态视角

在公共卫生政策中，AI 也应考虑环保因子。例如，若大量使用某消毒剂控制疫情，会污染水源，导致生态破坏，需在算法中权衡可行替代或限量措施。这是主动医学对“人与自然共生”原则在 AI 决策层的延伸，让信息系统对环境代价具备敏感度。

2. 身心与伦理的算法落地

1）情感计算与人文关怀

“情感计算”在主动医学背景下不仅识别用户情绪，还要结合心理学和社会学模型，以尊重、关怀的方式与用户互动。这意味着 AI 在推送健康建议时，需感知用户近期情绪，如焦虑加重时先进行心理疏导，再执行干预计划，而不是硬性要求用户遵从。

2）嵌入伦理决策树

当 AI 面临资源分配或手术建议等重大决定，如同自动驾驶车辆的“道德难题”，医疗 AI 也要经过伦理决策树：若选择 A 方案，能否达到“不过度亦不欠缺”要求？是否伤及他人权益？是否符合患者自主？这种伦理决策树可由多学科团队设计，写入 AI 系统中，使其在遇到冲突情景时能自动参考既定伦理准则，而非单纯追求成功率或盈利。

3）与医生、伦理委员会的持续互动

“主动”并不意味着让 AI 单独行动，而是通过特定接口与临床医生、社区健康管理员和伦理委员会实现定期评估：模型推导是否符合社会价值观，有无出现“算法漂移”而演变为不良倾向。

这体现了主动医学对“人机共生”之协同理念：AI与人类专家在专业与伦理层面相互制衡、相互补充。

（三）使AI辅助或主导的医疗决策更具整体观与可持续性

基于上述多维度综合考量，主动医学在技术落地时希望AI系统真正具备整体观与可持续性，在临床及社会公共卫生决策中引领“健康”目标的贯彻。

1. 整体观：跨学科与宏观系统视角

1）跨学科数据整合

仅有临床数据还不够，还需将社会学、心理学、营养学、运动学和环境学等多个学科的信息纳入同一数据平台或AI系统。这要求在医疗、公共卫生机构之外，也与教育、环保、社区管理，甚至经济部门进行信息共享与合作。让AI对一个人的健康状态乃至一个社区的健康指数做系统化分析。

2）对上下文与多维关联的认识

AI不仅要识别疾病征兆，也要理解人群的社会文化背景，如某些群体节日摄入高糖饮食是传统，在建议减糖时需提供替代性文化食物或合理变通方式，而非简单“禁止”。这种对社会文化情境的理解，可以避免一刀切干预方案带来的“水土不服”。

3）社会生态系统模拟

主动医学下的大规模AI或可在全国范围内模拟不同健康政策或环境政策对人群健康与经济、生态的影响，如减少工业排污的健康经济学评估、开设健身补贴对慢性病发病率影响等。这样的宏观模拟有助于决策层做平衡考量，实现公共政策的科学与人文融合。

2. 可持续性：短期与长期、个体与生态间协调

1）从个体疾病治疗到生态保护

可持续的健康管理不仅关怀当下疗效，也关注资源消耗、环境影响和后续代际健康。例如，抗生素滥用固然短期治疗效率高，长远来看会造成耐药菌大暴发，威胁全人类。主动医学让 AI 在提出用药方案时也纳入耐药性与公共卫生后果评估，避免“火力全开”的过度处方。

2）系统稳定与社会公平

若医疗 AI 只为富人或高端客户提供超精细管理，而经济困难人群无力负担，整体社会健康水平不升反降，极端差距可能带来社会不稳定。主动医学强调维持医疗资源分配的公平与效率，AI 可帮助政府识别弱势群体与高危区域，优先配置公共资金开展筛查与干预，实现社会公平的可持续。

3）定期审计与生态评估

对 AI 系统本身也需做可持续审计：在能耗、设备更新和数据中心排放等方面进行管控，避免“AI 医疗”在大规模计算下反而成为过度资源消耗的新源头。同时对 AI 决策造成的长期影响进行周期性追踪，若发现偏差或负面影响逐渐累积，则需及时修正算法与策略。

本章小结

本章围绕“人—机协同：碳基与硅基的融合”与主动医学之核心结合，阐述了 AI 技术、大数据与可穿戴设备在主动医

学理念下发挥的关键作用，以及人机共同体在医疗伦理与社会生态层面的挑战与机遇。

面向未来，“人—机协同”将成为医学发展的必然趋势，但如何在技术暴发与人文关怀间找到最优均衡，如何让 AI 融入主动医学整体逻辑而非陷入商业投机或极权倾向，是摆在政策制定者、医疗从业者、AI 研究者和社会公众面前的重大课题。只有坚持“健康”与“人文伦理”同等重要，做好监管与行业自律，才能让人—机碳硅协同真正朝“健康”进化，为 21 世纪医学与文明带来更具创造力、可持续性与人性温度的伟大变革。

本章附录

附录 A　模拟案例与思考题

1）背景介绍

某大型三甲医院在“主动医学”理念的推动下，与一家科技公司及社区卫生服务中心合作，构建了“智慧医院+可穿戴生态”项目。

（1）可穿戴设备：为心血管高危患者、糖尿病人和老年群体分发智能手表，实时采集心率、血糖、活动量和睡眠等数据。

（2）医院 AI 平台：在云端汇总来自患者的传感器数据、既往病历、基因筛查结果，运用机器学习模型对风险做动态评估。

（3）远程监护与及时干预：当系统检测到个别患者出现心率严重异常或血糖骤升，自动发出警报通知社区医生和本人，建议就近检查或调整药物。

（4）个性化健康指导：AI 为患者生成每日饮食、运动建议，结合个人心情记录和行为数据，定期调整方案。若监测到患者情绪低落，App 会推送心理疏导或联系家属关怀。

2）情境发展

（1）李女士（61 岁）是心血管高危患者，过去因血压忽高忽低经常半夜就诊。自从戴上可穿戴手表，AI 显示她夜间心率变异值偏高，怀疑焦虑导致血压飙升，社区医生与心理咨询师合作为她提供冥想训练，血压得到稳定控制。

（2）王先生（42 岁）因工作忙碌常错过餐后血糖检测，AI 多次捕捉到血糖异常飙升并发预警，促使他及时调整饮食和注射胰岛素，大幅降低了酮症风险。

3）思考

（1）这个案例中，“人—机协同”如何改变了传统被动式的临床管理？体现了本章哪些“主动医学”理念？

（2）可穿戴设备与医院 AI 协作，使医疗从“定期随访”变为“实时监控＋动态干预”，有何利弊？如何防范过度干预或隐私风险？

（3）如果要将这一模式复制到全市或更多地区，需要在哪些方面（法规、保险、技术标准、伦理审查和医院绩效考核等）提供系统支持？

附录 B　补充表格与要点说明

表 B.1　“人—机协同”在主动医学中的多层次作用

层次、领域	具体表现	举例
个体健康管理	- AI 分析实时传感器数据，给出个性化生活方式指导 - 自动风险预警	- 智能手表监测心律失常，及时通知患者就诊 - 动态生成饮食、运动处方
临床诊疗决策	- AI 辅助医生解读影像、基因等多源信息 - 协同决策分担部分诊疗责任	- AI 识别肺癌早期病灶 - 根据患者心理、经济状况合理选择治疗方案
公共卫生与群体管理	- 社区、城市级大数据监测 - 风险模型预测传染病、慢性病暴发	- 提前锁定慢性病高风险区域或人群 - 提供社区干预和突发防控措施
伦理与社会融合	- AI 兼顾社会公平、环境代价、个人自主意志 - 多维度评价医疗决策	- 容错机制与多方责任设定 - 防止“极权健康”或过度干预 - 保护数据隐私和多样价值观

简析：此表格能让读者清楚看到 AI 在主动医学中的层次化应用，并理解何谓真正的“人—机协同”——不仅是辅诊，而且贯穿

个体、临床乃至公共卫生多个维度。

表 B.2　人—机协同的伦理考虑关键点

关键问题	潜在风险	应对措施
责任归属	- AI 错误导致误诊或延误治疗，责任不明 - 医生与 AI 公司相互推诿	- 法律和监管明确责任分配 - 行业公约和保险制度 - 医院、厂商定期审计
隐私与数据安全	- 实时监测产生海量敏感数据 - 商业或黑客滥用	- 数据加密、分级授权 - 明确法律边界和惩处机制 - 患者可控的数据管理
算法偏见与歧视	- 训练样本不均衡导致特定族群检测不准 - 商业动机或系统性不公平	- 算法审查与持续校准 - 多元化样本 - 公共平台监督
过度干预与健康极权	- AI 长期监控干扰个人自由 - 过于严格的健康“建议”成强制	- 个人知情同意 -“不过度亦不欠缺”原则 - 退出机制、伦理委员会审查
人文与多元价值冲突	- AI 只算生理指标，忽视患者人文需求 - 传统文化、宗教习俗被忽视	- 加入人文数据维度 - 允许多样化生活方式 - 尊重患者自决权

附录 C　案例进一步延伸

C. 1　基因编辑 + 智能监护的边界冲突

1）背景

某研究所宣称结合基因编辑与可穿戴监护，可在胚胎阶段“修复”先天性心脏病基因。新生儿日后戴上贴片持续监测指标，一旦出现异常 AI 会自动提供手术或药物治疗方案。

2）争议

（1）社会质疑“胚胎基因编辑”是否突破伦理红线？

（2）是否会造成家长和孩子过度依赖贴片，丧失自主生活空间？

（3）AI 决策失误该如何定责？如贴片失灵导致婴儿错过最佳干预时机。

3）思考

（1）该案例怎样呈现“技术极端应用”与“人文伦理”冲突？

（2）“健康”理念是否允许胚胎基因修改？

（3）如此强力干预是否在孩子成长与心智发育上产生负面影响？如何保持技术与人性平衡？

C. 2 “AI 医疗助手”全面替代或协同医生？

1）背景

某高端医疗机构推出“AI 医疗助手”系统，能自动完成 80% 的常见病诊断和初步用药建议，医生只需对少数复杂案例进行最终把关。患者咨询时主要面对 AI 界面。

2）结果

（1）就诊效率提高，医院人力成本降低；

（2）一些患者感觉缺少人文关怀，重症患者依旧需要更多时间面谈；

（3）医生担心技能被弱化，担责却无法全程掌控决策过程，心理压力反而增大；

（4）AI 出错率虽小，但出现重大失误时医院面临严重法律与公共舆情危机。

3）思考

（1）如何看待 AI“替代”与“协同”医生的不同模式？

（2）在主动医学理念下，患者需要的不仅是临床结果，还有心理支持、伦理互动，AI 该如何补足？

（3）如果规模化推广，需要在哪些方面完善责任、保险、执业规范？

附录 D　智启疼痛诊疗新纪元：AI 赋能下的慢性疼痛精准微创与手术治疗

慢性疼痛，指持续或反复发作超过 3 个月的疼痛，已成为全球性的重大健康挑战，严重损害患者身心健康与生活质量。现代疼痛管理正向个体化、微创化、综合化的“精准治疗”模式迈进。AI 及其相关的 3D 打印、增强现实（augmented reality，AR）、脑机接口（brain computer interface，BCI）等前沿科技，正以前所未有的力量渗透医学领域，为慢性疼痛的诊断、治疗规划、微创介入及外科手术带来革命性变化，将精准治疗推向新高度。

D. 1　慢性疼痛诊疗挑战与 AI 机遇

慢性疼痛因其病因多样、机制复杂且具有高度主观性，传统诊疗在精准定位病灶、预测疗效和优化方案上常遇瓶颈。AI，特别是机器学习与深度学习，擅长从海量、高维数据中学习模式并辅助决策，恰好弥补了这些不足。

提升诊断精度：AI 通过分析 MRI、CT 和电生理等多模态数据，能识别传统方法难以发现的细微病理特征，辅助医生更精确地诊断疼痛类型与来源，如更准确地评估腰椎影像中的神经压迫。

个体化治疗预测：基于患者多维度信息，AI 可预测不同疗法（药物、介入和手术等）的成功率与风险，助力医生量身定制最高效策略。

优化操作：AI 结合导航、机器人和 AR 技术，可显著提升介入与手术的精度和安全性。

D. 2　AI 在慢性疼痛微创介入治疗中的应用

微创介入（如神经阻滞、射频消融和神经调控）是疼痛治疗的核心。AI 及相关技术正赋能这一领域。

AI 增强影像引导：AI 实时分析超声、CT 和 MRI 图像，自动识别分割目标神经、血管等结构，提供清晰“导航地图”，并规划最优穿刺路径，显著提高穿刺精度与安全性。

机器人辅助介入：AI 驱动的机器人可稳定、精确地执行穿刺等操作，消除手部震颤，减少术者辐射暴露。

AR 导航：AR 将虚拟三维解剖模型、规划路径等叠加到医生视野中，实现“透视”效果，增强空间感，尤其适用于复杂病例。

3D 打印辅助：可打印患者 1 ∶ 1 解剖模型用于术前模拟，或制作个性化穿刺导板，引导针头精准到达目标，如用于三叉神经痛射频治疗。

D. 3　AI 在慢性疼痛外科手术治疗中的应用

对于难治性疼痛，外科手术，如脊柱内镜（椎间孔镜、椎间盘镜）和脊髓背根入髓区毁损术（DREZ）是重要选项。AI 与相关技术正深刻影响手术全流程。

AI 驱动的术前规划：AI 分析高分辨率影像，构建精细三维模型，模拟不同手术入路（如内镜减压范围）效果，帮助医生选择最佳方案。对于 DREZ 手术，AI 有望融合电生理与影像数据，更精准定位毁损靶点，最大限度缓解疼痛并保护功能。

AI 增强的术中导航与决策：AI 驱动的导航系统结合术中影像，实时显示器械位置，对于视野有限的内镜手术至关重要。AI 还能实时分析监测数据，预警神经损伤等风险。

机器人辅助手术：脊柱外科机器人已用于精确置钉等。未来 AI 将赋予机器人更高智能，可能在减压、切割等方面发挥更大作用，提升微创化水平。

3D 打印的应用：可打印患者特异性模型，用于复杂手术（如 DREZ）的术前演练和培训。

D.4　AI 在神经调控与脑机接口的前沿探索

神经调控［尤其是脊髓电刺激（spinal cord stimulation，SCS）］是疼痛治疗的特色技术。AI 和脑机接口正带来革新。

AI 优化神经调控参数：SCS 疗效依赖复杂的参数设置。AI 可学习患者反馈与生理信号，实现参数自动化、智能化调整，甚至开发“闭环”刺激器，根据实时生理状态（如疼痛生物标志物）自动调整刺激，实现按需、动态管理。

脑机接口用于疼痛：脑机接口旨在建立大脑与外部设备的直接通信。研究方向包括：利用 AI 分析脑电波等信号建立更客观的疼痛评估方法；通过脑机接口解码疼痛相关脑信号，自动触发干预（如 TMS、SCS）或通过神经反馈训练患者自我调控，为极难治性疼痛提供新途径。

D. 5　挑战与展望

尽管前景广阔，AI 及相关技术的广泛应用仍面临挑战：高质量标准化数据缺乏、算法“黑箱”问题、伦理法规考量、技术整合难度与成本，以及如何实现最佳人机协作并保留医学人文关怀。

未来，随着技术进步，AI 将在慢性疼痛领域发挥更大作用：实现更精准的早期诊断与风险预测；开发高度个性化的“闭环”治疗系统；推动远程化、智能化的康复监测；利用 VR/AR 辅助疼痛教育与心理干预。

D. 6　结论

慢性疼痛治疗正站在由 AI、3D 打印、AR 和脑机接口等前沿技术驱动的变革门槛上。这些技术与“精准治疗”理念高度契合，正推动疼痛诊疗在诊断、微创介入、外科手术、神经调控等各环节达到前所未有的精度和个体化水平。从 AI 辅助判读到机器人精准操作，从 AR 导航到脑机接口智能调控，一个更智能、精准、人性化的疼痛诊疗新时代已初现曙光。虽挑战尚存，但通过持续研究、严格验证和审慎应用，这些技术必将极大提升我们对抗慢性疼痛的能力，为全球亿万名患者带来福音。

附录 E　人工智能时代男性勃起功能障碍的主动管理

E. 1　从被动救治到前置预防：勃起功能障碍的主动医学干预

男性勃起功能障碍（erectile dysfunction, ED）作为一种常见的男性健康问题，传统医疗模式多关注于症状出现后的被动干预，如口服药物、局部注射或手术治疗。然而，这种“病后救治”的方式往往错失最佳干预时机，且忽视了ED背后复杂的生理、心理、社会和环境因素的相互作用。主动医学理念下，ED的管理不再局限于单纯的症状控制，而是通过AI与大数据在个体健康全生命周期的监测与干预，构建起“预防—早期识别—精准治疗—全程管理”的综合性解决方案。

E.2 多维度数据智能与ED风险前瞻评估

1）生物传感与智能化诊断系统的临床应用

近年来，可穿戴设备技术已从简单的活动追踪升级为多维度生理参数监测。在ED领域，新型贴片式或可穿戴传感器能够无创地监测夜间勃起频率、持续时间与硬度，为临床医生提供客观数据评估男性生理功能状态。这些设备通过蓝牙技术与智能手机连接，实时将数据传输至专业分析平台，进行长期趋势观察。此外，基于自然语言处理（natural language processing，NLP）的AI系统可解析患者主诉，结合电子健康档案（electronic health records，EHR）中的用药史、慢性病数据，识别药物滥用（如抗抑郁药）与ED的潜在关联。

对高危人群，如糖尿病患者、高血压患者或血管疾病人群，这类连续监测可在临床症状明显前发现微小变化。例如，夜间勃起频率的渐进式减少往往预示着血管功能异常或神经系统损伤，AI算法能够识别这些细微变化并与其他健康指标关联，提前数月甚至数年预警潜在ED风险。

2）AI 算法的多层次风险评估

人工智能在 ED 风险评估中的应用已超越简单的数据分析。可整合多源数据，包括：

（1）生理指标：血压、血糖、睡眠质量、体重和激素水平。

（2）生活方式数据：运动频率、饮食习惯、吸烟状态和酒精摄入。

（3）心理评估：压力水平、焦虑程度和抑郁风险评分。

（4）药物史：可能影响性功能的药物使用情况。

（5）基因与家族史：相关疾病易感基因位点。

AI 系统能构建个性化风险预测模型，并动态调整干预策略。例如，当系统检测到用户近期压力指数升高、睡眠质量下降、同时伴随血压波动时，会自动启动早期干预方案，包括呼吸放松训练、睡眠优化建议或适当运动处方，以预防心理因素导致的功能性 ED 发生。

E.3 个性化干预方案与人机协同

1）数据驱动的精准化治疗

传统 ED 治疗方案多采用“一刀切”方式，而 AI 赋能的主动医学则实现了真正个性化干预。通过深度学习技术分析患者独特的生理反应模式、药物敏感性与生活环境因素，系统可自动生成最优治疗组合。

（1）药物干预：根据血管反应性数据推荐最佳药物类型、剂量与服用时机。

（2）生活方式调整：定制化饮食与运动计划，针对性强化盆底肌锻炼。

（3）心理支持：AI 驱动的认知行为干预，减轻心理压力与表现焦虑。

（4）伴侣互动：提供沟通指导与关系建议，改善伴侣互动模式。

研究表明，这种多维度个性化干预方案较传统单一治疗，不仅能提高临床有效率 20%—35%，更显著改善患者生活质量与心理健康状态。

2）伦理与隐私保障：人机协同的边界

在应用 AI 技术管理诸如 ED 这类敏感健康问题时，伦理与隐私保障尤为重要。主动医学理念强调“道—德—仁—义—礼”与技术应用的和谐统一。实践中，应遵循以下原则。

（1）数据加密与权限分级：确保生殖健康数据获得最高级别保护。

（2）知情同意：用户对数据收集、使用与 AI 介入范围有完全知情权。

（3）人工审核机制：重要干预决策需医生与 AI 协同判断，避免算法单独决策。

（4）退出机制：用户可随时停用 AI 监测，保持对个人健康数据的最终控制权。

E. 4　社会与医疗体系融合：从个体到群体

ED 管理不应局限于个体干预，主动医学视角下，这一问题需在更广社会环境中综合考量。AI 与大数据不仅服务个体患者，也能整合至公共卫生和医疗保险体系，实现宏观层面的健康管理。

（1）公共卫生策略优化：通过匿名化大数据分析，发现区域性 ED 高发因素，采取针对性预防措施。

（2）医保与财政效益：前移干预时间窗，降低严重 ED 及其并发症的医疗费用。

（3）破除社会禁忌：AI 辅助问诊降低就医心理障碍，使更多男性主动寻求专业帮助。

E.5 未来展望：生态与文明的协同演化

随着 AI 技术与生物传感器的进一步发展，ED 管理将迎来更深层次变革。生物反馈装置与增强现实技术的结合，可能为性功能障碍提供沉浸式康复训练；数字孪生技术或将实现个体血管系统的精准模拟，为药物治疗提供理论预测；而区块链技术则有望在保障隐私的同时，促进全球 ED 研究数据的安全共享。

在主动医学的宏大愿景中，男性 ED 问题已不再是单纯的“医学问题”，而成为反映个体健康、社会福祉与技术伦理的多维窗口。通过人机协同的持续优化，我们有望实现在尊重个体尊严前提下的全面健康管理，推动人类在性健康领域迈向更高层次的文明形态。

附录 F 智能牙科疾病诊疗系统构建

中国老龄化社会特有的规模大、增速快、未富先老、区域差异明显等特征，是我国老年口腔医疗保健工作必须解决的严峻问题。基于主动医学理念，应用 AI 和 3D 打印等先进技术手段开展中老年口腔医疗保健工作是目前国内外医疗机构和研发单位聚焦的热点。现有的应用表明 AI 技术在助力中老年口腔健康保健方面发挥了重要作用。从早期诊断到个性化治疗、从智能化可穿戴设备开发到远程医疗的临床应用，不仅提升了医疗效率和治疗效果，也为中老年人带来了更加先进和人性化的口腔健康管理方式。本案例将为各位中老年读者朋友简介一下 AI 和 3D 打印技术在口腔医疗保健工作中的应用概况，期望能够对增强大家的主动口腔保健意识和提升诊疗体验感有所帮助。

F.1 中老年人口腔医疗保健现状与问题

1）口腔疾病高发，龋病与牙周病成主要威胁

中老年人（65—74 岁人群）龋病患病率高达 88.1%，牙周健康率不足 15%。根面龋因牙龈萎缩更易发生，且隐蔽性强，常导致牙齿脱落。牙周病与全身疾病关联密切，如心脏病、糖尿病、脑卒中等，牙周细菌可通过血液引发全身炎症反应。

2）缺牙问题普遍，修复率不足

我国 65—74 岁老年人平均存留牙数为 22.5 颗，全口无牙的人口比例为 4.5%，近半数的缺牙未及时修复。长期缺牙导致中老年人的咀嚼功能下降、消化负担加重，甚至引发面部肌肉松弛。

3）口腔健康意识薄弱，口腔保健措施严重不足

有研究资料表明，我国仅 36.1% 的成年人每天刷牙两次，中年人牙石检出率高达 96.7%，牙龈出血率 87.4%，成为口腔疾病“重灾区”。中老年人普遍存在“牙疼不是病”的错误观念，就诊不及时而导致病情严重，甚至恶化的情况屡见不鲜。

F.2 主动医学理念和口腔医疗保健对策

针对“口腔健康认知不足、预防意识薄弱”等中老年人口腔疾病诊疗过程中存在的问题，主动医学通过口腔 AI 诊疗体系构建完善基层口腔医疗网络，加强全民健康教育，推广“预防优先”

理念，可以降低就医成本、提升服务可及性。AI 与 3D 打印技术的结合正在为中老年人口腔医疗保健领域带来革命性提升。通过精准化、个性化和高效化的解决方案，显著改善诊疗效率和治疗效果。

口腔医疗保健的对策：掌握正确的刷牙方法，每天两次，每次至少两分钟，重点清洁牙龈边缘和牙缝，配合牙线、牙间刷清洗牙间隙；每半年至一年进行口腔检查，每年至少洗牙一次；优化饮食结构，养成良好的生活习惯，减少高糖、酸性食物摄入，多吃富含维生素的蔬果。尤其重要的是应用 AI 等先进技术和理念进行口腔健康的主动干预。

F. 3 口腔 AI 诊疗体系构建现状

目前国内外均推出了针对口腔医疗保健不同场景的 AI 诊疗系统软件和应用程序。口腔智能诊疗体系主要由以下四个方面构成。

（1）技术基础：融合了深度学习、计算机视觉和自然语言处理技术，构建口腔影像分析、病理诊断和治疗规划算法模型。

（2）数据支撑：依托 CBCT（口腔颌面锥形束 CT）、数字化口腔扫描设备和电子病历等多模态数据，建立标准化口腔医学数据库。

（3）硬件集成：结合手术导航机器人、智能化 CAD/CAM 和 3D 打印机等设备，形成软硬一体化诊疗平台。

（4）标准化流程：通过相关软件构建的覆盖筛查、诊断、治疗方案设计和预后评估的全流程智能化闭环。

F. 4 AI 在口腔健康保健的应用进展

人工智能在助力中老年口腔健康保健方面发挥着越来越重要

的作用。以下是关于人工智能如何改善中老年口腔健康的几个方面。

1）早期诊断与预防

借助深度学习算法，AI 能够分析大量的口腔扫描图像和数据，识别出早期症状和潜在问题。例如，通过对咬合面影像的细致分析，AI 可以在龋齿形成的早期阶段检测出来，从而进行及时干预，避免龋洞的形成和扩展。此外，AI 在牙周病的早期诊断中也展现出巨大潜力，通过分析牙龈出血、红肿等症状以及牙齿稳固度的传感器数据，AI 可以准确识别出牙周病的早期迹象。

2）个性化治疗方案

中老年人的口腔健康状况和需求往往具有独特性，因此提供个性化的治疗方案显得尤为重要。AI 技术通过大数据分析和机器学习，可以为每一位患者量身定制治疗方案。在种植牙方面，通过 3D 技术和 AI 算法，医生可以精确计算出种植体的最佳位置和角度，从而提高种植牙的成功率和美观度。

3）智能化口腔护理设备

智能口腔护理设备如智能电动牙刷、口腔相机等，内置 AI 芯片，能够实时监测用户的刷牙力度、角度和时间，并通过移动应用给出即时反馈和改进建议。这种实时的智能指导，不仅提高了刷牙的效果，还能有效防止因用力过度导致的牙龈损伤。对于中老年人来说，这些设备有助于他们养成良好的口腔卫生习惯，降低口腔问题的发生率。

4）远程监测与咨询

利用 AI 辅助的远程诊断系统，医生可以对患者上传的口腔图像和数据进行分析，并给出相应的治疗建议。这种服务模式不仅节省了患者的时间和精力，也在一定程度上缓解了医疗资源的不均衡问题。中老年人可以定期使用智能设备进行口腔检查，并通过应用程序或在线平台，将数据与口腔健康专业人士分享，及早发现口腔问题的迹象。

5）口腔健康教育

通过数字化媒体、移动应用程序等方式，AI 技术可以提供正确的刷牙技巧、牙线使用方法、口腔疾病的预防和早期发现等方面的知识。通过口腔健康教育，中老年人能够了解口腔健康的重要性，并掌握正确的口腔护理方法。

F.5 口腔 AI 诊疗体系应用案例

为了更加直观地让读者朋友了解基于 AI 和 3D 打印技术的诊疗体系在口腔医疗保健工作中发挥的重要作用，下面介绍一个重度牙周病患者应用种植牙机器人种植修复的临床诊疗病例。

（1）术前患者的三维影像采集和自动分析：应用 CBCT 和口腔扫描获取颌面部和口腔内的三维影像。AI 算法分析骨量、神经管位置及咬合关系，智能生成种植修复的建议方案（包括种植体型号、种植体植入角度、深度如下页图）。

（2）确认手术方案后医生进行 3D 打印手术导板和规划种植手术机器人 AI 导航路径。

（3）应用 3D 打印手术导板和种植手术机器人辅助种植体精准植入。

（4）手术后通过 CBCT 自动评估手术效果。

（5）自动生成个性化修复方案及咬合调整参数，佩戴 3D 打印的种植义齿完成种植修复。

（6）使用长期 AI 追踪种植体稳定性及并发症预警。

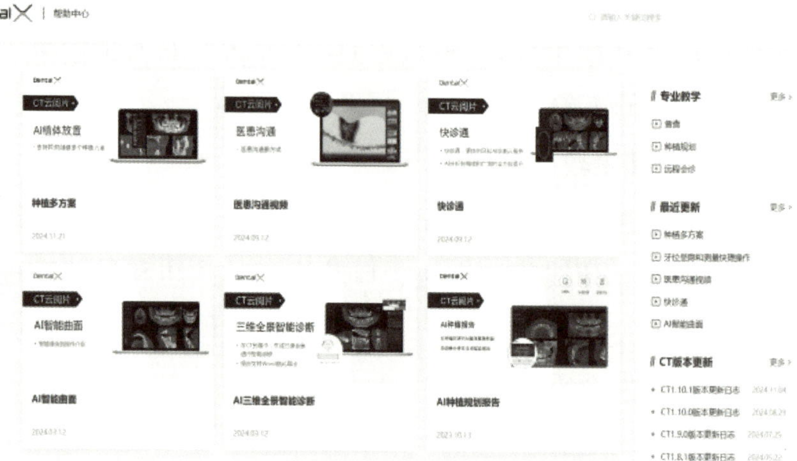

口腔 AI 诊疗平台

F.6　面临的挑战

1）数据与算法瓶颈

缺乏标准化数据集，现有模型泛化能力受限；多模态数据（如微生物组、影像和临床参数）的整合仍不成熟，AI 技术难以完全替代临床检查与多学科协作。

2）伦理与合规性问题

数据隐私、AI 决策透明度及责任界定尚需进一步形成统一规范。

F.7　未来发展趋势

1）技术融合与创新

AI 与 3D 打印、机器人手术等技术结合，进一步优化修复体制造与手术精度。开发可解释性 AI 模型，提升临床信任度。

2）标准化与生态构建

建立口腔医学 AI 数据集基准，推动多中心协作与数据共享，产学研协同加速技术转化。

F. 8 小结

AI 口腔诊疗体系的构建是近年来口腔医学与人工智能技术深度融合的重要方向，其发展现状已经从单点技术突破迈向全链条整合，在临床诊断、治疗和手术规划、教育培训等环节展现出了显著价值。未来，随着技术迭代与生态完善，AI 将进一步推动口腔医学向精准化、个性化与预防性医疗转型。

中老年人口腔健康问题既是医学挑战，也是公共卫生议题。需通过个人、医疗机构与政策的协同努力，从预防、治疗到康复构建全周期管理体系。AI 与 3D 打印技术的结合，不仅提升了中老年口腔疾病的诊疗效率和精度，而且通过融合多源健康数据主动预防和个性化干预重塑了口腔健康管理范式。相信随着人工智能技术的不断更新迭代会更加满足临床诊疗需求，有望实现从“疾病治疗”到“健康维持”的全面升级，实现全生命周期口腔健康管理。

附录 G 智能护航生命：AI 赋能围手术期麻醉精准管理

G. 1 数据智能：从仅凭经验到科学化麻醉管理的转变

麻醉，作为手术中保障患者安全、消除疼痛的核心环节，传统模式高度依赖麻醉医生的经验判断。然而，麻醉深度控制难、药物剂量精准调控复杂、医生资源短缺等问题长期存在。尤其在复杂手术中，患者生理状态瞬息万变，仅凭人工监测易出现麻醉过深（抑制呼吸循环）或过浅（术中觉醒）的风险。通过数十万例围手术期麻醉中AI技术的应用，正推动麻醉管理从“经验主导”迈向“数据驱动”的精准时代，AI将进行实时分析、动态预测和智能化决策，全方位保护患者的生命安全。

G.2 多维数据融合：构建个体化麻醉风险评估

1）生理信号的全面感知

现代手术室中，患者的心率、血压、血氧饱和度、脑电双谱指数、镇静指数、镇痛/伤害敏感指数等数十项生理参数被实时监测。AI系统通过整合这些动态数据，结合患者年龄、体重、病史等静态信息，构建多维“健康画像”。举个例子，AI可识别血压波动与药物代谢速率的关联，预判低血压风险；或通过BIS（脑电双频指权）值动态评估麻醉深度，避免术中苏醒的发生。

2）药代动力学模型赋能精准预测

该模型是利用AI将药代动力学和药效动力学结合，建立麻醉药物在人体内分布及发挥作用的模型，对麻醉药物进行模拟分析。以丙泊酚为例，根据患者体重、肝肾功能等信息，通过AI算法分析麻醉药物在体内的浓度随时间变化的轨迹曲线，随后可智能调节输注速度，实现将麻醉深度维持于目标区间的控制［BIS值维持在40—60］，这就是常说的“数字孪生”，使麻醉药物剂量从“经验估算”进入“精准计算”的时代。

3）强化学习：从历史数据中提炼最优策略

基于对大量历史麻醉病例的学习，AI通过分析得出不同情况下医生的决策。比如强化学习算法可模拟“试错”的过程，如果某一剂量造成患者的血压骤降，则自动降低该策略的权重；如果某一办法保持了患者的生命体征平稳，则将该种办法对应的权重逐步提高，直至该种决策得到最大权重，也就是这种办法可以不断做出更好决策，不断积累经验。

G. 3　个性化麻醉方案：人机协同的智慧决策

1）动态剂量调控

传统麻醉多采用固定剂量模式，而 AI 可根据术中实时数据动态调整药物输注。例如，当 AI 识别术中心电图及动脉血压波形，预警可能发生低血压时，可以自动调整血管活性药物及麻醉药物剂量以稳定血压。这种“自适应”模式显著提升安全性，同时也减少药物浪费。

2）平衡安全、效率与经济性

AI 的奖励函数设计兼顾多重目标：

安全优先：确保生命体征稳定（如心率 60—100 次 / 分，收缩压 > 90 mmHg）；

精准控制：麻醉深度贴近目标区间；

经济用药：减少用药量以达到减少不良反应的效果；

手术效率：尽量减少由麻醉因素引起的手术取消和中断。

通过权衡这些目标，AI 可以兼顾安全和效益的最优化输出。

3）医生仍是最终决策者

人工智能不是取代医生的角色，而是作为医生治病的“智能助手”。比如：系统会向医生推送给药剂量的建议值，但是医生仍然需要结合临床经验进行调整。尤其是老年人或有心肺等疾病的患者，医生需要将人工智能提出来的剂量相对降低，以适合老年患者和特殊人群的用药治疗。

G. 4 伦理与安全：技术应用的边界守护

1）数据隐私保护

麻醉数据涉及敏感生理信息，AI 系统需采用加密传输、权限分级、匿名化处理等技术，确保患者隐私。例如，手术室数据仅在本地服务器处理，避免云端泄露风险。

2）算法透明与可解释性

AI 决策需“知其所以然”。通过 SHAP 值（夏普利值）分析等技术，医生可直观查看哪些参数（如血压骤降、脑电双谱指数波动）影响了 AI 的剂量建议，避免“黑箱”操作带来的信任危机。

3）应急接管机制

当系统监测到异常信号（如心律失常、呼吸暂停），立即触发警报并优先移交人工处理，确保危急时刻以医生判断为准。

G. 5 未来展望：从手术室到全周期健康管理

1）术前风险预测

AI 可通过系统分析患者基础疾病、生活习惯等，预测麻醉耐受性，提前制定预案。例如，糖尿病患者可能存在微循环障碍，AI 会建议术中加强血糖监测与血管保护措施，大大减少了围手术期相关并发症，例如围手术期心梗、脑梗的发生。

2）术后康复优化

AI 延伸至术后阶段，通过分析疼痛评分、炎症指标等，推荐个性化镇痛方案，加速康复进程，并可根据治疗结果和副作用来评估麻醉剂量的选择是否合理，给予了手术患者更好的舒适度和体验感。

3）远程麻醉与资源下沉

5G 与 AI 结合，可实现偏远地区手术的远程麻醉指导。基层医生佩戴 AR 眼镜，AI 实时分析患者数据并叠加导航提示（如困难气管插管），提升基层医疗服务水平。

AI 赋能麻醉管理是从技术上实现升级，也是在思想上的进化。在“以患者为中心”基础上，医生由凭感觉看病向精准医疗转型，也将通过更先进的强化学习、数字孪生等技术使麻醉更安全、更高效、更智能。而这一切的核心，始终是“以患者为中心”的医学初心：用科技守护生命，让每一次沉睡与苏醒都安稳无虞。

附录 H　AI 如何早期发现糖尿病视网膜病变

糖尿病视网膜病变（diabetic retinopathy，DR）正迅速成为一个全球性的健康问题，威胁到患者的视力和视觉功能。DR 是由糖尿病并发症引起的视网膜血管炎。发生的病理改变包括新生血管和黄斑水肿。近年来，工业化国家的糖尿病视网膜病变的发病率显著增加，已成为 20 多年来成人视力损害甚至失明的主要原因。尽管治疗明确的视网膜病变可以将视力丧失的风险降低 60%，但是，如果能在患病早期进行治疗，将有更多的患者受益。然而，高风险性视网膜病不会引起视觉症状，当视觉症状出现时，往往为时已晚。

AI 技术通过免散瞳眼底相机采集的视网膜影像，基于人工智能和大数据影像对比分析，可以早期发现视网膜病变，同时评估全身健康风险，帮助患者尽早发现健康风险，加强自主健康管理意识。通过分析视网膜图像，AI 技术可以评估黄斑、视神经、血管和脉络膜等部位的多种视网膜异常，以及糖尿病、高血压、心血管疾病和贫血等全身健康风险。探索经济，实用且高效的远程筛查糖尿病视网膜病变的模式与策略，可以优化筛查流程，降低筛查成本，提高筛查效益，从而创造更多社会效益及经济效益。

H. 1　糖尿病患者逐年增加，DR 筛查必不可少

随着糖尿病患者数量的持续增加，DR 筛查以进行疾病的检测、分级为主要应用，成为患者就医必不可少的环节。许多发展中国家采用传统的筛查方式，不仅需要大量的人力（如社区工作人员、眼科专业医师等）、物力、财力，还面临人口基数大、范围广的困难。尤其在基层医院，尽管有专业的设备，但缺乏临床经验丰富的眼科医师，设备利用率低，筛查范围小且工作量大。DR 筛查自动化技术的应用对上述问题的解决至关重要。

H. 2　“眼底一张图，慢性病早知道”

《“十四五”全国眼健康规划（2021—2025 年）》指出支持进一步加强糖尿病视网膜病变等眼病的早期诊断与治疗，探索建立适宜工作模式。加大视网膜病变特别是糖尿病视网膜病的防治力度。以分级诊疗制度为基础，探索建立糖尿病视网膜病变早期筛查、诊断、转诊与治疗的有效模式。加强眼科与内分泌科的合作筛查与诊疗。进一步提高糖尿病视网膜病变激光光凝术的规范化水平。视网膜是人体的感光器官，对视觉的形成具有重大意义，全球五大致盲性疾病——青光眼、白内障、糖尿病视网膜病变、病理性近视、年龄相关性黄斑变性，白内障除外，病变均发生在

视网膜。视网膜病变通常发病较为隐匿，不易察觉，但对视力危害极大，定期进行视网膜检查是防治视网膜疾病的有效手段。

H. 3 AI 糖网早期预测模型研发成为眼科医生得力助手

随着现代视网膜 AI 分析技术的发展，AI 不仅能够智能诊断 DR，还可通过对视网膜血管和神经特征数据的抓取，反映心脑血管系统及神经系统病变，如分析慢性疾病的视网膜表现，从而对慢性疾病进行风险预测，对高血压、高血脂、动脉硬化、脑卒中、冠心病、肾病、神经系统疾病、内分泌代谢疾病等均有健康管理应用价值。AI 的 DR 筛查技术对现有医疗体系有以下影响：

1）推动分级诊疗实施

在基层医疗机构进行大规模的 AI DR 筛查，无须专业的眼底病医师，将中度 DR 及以上的相关患者转诊至上级医院及时治疗，能够实现技术下沉，提高诊疗效率。

2）减少医疗体系负担

未经及时干预的 DR 患者一旦进展至增殖期，常规治疗往往面临着昂贵的医疗费用，而轻度 DR 的干预策略仅需常规控制血糖，改善微循环等，早期发现能极大地减轻医疗体系和患者的经济负担。

3）降低 DR 的致盲风险

DR 引起的视力损伤往往是不可逆的，一旦发展至增殖期，会导致严重的视力下降，甚至失明。通过人工智能技术，促进 DR 的早发现、早治疗，能够大大降低糖尿病患者的致盲风险，提高生活质量，有效减轻经济负担。

H. 4 AI 助力基层医生，应对 DR 筛查

DR 眼底图像辅助诊断软件是通过人工智能、图像分析和数据远程传输技术，将眼底图像进行远程传输、分级管理和智能分析，对 DR 实现“转诊 / 不转诊”的 AI 辅助诊断，协助医生更快更准确地判断相关疾病。基层医务人员通过指定型号的免散瞳彩色眼底数码相机拍摄患者双眼的眼底图像，经过自动图像质量判定合格后，通过数据远程传输技术将图像上传至云端，通过 AI 技术分析眼底图像，并将辅助诊断结果返回本地医生客户端，医生审核后打印纸质报告并签字，当发现中度非增殖性（含）以上 DR 病例后，系统会出具进一步就医检查的辅助诊断建议，由本地医生结合患者的病史、症状和其他病历情况综合给出最终的转诊、诊断结论。

DR 的早期检测和治疗是全球预防糖尿病相关视力丧失的主要措施。尽管许多发达国家已经建立了有效的筛选系统，但这些系统仍依赖于人工分级，实施筛查计划需要耗费大量人力、财力资源。人工智能在眼科的应用正在迅速发展。过去几年已经出现了不少新的筛选技术，临床应用也体现了其在检测 DR 方面的高特异性、灵敏性。

使用 AI 筛查 DR 在预防糖尿病失明方面发挥重要作用。未来的研究对于解决一些潜在的挑战（如患者的可接受性、患者的保密性、医疗法律挑战和解开“黑匣子”性质）至关重要。应用 AI 便捷、高效地完成 DR 筛查并进行分级，根据所测数据进行分析预测患者全身性疾病如高血压、脑肿瘤或帕金森等，有助于社区健康服务中心的工作人员及眼科专业医生的工作更加明确、快捷，

从而达到 DR 筛查高效率、高覆盖率的预期。

小结

通过本章附录中的模拟案例、表格及实际案例，读者应能更系统地理解：

1）数据智能对个体化健康管理的革命性影响

实时监测和 AI 算法让“疾病前预防与持续干预”成为现实，契合主动医学“前移”与“多维度”干预理念。

2）人机协同的伦理与责任边界

当 AI 不仅是辅助诊断，而是进入协同乃至自动决策阶段，医生角色、责任归属、个人隐私和社会公平都面临严峻挑战。

3）“健康”目标在 AI 系统中的可实现路径

（1）需将多维度健康指标（生理、心理、社会、环境和伦理）编码进 AI 目标函数和模型设计，以在短期与长期、个人与群体、健康效益与生态负担中做全局考量；

（2）多目标优化和可持续理念是让 AI 真正服务“整体健康”的关键。

4）走向未来

（1）人机协同在医疗上的应用将持续扩张，但只有在法制、伦理、行业标准和社会共识等层面做好设计和约束，才能发挥积极作用而非酿成新的不平等或极权；

（2）主动医学的高维度人文基础为此提供了纲领与指南，使技术和人性能够和谐并进。

第十章

CHAPTER 10

未来愿景：生态与文明的协同演化

一、超越个体生命的维度

在既有的医疗与健康思维中，医学多半被视作针对个体疾病与痛苦的专业化干预；公共卫生尽管关注一定的群体维度，却仍很大程度上停留在“防控传染病、保证基础卫生”的技术框架中。主动医学的提出，从一开始便主张“健康”不局限于个体肉体或心理层面的健康，而需扩展到人与社会、人与生态乃至人与宇宙的多重互动之中，形成真正的系统性和谐。这里，“健康”不再只是生理指标合格或“病原体缺失”，而是一种融入经济、文化、环保和教育多领域的整体发展状态。

（一）当“健康”扩展到人与社会及人与生态

1. 多维度健康与社会可持续

1）健康即生产力与幸福度的核心

随着社会结构与经济形态的演变，“健康”逐渐被视为一个国家与社会核心竞争力的重要指标。例如，健康人口比例越高，劳动力效率越强，医疗负担越轻，公共财政可更多地投向教育、科技等部门。此时，若还将医学视作“医院—病患”间的封闭关系，就忽视了健康在社会运转与可持续发展中的地位。主动医学则从根本上扩展医学的触角，让“健康”成为经济、教育、文化、城市规划等多领域的优先考虑。

2）人与生态不可分割

工业化与城市化带来环境污染、资源过度开发，这些最终反噬到人类健康，如空气污染导致慢性呼吸道疾病、饮用水污染引发肝癌和海洋塑料污染渗入食物链等。过去往往将污染治理归环保部门，慢性病治疗归医疗部门，缺乏统筹。主动医学提倡“环保也是医疗”，因为只有生态环境健康，个人健康才有足够外在保障，从而使“健康”具备可持续性根基。

2. 医学在经济与文化中的嵌入

1）医学与经济联动

传统经济学较少直接把健康视作关键生产要素，只把医疗支出纳入“服务消费”；然而在主动医学逻辑下，健康促进可视为长期投资。例如，一个国家若以 GDP（国内生产总值）为衡量目标，却不关心公共健康水平，极可能牺牲生态与健康换取短期利益；主动医学理念可驱动政府或企业将健康指标纳入关键绩效，把“健康红利”视为经济增长的可持续动能。

2）医学融入文化与教育

医学若只在医学院与医院闭门发展，就难以深入社会肌理；主动医学呼吁让健康教育遍布从学前到成人教育的各个阶段。学校将“健康素养”列入必修课、企业将健康管理纳入员工福利都是典型举措。同时在文化与大众传媒中更多地呈现“健康与环保”“人机协同”议题，塑造公众对医疗的全新认知，使其明白医学并非冷冰冰的“治病科学”，而是社会与生态繁荣的重要基石。

（二）医学参与经济、文化、环保等全局规划

为了让“健康”理念真正落地，主动医学需得到各领域、各层次的通力支持。

1. 在经济政策中纳入健康优先原则

1）公共财政倾斜

政府投入不应仅局限在医院扩建或药品报销，还应在社区健康管理、环境监测、全民健身和健康教育等方面加大预算。鼓励企业研究健康相关产业，如可穿戴设备、健康保险创新和绿色食品供应链等，将其视为未来经济增长点，也能提升国民健康素质。

2）经济激励或征税手段

对健康有益的产业，如运动场馆、健康食品和环保节能项目给予定向减税或补贴；反之，对高盐高糖食品、烟草和过度化学污染企业等可提高征税，形成对不良行为的约束。主动医学指导下，这样的经济政策会将个体健康利益与社会资源配置更紧密结合，为“健康”目标注入外部动力。

2. 在文化教育层面深化健康理念

1）健康素养教育

从幼儿园到高校，将“健康素养”正式纳入课程体系，包括饮食营养、运动与体能、心理素养、环境保护和公共卫生常识等。定期开展校园健康活动或课题研究，让学生在实际项目中体会主动医学的“健康”追求，潜移默化地将健康思维融入日常行为。

2）媒体与文创行业的角色

媒体不仅曝光医疗事件或健康谣言，也要主动传播科学、理性的健康价值观，如介绍实际成功案例、公益项目和社区健康模式等。影视和游戏产业也可在剧情与机制中融入“健康”元素，

如推广环保、运动、心理健康和 AI 助力医学等主题，让大众娱乐中也建立正向健康意识。

3. 在环保规划中凸显健康收益

1）生态保护对人群健康的长远效益

以往环保决策过于宏观，政府或企业常认为“治理污染”只会增加成本，却未意识到其对减少医疗开支、提升人口素质的巨大作用。主动医学提供一个评估框架：对每项环保措施，如减少 $PM_{2.5}$ 排放，可以量化其对慢性呼吸道病、心血管病发病率下降的经济和社会价值。这样的数据能增强社会对环保投入的接受度与积极性。

2）生态健康评估与城市规划

主动医学理念可延伸到城市规划中：在修建地铁、新城开发或产业园布局时，考虑空气流动、噪声控制、绿地分配、全民健身设施、医疗资源配置等健康因素。通过健康影响评估（health impact assessment，HIA）工具，将公共工程对人群健康的可能影响在事前量化，让决策者在“经济增收”与“环境人群健康”间取得平衡。

（三）推动社会福利、教育与公共卫生体系的深度融合

当主动医学深入国家治理层面，“健康”不再只由卫生部门独自承担，也不是单个社区或企业的局部行为，而是在政策设计、制度构建上与社会福利、教育和公共卫生等多领域实现深度融合。

1. 社会福利制度的再定位

传统社保与医保体系多数以“病后报销”为中心，主动医学呼吁将“预防与健康管理”纳入报销或激励范围，让个人享有免费或低价的健康教育、筛查、心理辅导和营养咨询等服务。这样

把社会福利从“生病补偿”升级为“健康投资”，提升人口整体健康水平并减轻后期负担。

2. 与教育体系贯通

如上所述，健康教育需在学校阶段打牢根基，还需与师范教育、医学院校教育互动，培养一批具备主动医学观念的复合型人才。高校及研究院可以设立主动医学或相关专业方向，集成临床医学、公共卫生、AI 大数据和伦理学等多学科内容，为未来培养全面型“健康生态系统”治理人才。

3. 与公共卫生机构的无缝衔接

主动医学与公共卫生部门间需信息互通：个人和社区的健康数据被实时共享给公共卫生系统，若检出异常群体征兆则快速启动干预。通过大数据追踪人群健康趋势，结合社区管理与社会福利体系，不断完善对重点人群（高危病、弱势群体和特殊环境）的专向支持。

当这些融合措施到位，“健康”在社会层面将有了坚实制度基础，医学亦获得宏观层面的政策与资源扶持，能够更精准、前置地促进全民健康，而不再局限于“从医院走向社区”这种被动式小修小补。

二、构建新型文明形态

在前文社会与生态之融合的基础上，我们进一步迈向更宏观的话题：人机协同背景下，“人—机—自然”三者关系亟须新的理论框架来指导技术与伦理规范。这是主动医学理念在 21 世纪的更大抱负：促使科技与自然、社会和谐并进，为人类文明形态打开新的可能性。

（一）人机协同：碳基与硅基的深层融合

1. 从工具到伙伴：AI 和机器人在医疗中的进化

1）过往：AI 工具化与辅助地位

在被动医疗模式下，AI 常被视为影像分析工具、患者管理平台或手术机器人的辅助系统，医生与患者仍是绝对主体，AI 不过是锦上添花。但主动医学思考的是如何让 AI 深度介入个体健康全生命周期监测，以及群体公共卫生预测，甚至成为决策与治理的重要合伙人，从而实现“人—机”共同体的协力。

2）未来：协同决策与社会系统联动

当 AI 与可穿戴设备、基因组学和环境数据整合到公共卫生平台里，它就不再是单纯“医学影像助手”，而有机会成为社会健康的决策者或联动节点，如社区健康预警、国际疫情协同、环境风险评估。这让人机关系由“工具—使用者”向“伙伴—共同决策者”转变，需要全新伦理与管理架构，如责任界定、算法透明和伦理准入机制等。

2. 碳基与硅基在生态与社会中的重构

1）碳基智能：人类生物体的主体地位

即使 AI 高度发展，人类仍在情感、道德和创造力方面拥有独特优势。在“人机协同”体系中，人的直觉、同情心和价值判断仍不可或缺，AI 无法完全替代。只有碳基与硅基扬长避短，才能确保真正的“健康”与“文明演化”实现。

2）硅基智能：大数据与实时决策

硅基系统（AI、机器人等）擅长海量数据计算与复杂模式识别，可在疾病早期筛查、个性化治疗、社区防疫和公共卫生资源分配等方面极大提高效率。主动医学呼吁赋予 AI 对多维度健康指标的分析与统筹调度权限，但在关键伦理决策与文化适配上，人类需做“最后的把关者”，这既是对社会负责，也是对自然规律的敬畏。

3）人机共生时代的经济与文化变革

大规模AI替代手动诊断、护理工作后，一部分传统医疗岗位将会变动。但新型岗位，如健康数据工程师、社区健康经理、心理支持顾问等会兴起，带动社会再分工。文化上，人类需接受“AI成为同伴或超出人类算力”的现实，并通过主动医学所具备的人文理论与伦理机制，保证AI发展与社会价值不背离。

（二）主动医学在哲学与道德层面提供原则，促使科技与自然、社会和谐并进

在这样的时代转折点，科技爆炸不仅带来经济红利，也可能引发社会撕裂、环境破坏或对个体自由的侵蚀。主动医学之“健康”观念可帮助人机文明朝正向方向演化。

1. 塑造新文明：健康与生态成为主旋律

1）由“经济增长中心”向“健康与生态优先”转变

过去数百年里，工业文明以国内生产总值和物质财富为衡量指标，造成环境与社会问题累积。主动医学理念为未来文明提供一个替代理念：健康（身体、精神和社会）与生态可持续性成为发展轴心。经济活动与技术创新都要服务于人类整体身心健康与地球环境承载力，而非追求短视利益或过度消费。

2）大众文化中倡导“健康”

自媒体、影视作品和游戏等文化产品也可融入“健康”理念，引导公众对环保、健康和社会互助产生更深刻的认识，把健康从“医生的事”变成“每个人共同守护的资产”。让更多人从小就感受“主动医学”氛围，在成长中自觉践行可持续生活方式，把个

人追求与社会繁荣、生态平衡相结合。

2. 国际与跨文化对话：打造命运共同体

1）全球化背景下的主动医学合作

传染病、气候变迁和人口老龄化等都是跨国问题。主动医学若能在世界卫生组织、联合国等平台达成共识，进而把多国公共卫生、大数据和环保等项目整合，形成一体化管理。同时需尊重不同文化对健康与自然的理解，推动跨文化融合。

2）世界文明互学：东－西方哲学交融

世界上各主流文明都拥有人与自然、人与人之关系的独特哲学。主动医学就是一个契机，让这些哲学在21世纪彼此对话与互鉴，最终形成面向整个人类的“大健康—健康”哲思与实践网络。这或许能在未来避免民族或宗教间因资源与健康不均带来的冲突，让全球朝更和谐文明形态迈进。

三、朝向生态与文明的长远进化

当我们讨论“健康”在个体与社会层面的现实应用后，必然会回归对整个人类文明演进与生态共生的终极思考：主动医学并非仅在当下医疗体系中修修补补，而是要重塑人类与自然、人与人、人与机器的关系，从而引导文明迈向新的进化阶段。

（一）人类文明的自我进化与生态共生

1. 自我进化：超越对疾病的被动恐惧

1）从“疾病恐慌”到“健康创造”

历史上人类屡受瘟疫与疾患折磨，发展出现代医学后也多由

“害怕疾病”驱动。主动医学则倡导不只在病后挽救，而是在平时积极创造健康状态，培养身心和谐心态。这转变了人类对疾病的根本态度：健康不再是“逃离痛苦”，而是“主动创造幸福与和谐”，在信息时代与社会互助体系中探索更大的生命潜能。

2）持续迭代的健康认知

随着AI、大数据和基因技术的融合，个体对自身身体与环境的理解会迭代更新；主动医学希望这种迭代不只是技术进步，也包含人文关怀与自我觉醒，形成完整的“身—心—社会—生态”健康观。最终，人类文明在对疾病与健康的理解上变得包容而深刻，减少狭隘、偏执或盲目崇尚某种医疗新潮的极端倾向。

2. 生态共生：与地球生命共同体的和谐

1）人与万物互惠

对于地球生态系统而言，人类并非凌驾其上，而是共生的一部分。大量慢性病与突发新疫病背后往往有环境失衡或生物多样性破坏的影子。主动医学若只聚焦人体本身，就无法阻止环境导致的潜在灾难。故在更高视野中，医学与生态保护政策需结合，如限制森林过度开发、保护野生动物栖息地等，都有助于减少疫病跨物种传播，也让“健康”在整个人与生态系统层面具备更坚实的基础。

2）可持续资源使用

主动医学提倡节制而健康的生活方式，减少对高糖高脂的滥用、对一次性塑料或化学制剂的依赖，这些个人与行业行为转变也会改善生态环境。一旦国家或大型企业将健康评估纳入对工业产品或农业耕作方式的审查，就可能在政策上推动绿色生产、循环经济，构建更加良性的社会生态循环。

（二）需兼顾全球化背景下的文化多元与经济发展

1. 多元文化差异与社会包容

1）东亚、欧美、非洲等地区的不同健康观

例如，东方“天人合一”、西方“个人主义”、非洲部落的“集体意识”等都会影响对主动医学的接受度与实践方式。主动医学需通过跨文化对话找到共性“健康”原则，并允许在各地根据传统与现实需求进行本土化改造。这样可以避免单向文化输出或“健康殖民”倾向。

2）尊重少数群体的特殊需求

在多民族国家里，某些群体对饮食、医疗形式（如草药）及传统习俗较为坚持，主动医学不应将其一概排斥，而应以科学、平等和尊重的态度进行引导或融合。它允许多元文化保留适度差异，但在重大公共卫生或环境安全问题上则有统一原则。

2. 经济发展与健康生态互为条件

1）经济体量与公共卫生投入

发达国家能投入大量资源在社区健康管理、AI 医疗系统研发中，而落后地区则在基本医疗上都捉襟见肘。如何让欠发达地区也能享受主动医学益处，是全球公平与人道的重大课题。国际机构或发达国家可通过技术转移、公共卫生基金等方式，帮助发展中国家建立基层健康网络与基础数据平台，实现“健康”理念的国际延伸。

2）“健康—环境—经济”三元共赢

过去发展经济常牺牲环境和公共健康，如化工、矿山超载开采、低附加值却高污染产业。主动医学推动“健康”成为衡量经

济模式的重要指标，让各地政府或产业在规划时必须评估对人群健康与生态的长远影响，进而鼓励绿色经济、循环经济、新能源与高质量产业的发展。三者互相增益，摆脱“先污染后治理”或“先牺牲健康后填补”的恶性循环。

（三）主动医学赋能社会，以“健康”大愿景联合各国公共卫生策略、科技创新及环境保护

本小节集中阐述主动医学如何在全球视野下，与国际公共卫生合作，科技创新与环保行动相结合，形成更具包容力与可持续性的文明进程。

1. 国际公共卫生合作：AI 与大数据平台跨国共享

1）全球健康数据库与早期预警

病毒跨境传播往往无国界可言，若各国均采用主动医学与 AI 监测本国人群数据，就能在疫情暴发前及时相互通报，通过联合防御机制遏制大规模流行。这需要国际组织（如世界卫生组织）牵头，建立安全的跨境数据交换协议与隐私保护框架。主动医学理念能提供整体伦理支撑，确保数据使用秉持“仁—义—礼”与全球共生观念，而非政治博弈工具。

2）对弱势地区的医疗技术与人才支持

发达地区在 AI 医疗、可穿戴设备和移动网络等方面具备先发优势，不应只服务本地高端人群，也应通过国际合作项目，将这些技术推广到非洲、南亚等医疗资源匮乏地区。结合远程诊疗与数字化社区健康管理，让偏远贫困人群也可享受“主动医学”早期筛查与维护，降低全球整体疾病负担。这符合“兼爱”精神与斯宾诺莎对共同福祉的追求。

2. 科技创新与环境保护：共同推动“健康”生态

1）绿色技术与低碳医疗

医疗活动本身也产生大量碳排放与废弃物。若在手术、药物生产和医院能源管理中引入绿色技术与低碳理念，可减轻环境负荷。AI 可协助医院做废弃物处理与资源调度优化，推动可再生能源应用及循环经济在医疗产业落地，将健康与环保完美结合。

2）生态修复与健康增益

主动医学不应只局限于人体健康，也应在城市规划与自然保护中给出健康收益评估。例如，某地推动湿地修复不仅能改善环境，也可减少蚊蝇病媒，降低登革热或疟疾传播。跨学科研究可量化这些生态修复项目对居民健康的积极影响，以更直观的方式获得社会与政府的政策支持，打造“健康城市”或“健康乡村”样板。

3. 全球多层次协同：从社区到国际组织

1）自下而上：社区与城市创新

社区层面可先行试点主动医学，如通过 AI 健康平台，结合城市绿色交通等方式构建健康生活生态圈；城市以案例形式向省、国家层面做推广。这类地方实践若取得成功，也可参与国际交流，在国际研讨会上分享经验，引发更多地区模仿与推动。

2）自上而下：国际战略与国家政策融合

若在世界卫生组织、联合国环境规划署等国际组织层面达成对主动医学与“健康”理念的全球倡议，各国政府可将其纳入本国“2030 健康计划”“绿色新政”等战略框架，统筹部署资源。这样上下结合，共同塑造一种崭新的“全球健康—生态共同体”，让主动医学在全球层面产生深远影响。

本章小结

本章从“超越个体生命的维度”到“构建新型文明形态”，再到“朝向生态与文明的长远进化”，全面描绘了主动医学在“社会与生态”“人机协同”多重场域的未来愿景与实践路径。要点归纳如下：

1）从个体到社会、生态

● 当“健康”被扩展到人与社会、人与生态层面，意味着医学从原本单点诊疗转向对经济、文化和环保等多维系统的前瞻布局。

● 社会福利、教育和公共卫生体系深度融合，让健康不再是个人或医院的孤立课题，而成为可持续经济发展的推动力与生态保护的内在需求。

2）构建新型文明形态

● 在人机协同时代，“人—机—自然”三者关系需要全新理论与伦理规范。主动医学在哲学与道德层面提供了兼容东方“道—德—仁—义—礼”与西方“神即自然”理念的框架，使科技与自然、社会和谐并进成为现实可能。

● 当健康及生态优先成为社会发展主旋律，文明形态可能由“工业产能竞赛”升级为“健康与生态双赢”的新模式，为人类带来更具创造力与人文温度的繁荣。

3）朝向生态与文明的长远进化

● 人类文明若要自我进化并兼顾生态共生，需在全球化背景下进行跨文化、多国协同的转变。主动医学可作为重要抓手，将“健康”大愿景融入公共卫生、科技创新与环保行动，涵盖社区到国际组织多层次。

● 通过鼓励国际公共卫生合作、AI大数据跨国共享、环境保护与健康融合，构建多方联动的健康生态圈。如此，既能满足当代人的健康福祉，也为后代留存可持续发展基础。

综观全章，主动医学不仅是一种医学理念，更是着眼于人类文明演进的大思路：它在理念上打破了传统“病症—治疗”之局限，用“健康”扩展到社会与生态的多维和谐；在实践上，则通过跨部门合作、AI与大数据、全生命周期管理，让健康真正成为经济、文化和环保全局规划的一部分。这昭示着：当人类在21世纪面对多重危机（气候变迁、疫情流行和社会矛盾）时，“主动医学”或许是走向更高层次文明的关键。

本章附录

附录 A 模拟案例与思考题

1）背景介绍

某国政府在一个中型城市（人口约 100 万）启动“健康城市 2.0”试验区计划，意在把主动医学理念扩展到经济、文化、环保和教育等多重领域。

（1）经济政策支持：对绿色产业、健康食品供应链、有机农业等给予税收减免，引进碳减排技术；设立“健康 + 环保”专项基金，用于社区慢性病管理、环境监测和运动场地建设等。

（2）教育与媒体：在中小学课程中融入“健康”理念，如生态保护、心理健康和社区互助；当地媒体定期报道成功案例，增强公众对健康生态结合的认识。

（3）AI 与公共卫生协同：大数据平台整合医疗、环保、气象和交通等信息，实时监测人群健康与环境指标。若发现某工业区水污染超标并导致居民肝病增多，立即启动跨部门整治。

（4）社会与企业参与：企业人力资源部门推行员工健康管理福利；社区非政府组织协助老年人与弱势群体的日常健康追踪与关爱；文艺创作也融入“人与自然共生”主题，用当地民俗与环保理念结合制作电影、短视频。

2）情境发展

（1）当地经济因引入绿色产业和健康旅游，国内生产总值并未下降，反而吸引了更多年轻人才与科研团队，进一步带动文化与服务业发展。

（2）城市环境质量逐渐改善，呼吸道和心血管疾病住院率下降 15%，医保资金也得到节省。

（3）社区文化活动更活跃，居民更愿意参与公共事务与环保志愿活动，一定程度上减少了邻里纠纷和社会不安因素。

3）思考题

（1）该试验区做法与传统“医院、卫生部门”式的健康管理有何不同？体现本章哪些“未来文明形态”要素？

（2）在经济与文化中融入“健康优先”或“健康”理念有何实际价值？面对传统 GDP 增长或短期商业压力时，如何做出政策平衡？

（3）AI 大数据在城市公共卫生与生态监测中起什么作用？如何避免隐私或技术滥用？

（4）对于其他尚未开展类似试点的城市而言，最大难点可能是什么（财政支持、部门协作、社会意识和国际合作等），又可从何处着手改进？

附录 B　补充表格与要点说明

表 B.1 “超越个体生命”在社会与生态中的拓展

层面	传统观念	主动医学扩展
社会	- 医学仅管控“公共卫生”或“传染病” - 与经济文化关联不紧	- 主动医学视野：健康是社会可持续的核心 - 经济政策、文化教育都纳入健康考量
生态、环境	- 医学对生态议题缺乏直接关注	- 环境污染会反噬人群健康 - 生态保护亦是医疗前置与长远预防

续表

层面	传统观念	主动医学扩展
公共卫生	- 着重突发危机与被动应对	- 常态化、精准化管理 - 覆盖慢性病、心理健康和环境影响等多维度
经济、文化	- 仅在“医疗产业”或“绿色概念”层面少量触及	- 把“健康 + 生态”视为产业结构转型与文化创新主轴 - 融入城市经济、文创等各环节

简析：此表格让读者理解“个体—社会—生态”三重维度的扩展，展示出主动医学理念如何突破传统医学在社会与环境层面的边界。

表 B.2　新型文明形态：健康与生态优先的核心特征

特征	体现	与传统相比
健康与生态成为发展轴心	- 政策、产业规划先考虑健康指标与环保效应 -“健康”融入立法与城市设计	- 过去多以 GDP、产能为主导 - 忽视环境与公共健康
人机协同与 AI 驱动	- 大数据监测公共卫生、环境变化 - AI 助力跨部门决策、资源调配	- 传统模式人力、行政决策为主 - 缺乏实时信息或整合分析
多元文化与自主意志并行	- 尊重地区、个体差异，不搞“一刀切” - 允许适度生活方式选择	- 过去可能出现“健康极权”或单向推广，缺乏对少数群体认同
国际合作与命运共同体	- 跨国共享 AI 公共卫生平台 - 联手应对气候变迁、传染病、耐药性	- 传统以主权或利益为导向，国际协作不足 - 危机时缺乏共同应对

说明：让学员思考，这些特征如何在现实社会与政治结构中落地？需要哪些制度创新与社会共识？

附录 C 案例进一步延伸

C. 1 “生态医疗区”打造与传统工业区改造

1）背景

一个老工业城市因长期污染导致癌症、慢性病高发，政府打算转型为“生态医疗区”，发展高新医药、保健旅游和绿色农业等，关闭或转移高污染产业并做土壤和水环境修复。

2）结果

（1）短期内国内生产总值出现一定滑坡，一些工人失业，社会有怨言；

（2）不过 3—5 年后，环境显著改善，大病率降低，吸引新兴企业与人才，城市经济结构逐渐升级；

（3）民众对“主动医学”理念逐渐认可，社区健康管理理念、环保意识深入人心。

3）思考

（1）这如何体现“健康—生态—经济”三者的统筹难度和潜在收益？

（2）政府如何在短期民生与长期生态健康间做权衡？企业与工人如何顺利转型？

（3）主动医学如何在“公卫部门 + 环保部门 + 社会参与”三方的实操中发挥桥梁作用？

C. 2 人机协同的国际疫情防控与政治博弈

1）背景

近期一场新发传染病在不同大陆零星出现，一家 AI 公共卫生平台检测到跨国航线病例模式，建议多国政府立即加强口岸检测并共享病原基因数据；但部分国家顾及经济和政治关系，不愿公开真实疫情。

2）矛盾

（1）AI 监测预测疫情会在两个月内大规模扩散，如各国迅速统一行动可大幅减轻冲击；

（2）出于政治与经济考虑，部分政府迟迟不表态，导致疫情在一周内蔓延到数十个城市，医疗系统出现应对困难。

3）思考

（1）这个案例突出国际公共卫生合作的政治博弈；

（2）人机协同数据虽精准，但若各国“不买单”，如何落地？

（3）如何借助主动医学之“全球责任感”与国际组织推动更透明的信息交流与早期防护？

小结

本章在“个体—社会—生态—人机协同—文明演进”这一多层次架构下，全面描绘了主动医学所追求的高格局愿景。从具体案例和补充表格可见，“健康”目标拓展至公共卫生、经济、文化、环保和国际合作等领域，意味着医学不再只是对人的修复，而成为文明与生态可持续的核心推动力。

- 通过模拟案例，读者可感受到宏观经济政策、文化教育和公共卫生如何融合“主动医学”以构建全新“健康生态”。
- 补充表格梳理了从“医学只是对病人”到“主动医学塑造社会文明”的关键差异，以及未来健康文明特征。

随着经济与生态议题日益交织，再加上 AI、大数据对社会治理的深远影响，如何在“人机协同”下“求健康不伤自由，求发展不毁环境”，正是主动医学为 21 世纪人类文明提供的崭新路径。后文将进一步归纳主动医学在理论与实践层面的整体成就，并展望其在更长期历史周期中引领医学与社会文化变革的潜力。

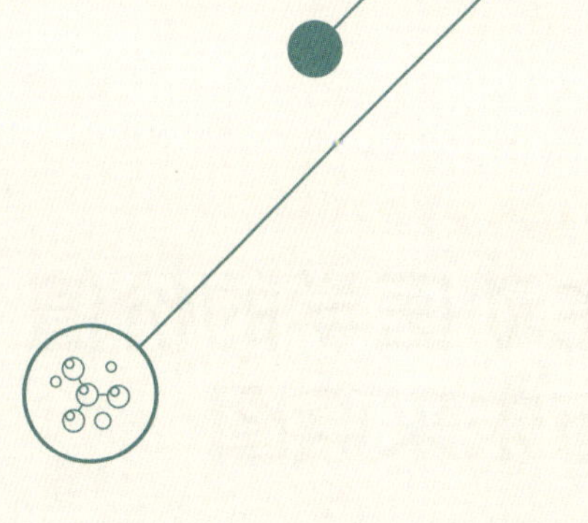

第五部分

结论与展望

PART 5

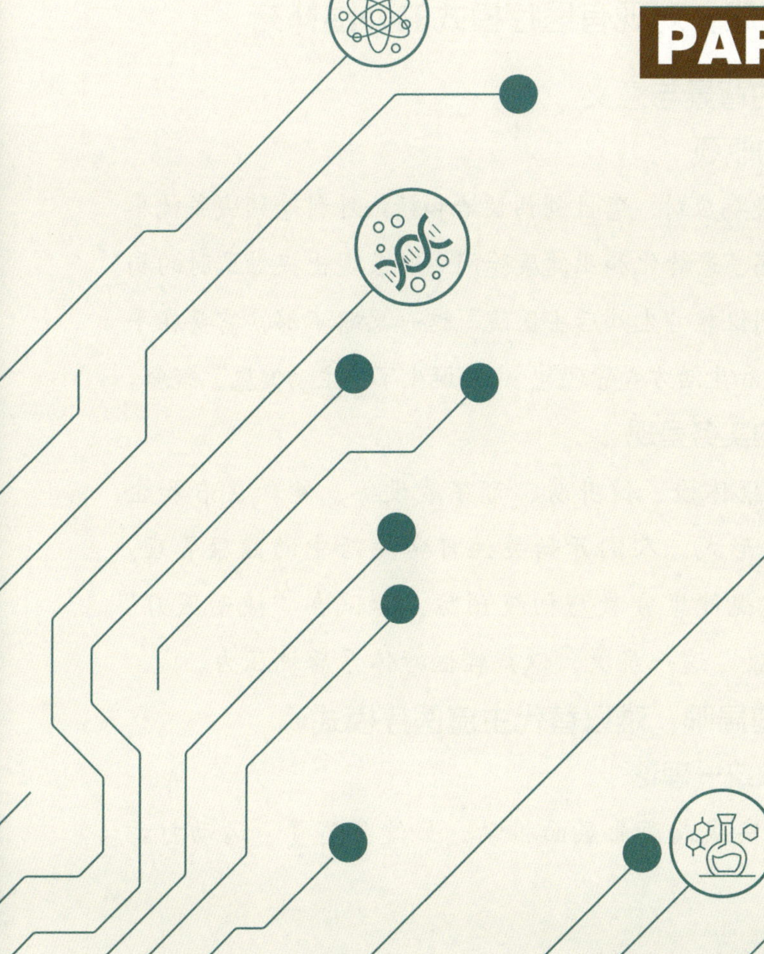

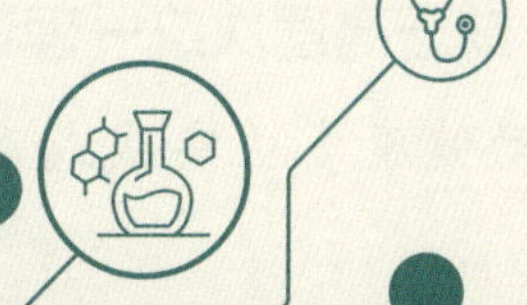
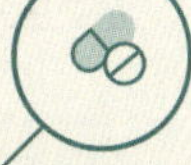

第十一章

CHAPTER 11

主动医学的价值与未来蓝图

一、主动健康与主动医学的关系

（一）主动健康：对现有医疗模式的外围补充

1. 主动健康的背景与意义

1）被动医疗的瓶颈

当代医疗在传染病应对、急性创伤救治和精细外科等领域成就卓著，却在面对慢性病、老龄化和亚健康等问题时表现出捉襟见肘的局限。个人与社会感到仅靠“生病后去医院”这一思路不够，需要在平时进行“预防、保健和生活方式管理”，由此诞生了“主动健康”概念。

2）主动健康的实务呈现

近年来通过健康体检、健身房、可穿戴设备、健康 App 和企业健康福利等多种形式，人们开始关注日常生活中的健康管理。部分社区也逐渐重视健康宣教与初级预防，尝试在“被动医疗”外围增加“主动健康”这一层次，以减轻医疗体系后端压力。

2. 主动健康的局限：难以替代主流医疗模式

1）缺乏高层次统一理论

主动健康多从实践或商业层面推动，如健身消费、运动打卡热潮、保健品营销和运动服务App流行等，但多数仍依赖市场需求或个人意愿，缺乏像生物医学那样的系统理论支撑。评估标准不统一、商业化冲击、防治脱节等问题导致其尚无法在医学主流结构中取代“病后修补”的核心地位。

2）个体行为缺乏社会宏观支撑

“主动健康”多聚焦个人行为与生活方式，如减肥、戒烟和运动等，虽然对一定人群有效，但对于欠发达地区或弱势人群，由于经济、信息不足，难以全面普及，也缺乏对“人与环境”“人与社会”多维协同的深层考量，难以形成对被动医疗结构的系统化变革。

3. 补充地位的必然性

从整体而言，主动健康仅在微观个体与商业市场上补足了被动医疗的“预防”缺口，却尚无力深度介入医疗体制核心或公共卫生决策中。它是医改与大众健康意识提升的一次进步，却仍带有局部、外围的性质。

（二）主动医学：突破“病症—治疗”局限

1. 将“健康”升至宏观与多维度

1）脱离“病症—治疗”单一链条

主动医学不再以“发现病症再施治”作为医学唯一逻辑，而是基于对“健康”定义的多维理解，将个体与自然、社会和生态之间的和谐视为健康要素。这意味着在医疗干预前、中、后，都有可能开展系统介入，无论是否已有明确病症，都可通过基因、社会心理、环境因子等综合评估实施预防或微调。

2）贯穿生命全周期

不再只关注成人期或老年期疾病，而是将孕期到婴幼儿、青少年再到老年，乃至临终关怀都纳入主动医学的视野。配合 AI 与大数据进行全生命周期的健康档案管理，使医疗介入的时空维度极大拓宽。

2. 影响个体、群体、生态与文明

1）个体与群体

个体层面可享有更具有前瞻性和综合性的健康管理，从而减少疾病负担、提高生活质量。群体层面可降低全社会医疗成本，并增强公共卫生韧性。

2）生态与文明

将环保、教育、经济与健康目标融为一体，引领人类文明从工业时代“GDP 优先”转变为“健康与生态共生优先”，为 21 世纪应对多重危机（疫情、气候变迁和资源枯竭等）提供更具可持续性与人文温度的解答方案。

二、被动医疗模式的根源性困境

主动健康虽有所突破，但并不足以从根本上改变被动医疗模式在宏观层面的各种顽疾。要理解主动医学的必要性，需再度审视被动医疗所面临的根源性困境。

（一）过度医疗与欠医疗难以通过简单技术或政策调配根除

1. 过度医疗：商业化利益与医疗资源富集

1）富裕地区或高端医疗机构

在经济发达城市或私立医院，昂贵检查、过度用药和过度手

术成为医院与医生收入增长的手段，也被部分患者视为“安全保障”。但事实上，这种“检查越多越好”的心态导致不必要的财政浪费，也让部分病患背负沉重经济与心理负担，与“未病先防”精神相背离。

2）单纯技术升级无法抑制过度医疗

无论是精密影像设备还是AI诊断系统，在利益驱动下都可能被滥用。若缺乏针对“健康”多维目标的伦理与社会规范，过度医疗难以消除，反而可能被AI推荐“更多更快”的检查手段。

2. 欠医疗：资源短缺与信息不均

1）欠发达与偏远地区

基础医疗设施、专科医生匮乏，导致很多常见病都无法及时诊治，更谈不上预防管理。政府有限的医疗预算多用于城市大型医院，欠医疗人群陷入恶性循环：只有重症或晚期才求医，救治费用高昂，成功率很低。

2）信息与意识不足

欠医疗也反映在健康教育与资源获取上，许多偏远地区或弱势群体对慢性病、传染病、儿童营养甚至基础免疫都存在盲区，等症状严重才知道就医。即使政府或企业有一定帮扶措施，若缺乏系统化或持续的联动，也很难根除这种根本性不平等。

3. 政策或技术手段的局限

1）单纯政策调配

人们常寄希望于通过医保投入、下乡义诊、调配医生等政策来解决过度、欠医疗问题，事实证明力度有限。因为根本观念仍是“患者发病后集中资源救治”，无法从源头遏制慢性病高发，也难以真正让医疗资源合理分布。

2）技术升级

新设备与 AI 诊断等虽然可提高效率，但在商业利益牵引下，可能加剧过度医疗；对欠医疗地区缺乏配套基础设施和资金支持，也难以落地。这揭示出若不变革“医学目标”与“健康”标准，技术只是锦上添花或被过度滥用，很难消弭根源矛盾。

（二）缺乏整体视野的“健康”标准，限制了医学在预防与干预上的深度发展

1. 疾病为主导的生物医学范式

1）ICD 分类与病理框架

现行国际疾病分类（international classification of diseases，ICD）极其详尽，对各类症候、病原体和病理机制进行分类细化，但对“健康或非健康”的正向定义却缺少统一操作化指标。被动医疗因而在面临疾病分类与治疗路径时得心应手，但对预防管理或个体整体健康水平的衡量显得力不从心。

2）健康定义空泛或形式化

虽然有世界卫生组织的“身心社会健康”定义，却少有在医疗评估或政策考核中落实的客观标准，医疗资源与科研经费仍围绕疾病本身分配。缺乏对心理、伦理、社会和生态层面的系统度量，使得预防与干预往往被边缘化或碎片化。

2. 不利于前置干预与全周期关注

1）医疗激励结构聚焦临床病症

医疗保险、医生绩效和医院收益大多和诊断、住院和手术量挂钩，忽视健康教育、社区筛查和心理干预等前期介入。因此导致当慢性病发作到较晚阶段才集中在大型医院治疗，费用昂贵、

效果有限。

2）难以评估“未病先防”效果

由于缺少对“健康”状态的量化标准或评估框架，社会或医院不易在财务和绩效层面衡量“前期预防”的贡献，也就不愿大量投入此类项目。这让被动医疗模式在经济逻辑下更倾向于治疗端，而非预防端，形成制度性弱势。

3. 阻碍跨学科与社会生态干预

1）医学教育与科研的狭隘

医学专业培养专注病理生理、手术等临床技术，对环保、社会学和心理学等领域涉猎有限，难形成多维度合作。这导致当问题延伸到环境、工作场所和社区结构时，医疗系统缺乏主动介入的资源与权威。

2）社会和生态议题被视作“非医疗”

工业排污、城市规划、公共交通和食品安全等事关健康根基，但在被动医疗模式下并非“医生职责”，结果是公共卫生或政府决策也难以与临床医师深度协作。仅有局部公共卫生“倡导”效果有限，未能形成真正全方位的“健康”体系。

三、主动医学的核心价值

相对于以上被动医疗模式的根源困境，主动医学通过“在时空、伦理层面开拓干预场景”“AI 与大数据推动人机协同”“哲学层面重构人与社会生态和谐”等核心价值，展现了对现行医疗体系的突破潜力。

（一）在时空与伦理层面为医学提供更宽广的干预场景

1. 在时间轴上覆盖“孕前—孕期—婴幼儿—青少年—中年—老年—临终”

1）全生命周期干预

主动医学将医学介入从单纯的“治病救急”延伸到“孕期基因与环境管理—婴幼儿发育与健康教育—中年慢性病预防—老年护理与临终关怀”的全链条。这让每个人在不同人生阶段都能获得前置或持续的健康支持，大幅减少慢性病和急症的后期拖累。

2）前移与后移

前移：疾病尚未显症时，基因筛查、生活方式调适和社区筛查等提前干预。后移：病后恢复与长期管理、康复训练、心理支持乃至临终关怀都纳入主动医学关怀，使医疗持续而不间断。

2. 在空间轴上延伸“个体—家庭—社区—社会—全球公共卫生”

1）从个体诊室到社区网络

主动医学不把医疗限定于医院，而强调社区健康管理、家庭医生和可穿戴设备连接个人与公共卫生平台。在社区层面，居民可享有实时监测与个性化指导，若有异常波动则与大型医院远程联动或转诊，形成多层次协同。

2）从国家到国际层面的联动

结合大数据和AI，主动医学在公共卫生与国际合作中发挥前所未有的作用，如疫情早期预警、跨境资源调配和国际学术共同体的技术与伦理共识。此举有效化解传染病、慢性病和环境危机的全球化挑战，让医学参与到地球人类共同体的宏观治理中。

（二）借助 AI、大数据等新技术，推动人机协同，让碳基与硅基在“健康”基准下实现共生

1. AI 在健康监测与诊疗中的革命性潜能

1）大规模数据分析与精准个体化

通过整合基因、体检、生活方式和心理状态等多源数据，AI 可对个体风险进行实时预判，并持续优化干预策略，使“千人千面”的健康管理方式变为现实。对于医院而言，诊疗流程变得更高效，如通过影像识别、辅助诊断和处方优化等让医生将更多时间用于人文沟通与决策把关。

2）可穿戴设备与生物传感器支撑

当个人生理数据实时上传并融入公共卫生系统，集体层面能够更早发现潜在病情波动或环境危机，减少临床床位挤兑或大规模紧急动员。配合主动医学理念，真正实现医学从“病后修补”到“早期预防与个性化健康维护”的质变。

2. 碳基与硅基的协同：互补优势与共同演化

1）碳基（人类）

人类拥有情感、创造力、同理心与直觉智慧，能综合伦理与文化因素做出价值判断。对于复杂社会与情感层面的问题，人类依旧不可或缺。

2）硅基（AI、机器人）

擅长大数据运算、模式识别、实时监控，无疲倦和低错误率，可显著提升效率。能帮助人类进行海量信息分析、预测疾病风险和管理公共卫生网络等。

3）协同：让医学突破人类经验瓶颈

碳基人类医生与硅基 AI 系统在决策时互补，能保证既具备专

业技术又具有人文关怀，既有大规模数据洞察又体现对个体价值观的尊重。这样使得医学模式真正摆脱仅依靠医生主观经验或机器冰冷算法的局限。

3. 避免技术异化：以“健康”共享理念防范AI和资本滥用

1）商业利益对AI的扭曲

AI厂商为追求盈利可能促成过度检查、滥用药物或设备的算法推荐；或将用户健康数据用作商业大数据交易等，偏离“健康”初衷。主动医学强调以“健康”为最高准绳，而非收入或诊断量，并通过行业自律与法律规范来保证AI服务的公益与公平属性。

2）社会与伦理守门人

在AI医疗覆盖全社会后，能否让广大群众保持对系统决策的知情与自主？若算法出现歧视或错误，如何纠正并追责？需由政府、行业、学术机构及公众共同构建多层次监管机制，并配合“道—德—仁—义—礼”的道德关怀，才能使人机共生造福全人类，而非走向极端或两极分化。

四、未来蓝图：从理论到行动

既然主动医学在理论与宏观层面都具有突破意义，如何将其从愿景变为现实？本小节提出学科建设、公共政策、国际合作与企业实践等多层面的初步路径与关键里程碑。

（一）学科建设：医学教育与科研范式转变

1. 医学教育体系改革

1）新型课程模块

在医学院校增设“主动医学”或“整体健康管理”相关课程，

系统传授生活方式干预、基因与社会环境交互、AI大数据基础、伦理与哲学等多科融合知识。这有别于传统医学院一味聚焦病理与治疗技术，也更深度地融入公共卫生、社会学、环境学、AI技术学科。

2）临床与社区一体化实训

鼓励医学生在社区健康机构或公共卫生项目中进行实践，学会对个体和群体做前置干预设计。同时也能与ICT（information and communications technology，信息通信技术）专业跨学科合作，对健康数据分析、隐私保护和智能决策进行实操。

2. 科研与跨学科联合实验室

1）主动医学研究院

可在高校或研究机构建立专门研究院，整合临床医学、AI大数据、社会科学、环境科学和伦理学等多领域专家协同攻关。研究方向包括多维健康指标体系、慢性病早期预测模型、社区干预大规模试验和生态与健康关联定量化等。

2）多层面随机对照实验与社会试点

为验证主动医学针对不同人群与疾病谱的实效，需在社区、企业和学校等多种环境下设立试点，与传统健康管理或被动医疗模式进行对比。积累循证医学证据后再推广至更广范围，使主动医学从理论走向大规模现实应用，形成科学依据与推广路线。

（二）公共政策：将预防与健康维护纳入社会核心议程

1. 医保与财政改革

1）从“病后报销”到“健康投入”

医保制度可尝试在预防干预、健康教育、心理辅导、健身指导上给予部分报销或补贴，使群众愿意在日常保健中投入更多，而不是只在确诊后治疗。政府财政也可设立专项基金，支持偏远地区或特殊人群享受主动医学服务，降低健康不平等程度。

2）绩效考核与激励机制

医院和医生若只以“手术量”或“床位使用率”为考核指标，将不利于前置干预推广。相应地，可设立健康维护绩效，如“社区住院率、发病率下降”“居民健康指标提升”等，给予医疗机构和医生团队奖励。对主动医学项目贡献显著者，给予绩效加成奖励或荣誉评定。

2. 公共卫生与跨部门协同

1）多部门联动

将健康目标写进环保、交通、城市规划和劳动安全等部门绩效考核中，如空气质量改善带来的慢性病发病率下降也可视为环保部门政绩。这避免“医疗自说自话，环保只管排放标准”的割裂，让社会资源协同向“健康”目标靠拢。

2）社区与家庭医生制度

鼓励或立法推行家庭医生及社区健康管理平台，使“主动医学”有稳定落地渠道。家庭医生可在日常跟踪居民健康数据，与 AI 系统连接，第一时间反馈个体异动。政府补贴家庭医生与社区护士在前置预防中的服务费，使他们有积极性长期开展健康管理。

（三）国际合作与企业实践：走向全球与多层次联动

1. 国际层面：公共卫生平台与 AI 数据协同

在世界卫生组织或其他国际机构倡导下，建立标准化的数据交换与隐私保护框架，推动各国健康大数据的互通。对重大疾病及新发疫情进行集体监测和早期干预，减少疫情全球大流行的冲击。

2. 企业实践：从商业逐利到社会责任

1）健康产业与企业社会责任融合

健身 App、医疗 AI 创业公司和基因检测企业若能在“主动医学”框架下承担更多社会责任，如给贫困人群提供免费筛查服务、公开算法公平性报告等，赢得社会与政策信任。企业收益不只来自短期产品销售，也可通过与政府或非政府组织签订长期项目，获取可持续的收入与品牌价值。

2）技术革新加速：可穿戴与传感器迭代

新型传感器、低功耗 AI 芯片和柔性电子材料等的发展，让健康监测更无创、更持续。企业积极投入研发与标准化合作，推动国际通用数据格式、共享平台建设，为主动医学提供更完备的硬件生态。

3）商业伦理评估

若企业专注于盈利而忽视人文关怀和生态影响，可能出现“过度消费”或数据滥用，破坏主动医学声誉。需有独立评估机制，如行业协会或第三方机构，为企业健康产品或服务做“主动医学合规”认证，避免市场乱象，维护良性发展。

（四）关键里程碑：分阶段实现主动医学落地

1. 短期：1—3 年

（1）医学教育率先改革，增设主动医学与健康管理课程；

（2）政府与社会尝试在若干城市推行家庭医生 + 社区健康中心 +AI 平台联动；

（3）行业内部建立初步数据标准与自律机制，避免过度商业炒作。

2. 中期：4—10年

（1）逐步扩大公共卫生前移体系，将基因检测与生活方式干预正式纳入医保支付或补贴范围；

（2）对高危慢性病人群形成“AI+家庭医生”闭环管理，显著降低大型医院住院率与重大并发症发病率；

（3）国际层面构建跨国健康数据共享框架，就重大传染病风险进行早期联防联控。

3. 长期：10年以上

（1）主动医学理念成为社会共识，健康生态融入城市规划、经济政策、教育体系等；

（2）AI深度介入医疗决策，形成“医生+AI”协同的标准模式，并在法规、伦理上得到系统化规范；

（3）多国合力应对全球化健康与生态危机，如气候变迁、耐药性病菌等问题，在“健康”理念下让文明逐步向可持续、高人文与高科技并存的形态进化。

本章小结

本章作为全书的结论与展望，从主动健康与主动医学的关系、被动医疗模式的根源性困境及主动医学的核心价值三个主轴来综合阐明“主动医学”在当代与未来的关键意义；并提出了学科建设、公共政策、国际合作与企业实践等多维路径，指引“健康”从理念走向行动。

1）主动健康与主动医学的区别

（1）主动健康在个体或社区层面对被动医疗做了外围补充，提升预防意识与开展生活方式管理，但缺乏对“健康”的高层次哲学与伦理系统支撑；

（2）主动医学立足宏观“健康”基准，将个体、生理层面与社会、生态层面打通，构建真正完整的医学模式升级体系。

2）被动医疗困境：过度医疗与欠医疗并存，缺乏整体观

（1）在当前医保、医院运营和医疗科技模式下，简单的技术改良或政策调配都无法根除“看病贵、看病难”或“资源浪费”；

（2）也因未建立对“健康”多维度的评估与奖励机制，使得预防与前置干预在现实利益上缺乏动力。

3）主动医学价值：时空与伦理层面拓展，AI与人机协同赋能，更高哲学关怀

（1）它不仅在个体与临床层面带来效率与质量提升，还能融入社区、公共卫生和生态保护等社会结构中；

（2）最终为人与自然、人与社会建立“健康”整体和谐指引，赋予医学在21世纪新的文明使命。

4）未来蓝图：学科融合、政策改革、国际合作和企业共建

（1）只有当国家政策、医学教育、行业自律、社会互助与全球协同都为“健康”目标而行动，主动医学方能大规模落地；

（2）在AI与大数据时代，碳基与硅基融合可极大提升医学的精确度并扩大覆盖面，但必须以人文与伦理作为根本基

准，避免技术异化。

展望未来，主动医学或许是一条通往更高层次文明的关键路径：当健康不再是“病症救治”，而是“个体—环境—社会—生态”多维度联动，社会才能减少医疗浪费、缩小健康不平等程度，并以更理性与可持续的方式运用高科技实现人机协同。这一愿景需要无数临床医者、公共卫生专家、技术企业家、环境学者及普通公民共同努力，构筑一个不仅“健康”，更能与自然万物和谐共存的新时代。正如笔者在其论著中所言，“主动医学终将带领我们走出疾病阴影，跨越技术与人性的对立，让碳基与硅基生命在更广阔的宇宙使命里实现共生与进化”。这或许正是21世纪人类医疗与文明全面升级的最宏大启示。

本章附录

附录 A　模拟案例与思考题

1）背景介绍

某省级政府宣布在一座城市设立“主动医学综合示范区”，以验证“健康”理念如何在当地医疗、公共卫生、企业管理、环境保护和教育体系等多方协同下落地实施，目标是在 5 年内显著改善居民健康指标、降低慢性病负担和提升人机协同医疗服务，并兼顾社会与生态平衡。

（1）医保与财政改革

- 将预防与健康管理（如定期健康教育、心理辅导、社区营养和运动指导）部分纳入医保报销范围；
- 鼓励医院与医生在前移式干预和健康维护上达成一定绩效后，可获绩效加成。

（2）学科教育与科研支持

- 与当地医学院合作，增设“主动医学”课程，培养具备生理、心理、社会和 AI 知识的综合型人才；
- 设立研究基金支持“健康”评估体系、AI 人机协作医学项目的学术研发与社区试验。

（3）多主体协同

- 企业参与：企业与政府共建员工健康福利，利用 AI 监测员工慢性病风险、开展健康宣教；
- 环保部门：推行环境治理和生态修复项目，量化对人群健康收益的影响；

● 媒体、文化：持续宣传“健康”理念及城市试点进展，营造正面社会氛围。

2）情境发展

● 在首年试点中，社区家庭医生和 AI 平台帮助高血压和糖尿病高危人群进行个性化干预，使相当一部分居民的血压、血糖得到及时控制，减少了急诊、住院次数；

● 企业报告员工病假率下降，生产效率有所提升，而城市公共医保负担稳中有降；

● 也出现了阻力：部分医生习惯“病后治疗”模式，对“提前干预 + 绩效考核”不适应；某些企业对 AI 使用的数据担忧隐私风险，部分非政府组织质疑是否会产生新的商业“割韭菜”；

● 市民对“健康”理念逐渐接受，但也有群体认为日常监测、健康教育太麻烦或侵扰个人自由。

3）思考题

（1）该示范区在“学科教育、医保改革、公共卫生前移和多主体协同”四方面采取了哪些举措？分别解决哪些被动医疗模式下的根源性困境？

（2）如何理解“主动健康”与“主动医学”的区别在此案例中的体现？为什么不能只靠个人运动、健康体检就能达成整体“健康”？

（3）对于医生而言，从“病后治疗”到“提前干预”会带来哪些职业习惯、收益结构和绩效考核的改变？需要怎样的培训与转变？

（4）企业、环保部门和媒体等非医疗主体扮演什么角色？如何实现真正的跨部门合作？可能存在哪些现实挑战？

附录 B　补充表格与要点说明

表 B.1 “主动健康”与“主动医学”之比较

侧重点	主动健康（外围补充）	主动医学（核心变革）
理论与哲学基础	- 主要借助行为干预与商业实践 - 无系统形而上学框架	- 立足“道—德—仁—义—礼”与“神即自然” - 全面涵盖伦理、环境和社会维度
干预范围	- 聚焦个人生活方式管理 - 多由市场与个人意愿推动	- 覆盖个体—群体—生态 - 与政府、公共卫生、环保和 AI 等多方深度联动
评估与激励	- 缺乏统一评估标准 - 商业化碎片或短期热潮	-“健康”作为多维度考量（身心、社会和生态） - 具备完整政策、技术和文化激励体系
对被动医疗的冲击程度	- 辅助、补充状态 - 无法根本改变过度或欠医疗	- 提出“病症—治疗”之外的高维度哲学与体制革新 - 有潜力重塑医疗主流结构
社会与生态影响	- 大多仅在保健消费或短期运动热潮层面	- 深度介入经济政策、教育改革、环保和 AI 协同 - 引导文明形态升级

说明：此表格能帮助读者快速区分“主动健康”与“主动医学”的关键差别，理解为什么主动医学更具有系统冲击力而不是停留在外围保健。

表 B.2 “主动医学”落地框架：理论—体制—技术—生态文明

层次	主要内容、目标	示例措施
理论基础	- 借鉴“道—德—仁—义—礼”与“神即自然” -“健康”多维度定义	- 设立主动医学研究院、跨学科读书会 - 将哲学、人文融入医学课程

续表

层次	主要内容、目标	示例措施
体制与政策改革	- 医保制度前移 - 医院绩效考核调整 - 跨部门协作	- 将预防与健康管理纳入医保 - 明确健康维护指标考核 - 社区健康中心建设
技术与人机协同	- AI 大数据 + 可穿戴设备 - 远程监护 + 个性化干预	- 开发多维健康评估算法 - 建立区域公共卫生数据平台 - 遏制商业滥用
社会、生态融合	- 健康城市、乡村 - 生态保护与健康共赢 - 国际多边合作	- 环境政策纳入健康评估 - 企业健康责任制 - 世界卫生组织、联合国等全球协定

附录 C　案例进一步延伸

C. 1 “AI 医疗”陷入商业混战：如何回归“健康”宗旨？

1）背景

在某国的 AI 医疗市场中，不断涌现初创企业，提供智能体检、个性化营养包和远程问诊等服务。竞争激烈的同时，也出现过度宣传、“数据割韭菜”、“超高价基因检测套餐”等现象。

2）后果

（1）一些商业机构为抢占市场份额，不断渲染健康焦虑或夸大干预收益，社会出现对“AI 医疗”的担忧和抵触；

（2）监管部门尚未建立完善的法规，一时难以甄别真假；

（3）最终导致用户对 AI 健康管理产生信任危机，使真正符合主动医学原则的项目受连累。

3）思考

（1）这个案例如何体现“被动医疗”与“主动健康”商业炒作并存，缺少高格局“主动医学”内核所带来的风险？

（2）如何在行业层面或政府层面落实主动医学理念，避免 AI 与健康产业走向失控的商业竞争？

（3）对于企业而言，“健康”目标与盈利之间怎样取得平衡？可否通过行业标准或社会责任认证，让优质企业脱颖而出？

C.2 医学与生态融合：中国“碳中和”城市健康规划

1）背景

中国提出“碳中和”愿景后，一座城市决定把健康纳入碳减排与生态管理体系。例如：

（1）大力发展公共交通与绿色出行，减少私家车碳排放与空气污染，客观上也提升了市民运动量；

（2）建造多处城市绿地和步行道，既固碳又为居民提供健身、休闲场所；

（3）学校和企业实行健康饮食方案，倡导低碳餐饮与有机食材供应，减少过度包装垃圾；

（4）将人群健康指标与环境指标纳入统合评估，并由社区与 AI 系统做动态监测。

2）思考

（1）为什么“碳中和”方案可以与“主动医学”思路结合？二者如何在节能减排与健康增益上互为补充？

（2）在城市规划中，如何量化健康收益（慢性病减少、精神压力缓解等），使之成为决策的硬性指标？

（3）对市民和企业来说，这样的规划可能带来哪些短期不适与长期好处？如何应对短期冲突？

附录 D 从漏诊到精准：AI 改写肺小结节的诊疗结局

2025 年，全球肺癌发病率持续攀升，而肺小结节作为肺癌的“前哨信号”，其诊疗效率直接关系患者生存率。新冠病毒感染后，胸部 CT 筛查普及，肺小结节检出率激增，但人工阅片的局限性导致漏诊、误诊频发。AI 技术的介入，不仅改变了影像科的诊疗模式，更挽救了无数患者的生命。以下案例揭示 AI 如何从“漏诊困境”中开辟精准医疗的新路径。

D. 1 新冠病毒感染后的肺小结节“海啸”

2023 年，随着新冠疫情全球大流行进入尾声，胸部 CT 筛查成为常规体检项目。然而，一个意想不到的“副产品”出现了——肺小结节的检出率显著上升。据统计，我国肺小结节检出率从疫情前的 10% 飙升至 30%。这些直径小于 3 cm 的肺部阴影，像一颗颗“不定时炸弹”，让无数患者陷入焦虑：良性还是恶性？观察还是手术？

D. 2 漏诊之殇：从误判到生命危机

肺小结节的诊疗难题，核心在于其隐蔽性和复杂性。传统影像科医生需逐帧查看 CT 图像，肉眼识别 5 mm 以下的结节极为困难。血管断面、炎症瘢痕等干扰因素常导致漏诊或误诊。并且由于肺小结节体积小、形态多样，部分良性病变与早期肺癌在影像学上表现相似，因此其良恶性鉴别一直是临床上的难点。早期肺癌可能被误判为良性，延误治疗窗口期，5 年生存率从 90% 以上骤降至 20% 以下；良性结节误诊为恶性导致过度治疗（如手术切除），可能造成患者身心创伤及医疗资源浪费。

案例：2024 年 3 月，46 岁的张先生因咳嗽和胸痛就诊，CT 显示双肺多发实性小结节，考虑良性结节可能，建议 12 个月复查。5 个月后张先生因咳嗽发热再次入院做胸部 CT 检查，这时该院已引进 AI 辅助影像诊断系统，AI 提示右肺上叶 8 mm 磨玻璃结节，判断为高危结节（下图左）。影像科医生回顾性看张先生的第一次胸部 CT 图像，当时该部位已经有 5 mm 的磨玻璃结节，但当时的报告单上并未提及（下图右）。张先生陷入焦虑，甚至出现失眠、抑郁症状。最后，张先生接受单孔胸腔镜切除术后，伤口仅 3 cm，5 天出院。术后无须化疗，定期随访无复发迹象。这一案例揭示了误诊的潜在风险：早期误判可能延误治疗，甚至导致癌症进一步发展。

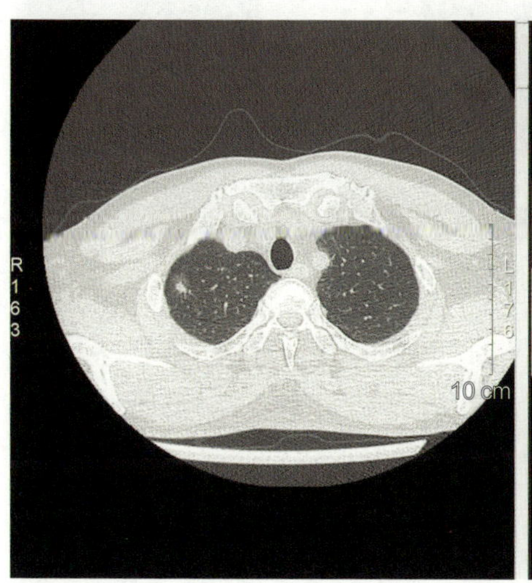

2024 年 10 月胸部 CT 显示 8 mm 磨玻璃结节，AI 提示为高危

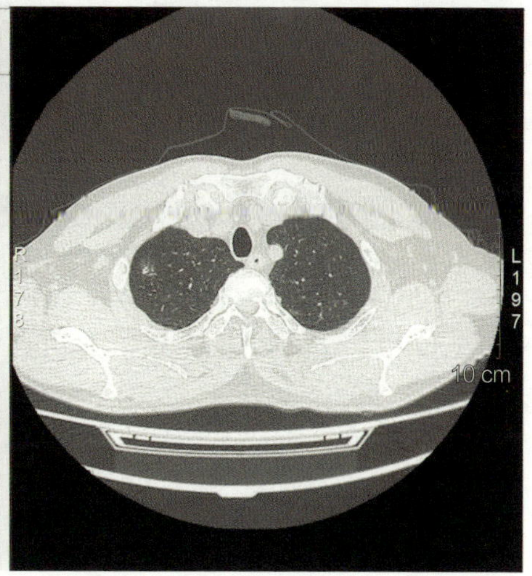

回顾 2024 年 5 月胸部 CT，该部位当时已有 5 mm 磨玻璃结节

D.3 AI：影像科的“火眼金睛”

随着 AI 技术规模化落地医疗领域，肺小结节的诊疗迎来革命性突破。AI 辅助影像诊断系统基于深度学习算法，通过对大量肺部 CT 影像数据的学习和分析，能够对肺部结节进行自动识别并分类，同时给出良恶性的初步判断，漏诊率趋近于零。AI 对 CT 图像进行多平面重建，精准标注结节位置、体积及形态等特征，结合结节密度、边缘特征、生长速度等参数，将结节分为低、中、高危三级（下图）。张先生的结节被判定为“高危”，恶性概率超过 85%。

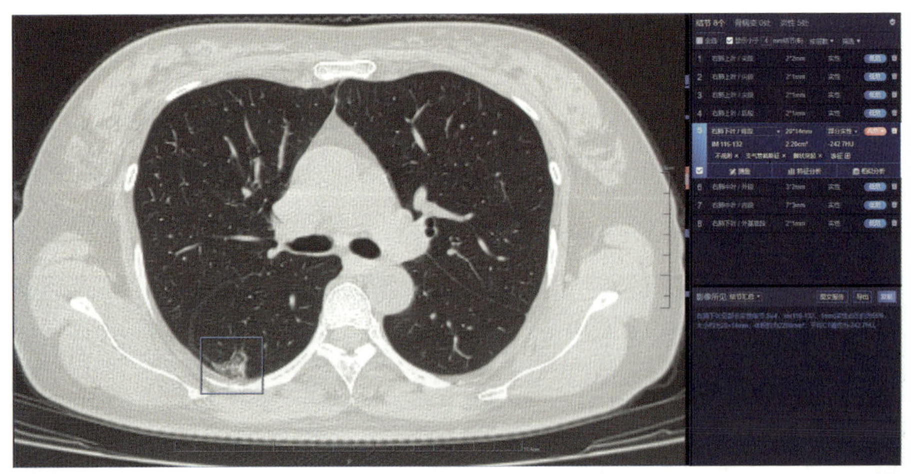

AI 对 CT 图像进行多平面重建

AI 辅助诊断凭借其高效的数据处理能力、精准的算法模型及不间断的学习优化特性，极大地提升了医疗诊断的准确性和效率，为医生提供了有力的决策支持，同时减轻了医疗人员的工作负担，对提高医疗服务质量、促进医疗资源合理分配具有重要意义。

D.4 早期恶性结节：手术即可“治愈”

尽管肺部 CT 筛查及 AI 辅助影像诊断的普及使肺小结节检出率上升，但 90% 以上为良性（如炎症、钙化灶），这些通常不会对患者的健康构成严重威胁。即使确诊为恶性，由于早期肺癌的肿瘤体积较小，且尚未侵犯周围的重要器官和组织，通过及时的手术治疗，患者的预后通常较好，5 年生存率可达 90% 以上。此外，AI 技术还可以与基因组学、病理学等其他学科相结合，为肺小结节的精准诊疗及个性化治疗提供更加全面的支持。

D.5 未来展望：AI 与医生的“共生”时代

AI 并非取代医生，而是成为医生的“超级助手”。在深圳大学附属华南医院，AI 已渗透到影像诊断、用药指导和患者管理等全流程，医生得以聚焦疑难病例和人文关怀。尽管 AI 在肺结节诊断中表现卓越，但其局限性仍需重视。现阶段 AI 误检率高，可能将血管断面误判为结节，需医生复核；罕见病或合并多种基础疾病的患者，AI 难以替代临床经验，仍需人工干预。

在 AI 辅助下，越来越多的肺小结节被精准“捕获”，恶性病灶得以早期干预，良性病变避免过度治疗。然而，技术的终极目标并非取代医生，而是赋能医生，让“人机协同”成为精准医疗的新常态。正如一位影像科主任所言：“AI 是火眼金睛的助手，但温暖的治疗决策仍需医者仁心。”

D.6 结语：从“被动医疗”到“主动健康”

肺小结节的诊疗变革，正是“主动医学”理念的缩影——通过 AI 赋能，医疗从“病后救治”转向“早期预警”，从“经验驱动”升级为“数据驱动”。未来，随着 AI 与多学科诊疗深度融合，更多“不定时炸弹”将被提前解除，患者不再因未知而恐惧，医者不再因繁复而疲惫。

小结

本章在总结了被动医疗核心困境、主动健康的局限之后，明确了主动医学以更高层次哲学与伦理为支撑，从时空与多学科维度开展突破的重大价值和未来路线。透过模拟案例、补充表格，读者可深入理解以下主动医学的相关内容：

1）如何超越个体层面

- 通过保险、公共卫生、社会福利和环境保护等综合改革，将“健康”变成公共政策与社会文化的优先主题；
- 在这一过程中，解决被动医疗过度医疗、欠医疗和资源分配不公等难题。

2）如何联动新技术与多方协作

- AI、大数据和可穿戴设备等既能辅助个体与公共卫生，也需配合伦理与人文原则，避免科技与人性相冲突；
- 政策、企业、社区和媒体各方共同作用，使健康理念在更广范围落地。

3）如何面向全球与文明升级

- 将医疗提升至人机协同与生态文明的未来议程；
- 在全球化与跨文化背景下，让“健康”导向国际公共卫生与环保合作，为人类应对气候危机、传染病危机和社会不平等提供新解法。

由此，主动医学在微观（个体健康）与宏观（社会生态文明）间建立了一座跨学科与跨部门的桥梁。后文将再次概括全书主旨与各章思路，并对实践层面进一步提出操作指南，以协助读者或研究者在医政、学科教育、企业创新、国际合作中落地本书理念，开创更加健康、可持续与富有创造力的未来文明形态。

第十二章

CHAPTER 12

未来展望

一、学科体系的建立

主动医学要想突破传统的“疾病—治疗”框架，形成系统性、可复制、可扩展的新模式，学科体系的构建至关重要。因为它能为主动医学在高校、科研院所及社会应用中提供专业化与规模化基础，培养跨学科人才并推动持续研究与实践落地。

（一）整合临床医学、公共卫生、哲学、社会学和人工智能等多学科资源

1. 主动医学的多学科特质

1）跨越生物与社会、自然与人文

主动医学绝非单纯临床技术升级，而是融合生理、心理、社会、环境乃至哲学维度的一套综合理念，传统医学教育多侧重解剖、生理和病理学，缺乏对社会学、环境学、生态学和 AI 大数据等交叉领域的系统整合，难以支撑“健康”全局视野。

2）医学内部多专业的相互联动

主动医学涵盖基因筛查、生活方式管理、心理干预、公共卫生策略，临床医学的不同专业（内科、外科、儿科、老年医学和

精神医学等）都必须打破分科壁垒，公共卫生、预防医学与临床医学亦需深度结合，实现对人群健康数据的共享与早期干预。

2. 多学科资源整合的方向

1）临床医学与公共卫生

临床侧重诊治个体病患，公共卫生注重群体健康与社会环境。主动医学主张将两者融为一体，如社区健康中心不只是诊治，也负责健康监测、科教宣传和环境干预。这要求在人才培训和机构运作上进行一体化布局，建立跨科室协作制度，共享数据与资源。

2）人工智能、大数据与信息技术

作为主动医学高效运行的技术支柱，AI 可实现个体化干预、社区风险监测和公共卫生精准分配。大数据技术更需要与伦理学、法律学科对接，以保障隐私与公平，形成规范的健康数据管理生态。这也意味着医学教育、科研需与计算机、信息安全和伦理等领域紧密互动。

（二）在高校与科研机构设立“主动医学”相关课程、研究中心和交叉专业

1. 大学教育层面的变革

1）新增“主动医学”专业方向或模块

在医学院校（含公共卫生学院）开设主动医学交叉专业，整合临床、公共卫生、心理、AI 数据科学和伦理哲学等模块，让学生在本科或研究生阶段即可系统学习。学生在毕业后既拥有临床基础，也了解大数据分析、社群干预、生态学原理和哲学伦理底层思路，成为真正的多面手。

2）实践式教学与社会合作

设计新的课程体系，把社区健康管理、环境观察和AI项目实践等纳入必修实习环节，通过与企业和政府机构合作，让学生接触真实案例。这样从学业开始就塑造跨专业协作的思维，把“健康”目标带入实践，让未来的医生或公共卫生人才顺畅对接多领域资源。

3）鼓励双学位或联合培养

部分高校可试点“医学+AI”“医学+社会学”“医学+哲学”等双学位或联合培养项目，吸纳有理工背景的人到医学领域进行深造，也让医学背景学生在算法、人文和生态方面获得提升。这可快速培养适应主动医学发展需求的“复合型人才”。

2. 科研机构与研究中心

1）跨学科研究院

- 设立“主动医学研究院”或“未来健康研究院”，囊括临床专家、公共卫生专家、AI工程师、伦理学者、社会学家和环境学家等，协同攻关；
- 研究议题涵盖：多维度健康指标与算法；AI在社区健康管理中的落地模式；基因筛查的伦理与社会影响；“健康”评估标准与操作性推进；生态保护如何反哺群体健康。

2）国际学术网络

此种跨学科研究中心可与国际同类机构合作，进行多国数据整合与大型前瞻性队列研究，如对慢性病发病机制、心理健康与环境交互等主题做全球范围研究。在世界主流学术杂志《自然》（*Nature*）、《科学》（*Science*）和《柳叶刀》（*Lancet*）等上发表主动医学专题的论文，提升学术影响力与公信力，使“主动医学”

逐渐成为一个独立而受重视的研究领域。

二、临床与评价标准

当前医疗体系迫切需要建立统一且可操作的“健康”指标体系，用以在真实实践中评估主动医学的干预成效，也要在法律与伦理层面对“主动”干预与新兴技术设立规范。

（一）建立统一且可操作的“健康”指标体系

1. 传统医学评价的不足

1）聚焦病理学指标

常见关键绩效指数，如病死率、住院天数和特定疾病发病率等，虽可衡量“病”却无法有效衡量“健康”的正面状态。一些慢性病管理项目只观察血压、血糖等单一指标，忽略心理和社会层面，因此难以反映个体整体状态。

2）缺少对心理、社会和环境的综合度量

世界卫生组织的“健康”定义虽包括“身心社会完全健康”，但在实践操作中缺乏分解指标、量表或打分系统，医生也缺少简便工具来衡量这些维度。这导致公共卫生与临床都难以将“健康”理念落地，而只能沿用以病理学为核心的既有体系。

2. 多维度健康标准在主动医学中的构想

1）身体、心理、社会、环境四大维度

- 身体维度：血压、血糖、血脂、BMI和心率变异性等；
- 心理维度：焦虑、抑郁量表、主观幸福感和心理韧性等；
- 社会维度：社会支持、家庭关系、工作压力和社会适应度等；

- 环境维度：空气、水、噪声、社区宜居度和绿色出行等。

2）动态评分与分层指标

为不同人群（如孕妇、儿童、青壮年和老年）设立相应加权指数；对慢性病患者与健康人群也有区分。每项指标都做定期更新与趋势追踪，以看其是好转、平稳还是恶化，再配合AI进行综合评估，对个体给出干预建议。群体层面则可看到社区或城市整体健康指数变化。

3）将“健康”变为可操作的正向目标

不再只是说“某人没有病理问题”就算“健康”，而是看个体在身体、心理、社会和环境四大维度达到怎样的良性平衡。若某维度偏离，如心理明显得分低，就需要主动介入。如此可量化与管理“健康”，激励个人与社会持续改进。

3. 推广与定期审校

1）国家或行业组织制定标准

世界卫生组织或国家卫生部门可牵头，会同医学、AI、社会学和环境学专家共同研拟多维“健康”指数，从宏观到微观都有相应级别。统一指数后，社区卫生中心或医院可应用在日常管理中，企业也可参考进行员工健康评估。

2）动态审校与在地化

各国经济与文化差异大，对部分指标可保留本地化调整空间，如膳食结构、环境因素权重可因地制宜。随着科技与社会发展，此套指标体系也需每隔数年做迭代，让主动医学评估与时俱进。

（二）在法律与伦理上为“主动”干预与数据使用、基因编辑等新兴技术设立规范

1. 法律层面的关键问题

1）个人隐私与数据安全

大数据与AI应用于主动医学会收集海量个人生理、心理和行为数据，一旦泄露或滥用将造成重大人权侵犯。需在法律层面设置强力防护，对健康数据的采集、共享、交易和二次利用都必须在个人同意或公共利益框架下进行严管。

2）医患与平台责任归属

当AI平台给出健康建议或远程诊断时，一旦发生医疗事故，应如何划分平台方、医护人员和算法开发商的责任？法律上可设立“多方责任共担”机制，平台承担算法安全责任，医护承担最终把关责任，政府与行业组织则制定监管与责任险细则。

2. 伦理与规范

1）多层次伦理评审与社会参与

科研机构、医院、公共卫生部门在采纳主动医学项目或技术前，需进行伦理委员会多学科评审，评估对弱势人群与社会生态的影响。公众也应通过听证或媒体科普了解相关技术及风险，不让伦理评估变为由少数专家闭门决定，形成真正的民主与透明。

2）国际伦理共识

随着跨国数据流通与基因技术、AI医疗全球化发展，不同国家需在伦理与法律上互相承认或建立统一框架。建议借助世界卫生组织或联合国平台，发布“全球主动医学伦理公约”，约束基因编辑、健康大数据处理和AI医疗决策等高风险行为，避免道德真空与法律漏洞，维护全球健康与生态安全。

三、科技与人文的深度融合

若想真正实现主动医学的理念，科技与人文需深度整合，既要在技术层面创造卓越工具，也要在价值观与文化建设上给予公众充分地理解与认同。

（一）跨界人才：既懂技术又具备哲学与人文关怀

1. 复合型人才的稀缺与重要性

1）医学+AI+人文背景

当AI系统开始主导或辅助医疗决策，临床医生需具备对算法原理的基本认识，以便判断其可靠性与适用性。同时懂得医疗伦理和跨文化沟通等人文能力，能够根据患者个性化需求与心理感受选择最合适的干预策略，避免由生硬技术支配。

2）社会管理与环境专业

对公共卫生官员或环保工程师而言，只有能理解主动医学的多维度健康观，才能在政策制定或项目设计时兼顾人与自然和谐。这意味着他们应当具备环境科学、经济学、社会学及健康管理的交叉知识，站在更高格局看待城市与社会整体运行。

2. 人才培养路径与机制

1）双学位或交叉学科项目

正如前文所述，可在高校鼓励医学与计算机、公共卫生与环境学、哲学与临床专业等交叉培养，培育小批量先行的领军人才。也可在博士后或进修阶段，设立“主动医学”专项课题，吸纳原本不同学科背景的科研人员合作突破。

2）在职培训与继续教育

对现有临床医生、公共卫生官员和ICT工程师等，可通过短期培训或研讨班学习主动医学的基本理念与操作模式。医院也可开设AI医学应用或人文关怀课程，提升医护对现代科技与伦理相结合的理解力。

3）人才激励与职业发展

设置新岗位或称谓，如“健康大数据分析师”“社区主动医学总监”，将其纳入医院或政府编制，赋予相应晋升与薪酬空间。让更多复合型人才看见职业发展前景，愿意投入此领域，形成正向循环。

（二）社会层面加强健康文化建设，让大众理解并支持“主动医学”理念

1. 健康文化的塑造：媒介、社区与家庭

1）媒介正向宣传与科普

电视、网络和短视频平台可多制作“主动医学”相关科普栏目，邀请专家讲解基因预防、AI辅助健康管理、生态保护对慢性病的预防和干预等主题。也可展示成功案例，如某社区借主动医学大幅降低高血压或糖尿病发病率，激发公众对新理念与技术的信心。

2）社区文化与互助组织

社区活动，如“健康生活周”、健康竞赛和邻里互助心理小组等，把“健康维护”从个人孤军奋战转向群体文化。鼓励家庭关怀与亲子共同参与健康互动，如周末一起做饭、运动打卡和垃圾分类等，让健康行为融入家庭日常。

3）青少年教育中的价值导向

在中小学课程或课外活动里贯穿主动医学意识，让孩子懂得

保护身体、关心环境和尊重社会，让他们在成长过程中把健康责任视作理所当然。增加对心理健康、社会交往和环境责任等内容的教学，通过角色扮演、实践作业提升综合素养。

2. 公众对 AI 与隐私问题的认知

1）克服对 AI 医疗的恐惧或盲目信赖

部分公众对 AI 医疗抱有超高期望，也有公众极度抵触，担心数据泄露或机器失控。需要媒体和专家科普 AI 在健康中的现实能力与不足，说明隐私保护机制与伦理审查如何运作，让公众了解合理风险与收益，理性对待这类新技术。

2）制度化的知情与自愿参与

若社区或医院采用 AI 健康管理平台，应在推广时做详细解释，包括数据采集内容、可预期益处与潜在风险、个人选择退出权利等。让公众拥有知情决策权，也能在自愿与支持下更积极配合数据上传、健康干预等环节。

3. 商业与营销过程中防止过度“概念炒作”

1）网红健身、保健乱象

各种号称“人工智能 + 健身 App”或“基因检测 + 保健品”的商家经常炒作过度，夸大功效，不利于主动医学在公众心目中的公信力。建议由行业协会或政府推出“主动医学认证”机制，对产品宣传进行规范审查，杜绝伪科学或无证据的夸大噱头。

2）强化消费者意识与维权

通过社会组织与消费者保护机构，为公众提供对健康产品的评价与投诉渠道，让不实宣传、劣质服务被及时揭露。主动医学真正走入社会，需要扎实的信息透明与监督体系，使公众能在众多选择中有鉴别力，也能倒逼商家提升产品质量与服务水平。

四、全球视野与协同

随着世界各国面临共同挑战（慢性病泛滥、新发传染病、环境污染和人口老龄化等），主动医学要想普及并发挥最大效力，必须在全球化背景下开展跨国与跨地区合作。这里面既有因地制宜的差异，也需要国际层面的统一行动。

（一）不同国家和地区的因地制宜

1. 发达国家：从高端医疗技术转向全面“主动医学”

1）对过度医疗的纠正

发达国家医疗资源丰富，却面临医疗费用暴涨与过度检查。若将主动医学融入医保改革，鼓励医院关注健康维护与早期干预，可在制度上抑制过度医疗。发达社会也具备成熟 AI 技术与健全法律基础，可率先试点基因筛查、AI 辅助健康管理的大规模应用。

2）慢性病与老龄化重点突破

在人口老龄化严重的欧洲、日本等地区，主动医学能将社区养老与健康管理相结合，让老年人享受前置干预与持续跟踪，降低重症住院率。AI 可替代部分护理与简单诊疗工作，结合家庭医生制度，形成“医养结合”新模式，提高老年人生活质量与社会经济效益。

2. 新兴国家与经济转型地区

1）健康挑战与发展机遇并存

随着经济加速增长，这些国家面临慢性病高发、环境污染和城市拥堵等问题，但也具备对新技术与新模式接受度较高的优势。主动医学可在政府集中资源或企业创新的推动下落地，迅速覆盖广大人群，如移动医疗 App、社区 AI 监测等。

2）公共卫生基础建设与科技结合

主动医学能帮助新兴国家绕过传统医院集中化的模式，直接在社区与移动端上发展远程医疗、可穿戴设备配给，节省昂贵医院基础设施成本。同时要在法制与伦理层面补齐短板，避免商业企业无序竞争或侵犯用户数据。

3. 欠发达或低收入地区

1）基本医疗仍是优先

对极度贫困地区，医疗资源匮乏，基本疫苗与初诊都难保证。主动医学可通过公益组织与跨国基金引入 AI 远程诊疗、可穿戴筛查等简易方案，为当地弱势群体带来初步健康保障。政府与非政府组织在公共卫生中要结合传统社区结构，尊重本地文化，进行因地制宜的教育与介入。

2）国际援助与技术转移

发达国家分享 AI 技术与成功经验，提供低成本的可穿戴设备或简易诊疗包，帮助欠发达地区搭建基础健康数据平台。再逐步引入主动医学更高级理念。这样既提升全球健康水平，也能降低传染病跨境蔓延的风险，符合人类整体利益。

（二）与世界卫生组织、红十字会等国际组织通力合作，推动全球公共卫生与生态文明的整体跃升

1. 国际组织的协调与标准制定

1）世界卫生组织牵头建立“主动医学”国际指导原则

在现有的《国际卫生条例（2005）》、可持续发展目标等框架下，引入主动医学理念，发布全球指导原则与行动路线图。鼓励

各国卫生部门与科研机构将基因筛查、AI健康监测和社区预防等纳入公共卫生规划，形成国际层面共识与信息共享机制。

2）红十字会、红新月会等人道机构的促进作用

这些国际公益组织在灾区、贫困地区和战乱地区有深入实践，可协助将主动医学的筛查与干预手段送达最需要的人群，如移动诊所、AI辅助远程救治。同时在紧急灾难与突发公共卫生事件中，也能应用主动医学的早期监测与风险评估技术，减少人员伤亡与疫情扩散。

2. 全球性的健康—生态合作：《联合国气候框架公约》缔约方大会、联合国环境规划署与主动医学结合

1）《联合国气候框架公约》缔约方大会与健康议题对接

长期以来，全球气候大会多聚焦减排与碳中和，而健康问题常被当作“从属议题”。主动医学则建议将环境保护的健康收益、公共卫生改善等纳入决策核心。发布全球健康与环境共同行动白皮书，把空气质量、极端气候对人群健康的影响与健康产业协同发展等写入官方议程。

2）联合国环境规划署引入“健康影响评估”

在大型环境工程或可持续发展项目审批时，可引入主动医学的“健康—环境影响评估”，定量衡量项目对人群健康指标的正负效应。借此推动各国在生态治理中更重视健康价值，使得环保与健康在国际合作中相辅相成。

3. 建立全球健康数据与伦理联盟

1）数据跨国流通与安全

若各国都采集人群健康数据，这些信息在跨境上报或共享中必须遵从统一数据标准与安全协议。此联盟可以规范跨国AI公司

在健康领域的数据使用与盈利模式，避免商业侵害公共利益。各国政府、企业与非政府组织共同参与，形成透明机制与公正审议过程。

2）定期举办学术与政策峰会

像联合国教科文组织（UNESCO）会就教育、文化等议题举办峰会，世界卫生组织多办卫生大会，但普遍缺少专门针对“主动医学、人机协同健康和生态共生”议题的固定平台。建议设立“全球主动医学论坛”，每年或两年举办一次，汇聚医学、AI和环境等多领域专家与官员，共同回顾项目进展、学术成果与政策成效，推动世界范围内更深度地协作与创新。

本章小结

本书行至第十二章，在从理论到实践、从个体到社会生态层面多角度梳理后，我们对主动医学的宏观价值与发展路径有了系统性理解。本章聚焦未来展望，从学科建设、临床评价、技术－人文融合、国际协同等多个方面勾勒出主动医学走向大规模落地的必由之路。简要概括如下：

1）学科体系的建立

（1）打破传统生物医学专业局限，构建跨临床、公共卫生、社会学、哲学与AI技术等多学科融合的新型框架；

（2）高校和研究机构设置主动医学课程、研究中心，培养复合型人才，并与国际学术网络协同推进大规模验证研究。

2）临床与评价标准

（1）急需统一且可操作的“健康”指标体系，同时兼顾法律与伦理对主动干预、数据使用和基因编辑等进行细致规范；

（2）这样才能在实际操作中为主动医学干预提供客观评估基础，也能保护个人隐私和尊严，避免技术滥用。

3）科技与人文的深度融合

（1）强调对AI、大数据等技术的应用与哲学、伦理观念的深度结合，既确保效率与创新，也保障社会公平与人类尊严；

（2）培养既懂技术又具人文关怀的跨界人才，把健康文化融入社区与公众生活中，让公众理解、支持并积极参与主动医学实践。

4）全球视野与协同

（1）各国可根据国情与资源优势布局主动医学，但若有世界卫生组织、红十字会或其他国际组织协调，能在公共卫生、生态文明等层面整体跃升；

（2）透过大数据与AI系统的跨国共享，为疫情早期预警、慢性病防控和环境治理等提供统一接口，共同打造一个全球“健康”文明版图。

回顾全书所讨论的理念与实践，可发现主动医学并非只是对被动医疗或主动健康的改良或修补，而是一场医疗与社会、生态和人文哲学深度结合的系统性变革。它把人类对疾病的认识提升到与自然、宇宙交互的形而上高度，通过融合人工智能、公共卫生体系与伦理反思，在全生命周期、全社会维度实现“健康”之宏大目标。

走向未来，我们将面临人口老龄化、气候危机、新型传染病和慢性病负担叠加等多重挑战，也同时迎接AI与数字经济、生态复苏、新医疗技术等历史机遇。在主动医学框架下，这些挑战与机遇可被更好地统合，让医学超越传统“治病”范畴，成为推动人类文明进化与自然生态共生的一股重要力量。社会各界，尤其是政策制定者、医学教育机构、科研单位、企业与公众，若能共同努力，主动医学的宏大愿景必能逐步在实践中落地，为21世纪健康事业与人类文明带来史无前例的深层转变。

本章附录

附录 A　模拟案例与思考题

1）背景介绍

某一线城市的综合性高校与当地卫生部门、AI 企业和环保非政府组织共同发起成立了“主动医学研究院”，致力于多学科融合研究、临床试点和社会应用。研究院下设多个中心：

（1）临床与公共卫生融合中心：主要在社区层面，聚焦慢性病管理、健康档案和家庭医生服务前移；

（2）AI 与大数据中心：负责研发多维度健康评估体系，开发社区与个人健康管理平台；

（3）环境与社会学中心：研究城市规划、碳排放和食品供应链对居民健康的影响，提出政策建议；

（4）哲学与伦理中心：关注基因编辑、AI 医疗辅助决策时的人文与法律规范，开展跨国学术交流。

2）情境发展

（1）该研究院成立半年后，临床与公共卫生融合中心在社区试点了“主动医学干预模型”，初步数据表明居民血压和血糖控制状况有改善，但医生抱怨：需要收集更多心理、社群和环境信息，耗费时间；

（2）AI 与大数据中心进展迅速，却遇到隐私与伦理审查阻力，难以大规模获取社区居民的多维健康数据；

（3）环境与社会学中心推出“健康—生态影响”量表，号召当地政府在公共工程审批中加入此项评估，但遭到其他部门质疑：

该量表过于复杂，缺乏立法支撑或行业标准；

（4）哲学与伦理中心积极与国际学术网络对话，却面临社会大众对“高大上理念”不够了解的质疑，难以将“道—德—仁—义—礼”或“神即自然”具体落地。

3）思考题

（1）该研究院在“学科体系”构建与“临床评价标准”上做了哪些积极探索？

（2）各中心遇到的问题分别对应本书中哪几方面的挑战（资源、隐私、安全、体制和社会意识等）？

（3）在技术、法制和社会动员上，有哪些方法能推进“主动医学”在社区与公共部门落地？

（4）哲学与伦理中心如何让高层次理念与大众生活现实对接，避免停留在学术层面？

（5）如果你是该研究院负责人，下一步重点会放在哪个方向？如何协调各方利益与资源？

附录 B　补充表格与要点说明

表 B.1 “学科体系建设”在不同层次的示例

层次	主要内容、目标	示例举措
高校教育	- 培养复合型人才 - 将主动医学融入课程	-“医学+AI+伦理”联合专业 - 校企合作项目实训 - 角色扮演与社区实习等教学法
研究中心、科研院所	- 组织跨学科研究 - 形成对社会决策与实践的指导	- 设立“主动医学研究院” - 发布行业标准 - 大型样本队列研究

续表

层次	主要内容、目标	示例举措
国际学术网络	- 促进多国数据与经验共享 - 共同完善理论和验证路径	- 开展国际联合课题 - 世界卫生组织、红十字会等国际平台合作 - 全球主动医学论坛

表 B.2 “健康”多维度指标体系示例

维度	代表性指标	测量方式、工具
身体生理	- 血压、血糖、血脂、BMI - 心率变异性、体能测试	- 可穿戴设备 - 社区或医院定期体检
心理健康	- 抑郁、焦虑量表 (PHQ-9、GAD-7) - 主观幸福感	- 问卷、访谈 - 观察行为、AI 情感分析
社会支持	- 家庭、朋友互动频率 - 工作压力指数 - 社区参与度	- 社会学问卷 - App 打卡或访谈
环境影响	- 空气 $PM_{2.5}$、噪声水平 - 绿色出行、步行可达度 - 食品安全与营养供应链	- 环境监测站 - 大数据、卫星遥感 - 问卷调查

说明：

- 实际运用时，可根据地区与人群差异做加权或删减；
- 这些指标都在主动医学下构成“健康”评估的多元拼图，既看生理亦顾心理、社会和环境。

附录C 案例进一步延伸

C.1 国家层面推行“主动医学”：成功与挫折

1）背景

某国政府在新医改规划中正式引入“主动医学”理念，要求在三年内实现社区与医院联动、AI数据与公共卫生管理融合、对慢性病人群预防投入大大增加等改革。

2）过程与结果

（1）社区层面试点初期效果明显，慢性病用药量和急诊次数下降，但大型医院门诊量暂未减少，因为患者依赖旧模式；

（2）国会讨论时，有人质疑“前置干预”浪费财政，也有人指出AI资本介入会造成隐私风险；

（3）途中还暴发了某大规模传染病，验证了部分主动医学体系（AI监测和社区管控）的有效性，但也暴露出数据标准不统一的问题。

（4）三年后，评估显示该国慢性病发病增速有所放缓，医疗费用支出曲线趋平，但城乡差异依旧明显，需要继续加大对农村与偏远地区的投入。

3）思考

（1）该国如何在医保、社区健康中心和AI数据管理上做改进？哪些措施直接体现了本书第十二章的政策建议？

（2）政治与社会阻力来自何处（医生、商家、国会预算和技术标准）？如何化解或渐进推进？

（3）在欠发达地区扩大主动医学时需何种配套？假如不处理

资源短缺或文化差异，是否会加剧健康不平等程度？

C. 2 跨国“健康”试点联盟的经验分享

1）背景

世界卫生组织发起“健康联盟”试点，召集多国城市自愿参与，开展主动医学下的社区前移式管理、环境健康评估和 AI 公共卫生平台等；各城市每半年互相交流与评比，分享经验与难点。

2）亮点

（1）有城市利用大数据成功降低慢性病住院率 20%，也有城市发展“绿色交通”，把 $PM_{2.5}$ 控制纳入健康指标；

（2）工业化地区通过“企业健康责任制”引导工厂改造，空气质量改善显著带来慢性病发病率下降；

（3）将学校青少年心理关怀纳入常规课程，一定程度上减少校园欺凌与焦虑抑郁现象。

3）挑战

（1）数据标准不一，跨国交流困难；

（2）一些城市试点财政不足，项目后继乏力；

（3）AI 隐私政策、文化差异导致落地模式各异，尚难形成完全统一的方案。

4）思考

（1）“健康联盟”为什么要用“联盟”形式推动？与传统自上而下的世界卫生组织指令式方案有何差别？

（2）试点城市间经验可否直接复制？是否需考虑文化、经济条件和本地医改成熟度等因素？

（3）当国际合作面临政治与经济博弈时，应如何保持对“主动医学”人文核心的坚持？

小结

本章及附录，为“主动医学”的学科建设、临床与标准、科技人文融合、全球化协同勾勒出系统蓝图与实践引导：

1）学科建设

打破单一临床、公共卫生模式，塑造面向“健康”高层次目标的跨学科教学与科研体系，融合哲学、社会学、环境学与 AI 大数据等。

2）临床与标准

建立多维度“健康”评估体系，完善法律法规，引导在基因编辑、数据安全等方面的责任归属与伦理审查，避免陷入技术滥用或管理盲区。

3）科技人文融合

强调复合型人才培养，倡导在社会与文化层面普及健康教育与生态意识，让大众理解并自觉支持主动医学所倡导的全方位健康。

4）全球化协同

各国因地制宜，国际组织牵头推进“主动医学”在公共卫生与可持续发展议程中的深度整合，实现从社区到国际的多层面合作。

正如本书结论所示，主动医学不只是一项医疗改革，更是对人类文明与自然生态和谐的一次系统性升级。若能在学科与政策、技术与人文、国内与国际多重维度同步努力，必将为 21 世纪的健康福祉与社会繁荣开启新的历史篇章。

总结

自古以来，人类对健康的追求几乎从未停歇。从上古草药、宗教巫术，到近代生物医学，再到现代公共卫生与防控体系，医学在不同历史阶段不断演化，不断扩展自身边界。然而在当今社会，传统“被动医疗”模式在面对慢性病、老龄化、新型传染病与环境健康危机时，往往显得力不从心；“主动健康”虽作为补充形式提升了部分个体与市场的预防意识，却难以撼动深层次体制与哲学局限。正是在这一背景下，“主动医学”应运而生，提出了一个全新且宏大的愿景：不仅将医疗聚焦于“诊断—治疗”的末端，更要把“健康”扩展到多维度的身心、社会、生态与人机协同之中，进而开创人类文明更高水准的健康与和谐。

主动医学充分拥抱现代科技，如人工智能、大数据、可穿戴设备和基因编辑等，为超越传统“疾病管理”提供了强力工具。通过整合哲学—伦理—技术，这一新体系能在宏观社会政策、医疗体制、生态保护乃至全球公共卫生层面带来系统性突破。

在本书中，我们循序阐述了主动医学的来龙去脉及其实践内涵。首先，从被动医疗在过度医疗与欠医疗并存、医保资源压力和慢性病高发难防等困境中，逐步看出其结构性弊端——核心逻辑仍是“病后修补”，缺乏对“健康”多元内涵和“健康”深层目标的关注。其次，主动健康作为回应在市场与个人层面兴起，通过体检、运动健身和保健消费等方式推进一定程度的预防与自我管理，但常因缺乏整合性哲学与伦理高度，以及制度与学科地位的不足，无法在主流医疗体系中取得根本地位。此时，主动医学登场，主张从更高的哲学与伦理角度构建对“健康”的多维定义：在生理、心理、社会、环境和人与宇宙多重层面达成和谐与平衡，让医学在时空与技术纬度都实现扩展与前移。

具体来看，主动医学的关键思路体现为：

“健康”从个体生理指标拓展到多维状态：注重心理健康、社会支持、家庭与社区文化、环境质量和生态保护等因素的共同影响，让健康不再仅是“没有可见病灶”，而是整体协调和谐。

全生命周期前置干预：通过基因检测、生活方式干预、心理与社会关怀，把疾病风险控制在萌芽期；在后端的康复、老年护理和安宁疗护中也继续融入整体健康管理，不让病患离开医院后就被忽视。

社会与公共卫生的深度融合：突破“医院—科室—患者”封闭圈，将公共卫生资源前移到社区与家庭，联动 AI 大数据检测和风险评估，使得预防与干预更精准、更常态化；当遇到疫情或慢性病高发苗头时，能及时协同多部门控制与辅助决策。

借助 AI、大数据和可穿戴设备的人机协同：以信息化、数字化支持个体实时监测与个性化干预，用算法与海量数据优化医疗资源配置，让社区与医生能在早期发现问题，减少住院与过度诊疗，也防范欠医疗对弱势人群带来的伤害。

基于以上理念，本书从多方面阐述了主动医学走向未来所需的核心支撑：

学科建设与跨学科人才培养：在高校与科研机构设立主动医

学相关专业或课程，鼓励临床、公共卫生、AI、社会学和伦理等融合，为未来提供具备全局视野的复合型人才。通过跨学科研究中心或国际学术网络做循证研究与大规模试点，形成理论与实践的正向循环。

临床与评价标准：构建“健康”多维度指标体系，包括身体生理、心理状态、社会支持与环境健康等，并定期评估个体与群体的变化趋势。该体系可成为医院绩效、社区公共卫生规划、企业健康管理的重要参考。同时在法律与伦理上为数据采集、基因编辑、AI 决策确立监管及责任机制，保障个人权益与公共利益相平衡。

科技与人文的深度融合：AI、大数据和可穿戴传感器等工具在“主动医学”框架下要遵从“不过度亦不欠缺”的原则，兼顾人文关怀与社会正义。通过技术赋能提高效率与精度，同时保留医生和社区工作者在人性化沟通、道德判断和社会情感关怀等方面不可或缺的作用；在培养复合型人才时强调伦理审查、隐私保护和算法公平等必修训练。

全球视野与协同：面对气候变迁、新发传染病和公共卫生不均衡等全球化挑战，主动医学可由国际组织（世界卫生组织、联合国和世界银行等）领导或牵头，推动跨国数据共享与伦理共识，构筑全球早期预警网络，帮助贫困地区获得技术支持与资金投入，最大化“健康”愿景在世界范围内的普惠性与可持续性。

在这个意义上，主动医学不仅是一种医学改革，更是着眼于人类文明与自然生态和谐的宏观转型。它主张用“健康”而非“病症”来作为整个医疗体系乃至公共政策、经济结构的目标导向，让社会从过度依赖“病后大规模医疗资源投入”的模式，转向以个体和群体健康维护为先，强调预防、协同与前瞻。通过跨部门合作、文化教育与国际协作，将“健康”真正落实到城市规划、社区建设、企业管理、个人生活方式，以及全球环境保护与可持续发展诸多领域。

具体来说，若要让主动医学在21世纪取得突破，必须努力完成几个关键节点或里程碑：

学科正式化：在高校设立“主动医学”交叉专业或研究中心，把临床、公共卫生、社会与环境研究、AI、大数据和伦理学等紧密结合；通过授课、实习和联合项目方式培养专业队伍。

政策与体制创新：改革医保报销与医院绩效考核机制，把预防与健康管理纳入核心指标；通过立法保障AI、基因编辑和远程医疗等新技术在健康领域应用的合规性；推动社区卫生服务中心升级为“主动医学前线”。

技术规范与标准：针对“健康”多维度指标制定统一行业或国家标准，明确数据格式、隐私保护、算法偏见校准与安全责任；让AI使用可审计，并以伦理或法律方式对失范企业进行严管，形成良性商业生态。

社会文化建设：在媒体、教育体系和公共活动中普及健康生态理念，推广社区健康互助与绿色生活方式；通过正向宣传减少对AI与新兴医疗技术的恐惧或迷信，引导大众理性参与健康管理与生态保护。

国际合作深化：在世界卫生组织或二十国集团（G20）等平台倡导“主动医学”与“健康”评估模式，联合发达国家与新兴经济体，共同面对慢性病、疫情和环境破坏等跨国问题。发达地区可提供低成本技术给欠发达地区，配合非政府组织落地，减少全球健康不平等。

至此，我们可以看到，主动医学的落地并不是一朝一夕的小变革，而是对医学教育、科研体制、医疗机构运营、公共卫生策略、社会文化价值观乃至国际秩序都产生冲击的系统工程。它意味着人类在面对疾病与健康这个古老命题时，终于越过了简单的“病后修补”思维，迈入一个更高维度的整体世界观：个体要与社会、与自然、与技术形成“共生与共创”关系；医生和 AI 在医疗决策中相互配合，相互制衡；政府与企业、非政府组织共同编织无缝的健康安全网，为所有人提供前期预防与长期关怀；国际间共享大数据与协作，对全球性威胁做前置防控与合力治理。

在更深层次上，主动医学还体现了对人类文明形态的一次再定位：从工业时代、信息时代进一步迈向“健康与生态共生时代”。伴随经济与科技发展所带来的资源与环境压力，人类需要在世界观和价值体系上进行重大突破，告别以国内生产总值与产能为唯一指向的增长模式，将健康幸福与生态平衡确立为核心目标；让人工智能、大数据等前沿技术不是成为统治或消费人类的工具，而真正服务于“健康”与“有德”的人类群体。

总而言之，主动医学不仅是对当代医学模式的一次升级，更能在人机协同与社会生态和谐的大格局下，为 21 世纪人类面对健康、环境、社会与精神各层危机时提供一条整体化、可持续、充满人文关怀与理性审视的崭新道路。它以多学科为基石，以“健康”为最高目标，以 AI、大数据等技术做强力引擎，以伦理和法律护航，在公民与全球合作的群体参与下，有潜力创造一个从个体身心健康到社会生态共生的理想范式。若能在全世界范围内达成共识并依照本书所建议的步骤稳步前行，主动医学的宏大愿景必将逐步显现，为全球数十亿人带来身心幸福与长久安宁，也为地球生态文明的可持续进步贡献无可替代的力量。

跋评

在医疗模式面临深刻变革的今天，该书以宏大的哲学视野和跨学科的创新思维，为人类健康问题提出了全新的解决方案。作者巧妙融合治未病与现代医学，构建了一套涵盖个体生理、心理健康、社会支持与环境生态的全方位健康理念。该书不仅是一部医学指南，更是一场关于生命价值与社会责任的哲学思辨。

被动医学以病后救治为核心，在急危重症的抢救和治疗方面成效显著，但在应对慢性疾病管理、人口老龄化挑战和突发公共卫生事件时则显得力不从心。该书一针见血地指出，现代医疗体系的困境源于对健康的狭隘定义，健康若只定义为暂未出现病理学异常，会遗漏许多欲病状态或亚健康状态在心理与社会层面的预警信号。该书通过梳理医学史的演进，揭示了被动医疗模式的局限：过度依赖生物指标、忽视心理与社会因素、医疗资源分配失衡。与此相对，主动医学提出治未病的前瞻性思维，将健康干预的关口前移，倡导通过生活方式调整、环境优化与科技赋能，实现疾病预防与健康促进的深度融合。

人工智能与大数据技术正在深刻影响着医疗行业的变革。作者认为，人工智能不仅是诊断工具，更是连接个体健康与公共卫生的桥梁。例如，可穿戴设备实时监测生理数据，人工智能算法预测疾病风险，远程医疗打破地域壁垒，等等，这些技术手段让健康管理从偶然变为常态。但该书中并未倡导技术至上的观念，而是强调科技必须与人文精神结合，东方天人合一与西方自然观的哲学对话，为技术应用注入了人文元素。作者呼吁，医学的终极目标不仅是延长寿命，更是实现身心与道德的统一，在人与自然环境交融共生中追求生命的圆满。

《主动医学》最引人深思之处，在于其提出大健康理念。健康不再局限于个人体检指标的达标，而是涵盖心理调适、社会支持、环境保护的多维平衡。该书以彩虹社区等案例说明，当城市规划预留运动空间、社区建立互助网络、企业推行绿色办公时，个体的健康才能真正扎根于良性生态。这种整体观将医学从临床科室延伸到社会政策、从城市设计拓展至全球合作，展现了作者宏大的学术视野与深切的人文关怀。

作为读者，我深感《主动医学》的开拓性意义。它不仅是医学模式的革新，更是一种文明形态的升级，是对未来健康观念的重塑。该书中对人—机—碳—硅协同的前瞻探讨，为未来医疗与科技的融合提供了方向，而对过度商业化的批判，则提醒我们警惕健康沦为消费符号。在慢性病肆虐、环境危机加剧的当下，该书如同一盏明灯，指引我们跳出治病的窠臼，迈向创造健康的新纪元。

深圳大学附属华南医院副院长
杨亮